人文思政视域中的医学叙事丛书

丛书主编：龚 超 周 麟
丛书副主编：刘俊荣 刘 涛

人文思政视域中的
护理学叙事

主 编 ◎ 韩 丹
副主编 ◎ 叶岸滔 田冬霞 舒国萱

暨南大学出版社
JINAN UNIVERSITY PRESS
中国·广州

图书在版编目（CIP）数据

人文思政视域中的护理学叙事 / 韩丹主编；叶岸滔，田冬霞，舒国萱副主编. -- 广州：暨南大学出版社，2025.2. --（人文思政视域中的医学叙事丛书 / 龚超，周麟主编）. -- ISBN 978-7-5668-4121-6

Ⅰ. R47

中国国家版本馆 CIP 数据核字第 20247TZ738 号

人文思政视域中的护理学叙事

RENWEN SIZHENG SHIYU ZHONG DE HULIXUE XUSHI

主　编：韩　丹

副主编：叶岸滔　　田冬霞　　舒国萱

出 版 人：阳　翼

统　　筹：黄文科

责任编辑：曾鑫华　　冯月盈

责任校对：刘舜怡　　陈慧妍

责任印制：周一丹　　郑玉婷

出版发行：暨南大学出版社（511434）

电　　话：总编室（8620）31105261

　　　　　营销部（8620）37331682　37331689

传　　真：（8620）31105289（办公室）　37331684（营销部）

网　　址：http://www.jnupress.com

排　　版：广州尚文数码科技有限公司

印　　刷：广东信源文化科技有限公司

开　　本：787mm×1092mm　1/16

印　　张：17

字　　数：305 千

版　　次：2025 年 2 月第 1 版

印　　次：2025 年 2 月第 1 次

定　　价：69.80 元

总　序

在医学叙事的经纬中坚守人文思政的价值导航

　　技术的跨越式发展推动了医学的现代化进程，但医患关系的疏离、人文关怀的缺欠、生存意义的质疑等问题也随之凸显，而叙事医学正是连接医学理性与人性温度的桥梁。叙事医学既是一种诊疗方法，亦是医学本质回归的一种形式——将患者还原为"有故事的人"，通过倾听与书写疾病故事，医者得以理解患者的个体化需求，将人文精神和思政教育融入医学实践，让医者日益精于"术"、善于"道"。正如叙事医学概念提出者丽塔·卡伦（Rita Charon）所指出的：疾病是一个故事，而治疗则是充分发挥叙事能力，即"能够吸收、解释并被疾病的故事所感动的能力"①，重塑医患共同体的过程。"人文思政视域中的医学叙事丛书"的诞生，正是以"叙事"为经线，以"人文思政"为纬线，在历史与时代的对话中重构医学作为一门"人学"的深层意蕴。

　　"人文思政视域中的医学叙事丛书"共七本，分别为《人文思政视域中的社会科学叙事》《人文思政视域中的生命科学叙事》《人文思政视域中的医学技术科学叙事》《人文思政视域中的药学叙事》《人文思政视域中的预防医学叙事》《人文思政视域中的临床医学叙事》《人文思政视域中的护理学叙事》。本丛书的核心理念在于弥合传统医学教育中专业与人文的割裂，以"叙事"为纽带，将医学科学精神、职业道德、家国情怀等思政元素融入学科知识体系，创新"以文载道、以事育人"的医学人文教育模式。本丛书既是对医学知识体系的重新解码，又是对医学精神价值的系统编码，蕴含对当代医学教育

---

　　①　卡伦. 叙事医学：尊重疾病的故事［M］. 郭莉萍，译. 北京：北京大学医学出版社，2015：4.

范式的深刻反思与重构，在系统性探索融合人文精神、思政教育于医学教育领域做出了积极有为的尝试。

本丛书人文思政与医学叙事的融通特色具体表现在以下五个方面。

一、 叙事： 医学人文精神的解码与重构

医学叙事是探索医学本质的重要凭借。从希波克拉底誓言到现代医患对话，从《黄帝内经》的阴阳五行到基因编辑技术的伦理争议，人类始终在以叙事的形式诠释生命的真谛。本丛书以"叙事"为核心方法论，将医学发展历程中那些被数据遮蔽的情感、被技术冲淡的伦理、被专业术语隔离的人文关怀，重新置于叙事的聚光灯下。这种叙事转向具有双重革命性：在认知层面，它打破了专业壁垒，让医学知识回归其诞生时的对话性本质；在价值层面，它重构了技术理性与人文关怀的平衡，使医学决策成为承载文明价值的叙事节点。正如《人文思政视域中的预防医学叙事》中伍连德在东北抗击鼠疫的案例所示，流行病防控不仅是微生物学的胜利，还是社会组织、文化观念、集体记忆共同写就的抗疫史诗。

二、 纵横： 时空坐标中的医学人文碰撞

本丛书以独特的时空架构将医学发展置于文明演进的长焦镜头之下。《人文思政视域中的临床医学叙事》按古代、近代、现代分期展开"思想－人物－事例"三维叙事，揭示了"大医精诚"精神在希波克拉底、张仲景、钟南山等跨越时空的医者身上获得的永恒生命力。《人文思政视域中的药学叙事》从《神农本草经》的诞生到青蒿素的发现，于历史纵深处展现药学发展始终与民族文化基因共振。这种时空交织的叙事策略让读者既能心领神会扁鹊凝神诊脉时指尖流淌的文明温度，又能在现代基因测序仪捕捉的微弱荧光中感知人类执着叩问生命奥秘的千古追寻。《人文思政视域中的社会科学叙事》通过深度剖析中华优秀传统文化中的管理思想与西方现代管理理论，既让儒家人性善恶之辨的传统治道与麦格雷戈的人性假设遥相呼应，又使儒家的制度设计与韦伯的组织理论在管理维度上交相辉映，更以理性笔触勾勒出管理制度与人文关怀相融合的现代图景——现代医院管理学不应停留于冰冷的效率坐标，而须升华为守护生命尊严的精神乐章。这种跨越东西方的比较视野使本丛书既具文明对话的广度，又不失扎根中国大地的深度。

三、　人文思政：　医学教育的价值锚点

本丛书旗帜鲜明地提出"人文思政不是医学的外挂模块，而是其操作系统"。这种价值锚点在七本著作中呈现丰富的实践形态：《人文思政视域中的临床医学叙事》通过张锡纯"衷中参西"的医案诠释文化自信的生成逻辑；《人文思政视域中的生命科学叙事》通过义务论与功利主义的辩难培养医学生的批判性思维；《人文思政视域中的药学叙事》通过"辨证论治""君臣佐使"的治病与配伍哲学，彰显中华文明"道术兼顾""天人合一"的医学世界观。《人文思政视域中的社会科学叙事》通过将人文思政元素与管理学、心理学、法学等相融合，凝练医学、社会科学的思政资源与人文精神。

四、　叙事医学：　重构医者心智模式

本丛书的深层价值在于通过叙事医学的实践重塑医者的心智模式。例如《人文思政视域中的护理学叙事》通过职业认同、伦理责任与护患沟通三个篇章，以叙事医学实践融合人文思政教育，重塑医者心智模式，推动其从技术执行者向兼具专业能力与人文关怀的护理人转变。《人文思政视域中的社会科学叙事》中卫生管理案例的情景模拟，旨在培养学生"价值敏感性设计"能力；《人文思政视域中的医学技术科学叙事》中影像读片的"叙事化解读"，旨在将技术诊断转化为对患者生存叙事的理解。这种教育创新直指医学教育的痛点——当 AI 诊断准确率可能超过人类医生时，叙事能力守护着的医学人文本质就显得尤为珍贵。

五、　文明对话：　中国医学叙事的时代建构

站在人类文明新形态的历史节点，本丛书旨在参与构建中国医学人文话语体系。《人文思政视域中的预防医学叙事》对中医"治未病"智慧的现代转化探索，尝试为全球公共卫生治理提供东方理论视角。《人文思政视域中的护理学叙事》通过医者群像与重大医学事件交织，展现中国医学从传统智慧到现代科学的叙事嬗变。以"仁心仁术"为核心，勾勒出生命关怀与济世情怀的千年传承，在疫病防治与中西医融合中彰显生命至上的人文之光，诠释中国医学精神永续发展的时代密码。这些鲜活的当代叙事内核与形象，与古籍中的医家典故交相辉映，勾勒出中国医学人文精神生生不息的生命长卷。

医学叙事与人文思政恰似敦煌壁画中的飞天与箜篌——前者以叙事旋律奏响生命故事，后者以思政音律定调价值共鸣。当基因编辑技术叩击生命设计的大门、当人工智能诊疗重构医患关系，医学从未如此迫切地需要人文思政的指引。本丛书试图构建一个涵盖理论、实践、文化、伦理的多维叙事体系，丛书七卷本恰似七棱镜折射出医学人文的七彩光谱，我们希冀以丛书出版为契机，为医学人文教育提供系统性参考，为推进"健康中国"建设贡献绵薄之力。

"人文思政视域中的医学叙事丛书"编委会
2025 年 2 月

前　言

　　顶层规划德为基，思政精髓润护理。德育是规划的基石，树人必先立德。在护理这一充满人文关怀的领域中，德育不仅是培养学生专业技能的前提，更是塑造他们成为有温度、有爱心的护理人的关键。本书通过"护理人物风采""护理叙事实践"和"护理沟通叙事"三个主题，展现护理学叙事与人文思政的深度融合，探索护理学叙事在人文思政视域中的新模式。

　　"护理人物风采篇"以高远之志，铸敬业之魂。在这一篇中，我们选取了护理领域的杰出人物作为楷模，通过深入挖掘她们的成长历程、职业成就和崇高品德，展现感人至深的榜样力量。这些人物不仅是精湛护理技术的掌握者，更是崇高职业道德的践行者。思而后识，识而后用。通过讲述生动的人物故事，我们旨在培养学生的职业认同感与使命感，激发他们对护理事业的热爱与追求，引导学生为中国卫生健康事业发展贡献青春力量，成为勇于担当、大爱无疆、尚德精术的护理事业接班人。

　　"护理叙事实践篇"以仁爱之心，扬赤子之情。临床护理中的伦理要求不仅关乎患者的权益与福祉，也深刻影响着护理人员的职业行为与操守。在这一篇中，我们以临床护理中的伦理要求为线索，选取临床护理中各个环节的典型案例，展现护理人员应该具备的道德素养，包括尊重与关爱、专业与责任、公正与公平、沟通与协作。通过典型案例分析，我们旨在引导学生怀揣仁爱之心，以患者为中心，提供全方位、人性化的护理服务，同时帮助护理人员在面对复杂伦理困境时做出正确判断和决策。

　　"护理沟通叙事篇"以关怀之情，筑和谐之桥。沟通是护理工作的灵魂，而关怀是沟通的基石。在这一篇中，我们将关怀理念融入思政教育之中，引导学生学会倾听、学会理解、学会关怀。通过规范的解读和分析护理案例，我们旨在引导学生以真挚的关怀温暖患者的心田，以卓越的沟通能力构建和谐的护患关系，成为有温度、有爱心的护理使者。

　　纸上得来终觉浅，绝知此事要躬行。护理学是一门实践性极强的学科，而思政教育的最终目的也在于指导实践。本书不仅注重思政教育，更强调将道德情怀付诸实践。希望本书可以助力学生将理论知识与医德情怀内诚于心、外化于行，在护理事业的广阔舞台上绽放属于自己的光彩。

　　在编写过程中，我们虽力求做到写作方式和风格统一，但是由于各位作者的临床经验和编写风格有所差异，加之时间仓促、水平有限，书中疏漏和不足之处在所难免，希望广大同人不吝赐教，使我们得以改进和提高。

2024 年 12 月

目 录
CONTENTS

护理人物风采篇

护理叙事实践篇

护理沟通叙事篇

护理人物风采篇

第一章 人道与仁爱

第一节 持仁爱之匙，开生命之门

> 重任在肩，使命在前！
>
> ——脱亚莉

一、人物小传

脱亚莉，1974 年生，汉族，中共党员，甘肃省庆阳市人民医院重症监护室护士长。她曾获全国抗击疫情杰出人物、第 48 届南丁格尔奖、2020 敬业奉献类"甘肃好人"、2021 年度"感动甘肃·陇人骄子"、2022 年甘肃省"五一劳动奖章"等荣誉，是庆阳市人民医院广大一线医务工作者的优秀代表。

二、思政案例

脱亚莉从事护理工作 27 年，始终笃行着南丁格尔精神，传承并发扬"人道、博爱、奉献"的红十字精神。作为中国少数几位荣获南丁格尔奖的人物之一，脱亚莉在她的护理生涯中展现出无畏的精神，她在对抗 SARS、四川大地震及抗击新冠疫情等战役中，都勇敢地站在生死边缘，凭借坚定的斗争意志和对工作一丝不苟的态度，成功塑造了新时期护士的新面貌。她以扎实的护理知识和丰富的临床经验，用爱心与耐心呵护着每一位患者；用忠诚与担当践行着护士的初心和使命，毫不保留地把自己的一切奉献给了护理事业。

汶川地震中，她不顾个人安危，只身一人在险情中返回病房转运患儿；在带队援鄂抗疫中，她多次主动请缨去危重症病区工作，冒着被感染的危险成功防止疫情扩散，援助湖北 53 天，参与救治新冠患者 278 人，其中重型患者 132 人、危重症患者 24 人，治愈出院 135 人。从湖北回来后，她又担任医院第一采样组组长，坚守核酸检测工作一线。

身为急诊重症科室的主管护师，脱亚莉秉持着仁慈、宽广的爱及无私奉献的精神，多次勇敢地站在生命危机的前沿，凭借自己深厚的专业理论与扎实的操作技能减轻了众多患者的痛苦，通过关爱和细致入微的服务宽慰了他们的心灵，以坚定的信念、责任感以及勇气展现了医护人员的使命感。在抗击非典疫情、汶川地震救援、援助湖北抗击新冠疫情中，她不顾生死，逆向前行，为患者、伤者带去了希望。脱亚莉的言行充分体现了医疗卫生工作者的端正态度和严谨作风，她用责任和担当谱写了新时代护理工作者的荣光，成为庆阳医疗战线的楷模。

1. 生命守护者：烦琐不烦，精益求精

自 1995 年毕业于护理学院后，脱亚莉便加入了甘肃省庆阳市人民医院开始她的护理生涯。她很快地从一位初出茅庐的学生转变为技术精湛的专业护士。在此期间，她不仅努力提升自己的专业能力，还逐渐形成了自己对于"仁慈、宽容和无私"的人文关怀理念基本认识。

重症监护室（Intensive Care Unit，ICU）被称作"生命之门"，而重症监护室的护士肩负着 24 小时护理患者的重任，也被称为"生命守护者"。在 ICU 治疗的都是 24 小时无陪护的患者，没有家属陪同，患者所有的治疗以及生活上的料理都需要由 ICU 的医护来完成，因此 ICU 护士的工作烦琐而劳累。搬动患者、为患者翻身、拍背和吸痰，以及帮助患者大小便等生活护理成了脱亚莉的工作日常，她在烦琐的工作中精益求精，深怀着对生命的敬畏，没有丝毫烦躁和抱怨。脱亚莉与同事作为"生命守护者"，常常奋斗在与死神搏斗的第一线，坚守着"生命之门"。

"在 ICU 里，人文关怀非常重要。"脱亚莉说。重症患者因为对病情的不了解，心理上难免会出现抑郁、烦躁的情况，甚至不配合治疗。这时候就需要 ICU 医护给予更多的人文关怀，对患者进行心理疏导，帮助他们尽量消除恐惧感和孤独感，让患者对自己有信心，对医护有信心。

从职业生涯开始至今，脱亚莉始终无法准点下班。"我的母亲是一位非常敬业且负责任的护理人员，也是许多生病的人心目中的英雄。每当我在夜晚醒来看不到她的身影，就知道她正在加班工作。"这是脱亚莉的孩子在日志里所写的。从一位初出茅庐的护理学生蜕变为拥有深厚实践经验的护士长，随着昼夜更替、四季变换，脱亚莉在这日复一日的繁忙之中坚守住自己的信念，以一颗慈悲的心对待患者，秉持人道的理念，关注他们的需求，尊重他们的尊严。

2. 荣耀之光：记住过去的经历，稳健前行，坚定未来的方向

坚守着拯救生命的任务和用心服务的岗位，脱亚莉的人文精神与无私奉献的态度也体现在日常工作中。2020 年，她因其抗疫贡献而获颁"全国抗击疫情杰出人物"的殊荣；同年，第 48 届南丁格尔奖也被她收入囊中；2021 年底，她又因为感人事迹入选了 2021 年度"感动甘肃·陇人骄子"；在 2022 年，她被正式授予"2021 年度全国妇女英雄"的光荣称号。面对众多荣誉，脱亚莉仍然不忘来路，脚踏实地走好脚下的路，并且坚定地展望着未来的道路。

南丁格尔奖是一项全球性的荣誉，用于表彰全世界各国杰出护理人员的卓越贡献和奉献精神。该奖项通常每两年颁发一次，每次颁发的数量不会超过50 个。第 48 届南丁格尔奖评选，中国获奖人数最多。我国的这 3 位获奖者都参与了支援湖北武汉的抗疫工作，她们不仅是当初两万多名援鄂护理工作者的杰出代表，也是我国 470 多万护理工作者的先进楷模。身为这支队伍的一分子，脱亚莉以实际行动诠释着"仁慈、关爱与无私"的医者情怀。她荣获本届南丁格尔奖之后的第一步行动便是主动注册为一位人体器官捐献者。她说："我要把我自己全部贡献出来。"这个决定也体现了她坚持守护生命的初衷。

身为党的二十大代表，她在庆阳市人民医院党的二十大精神宣传活动上分享感受时，难以抑制内心的兴奋之情。她承诺自己将继续发挥党的二十大精神，以身作则并积极落实行动，持续发扬"不畏艰险、甘于奉献、救死扶伤、勇于献身"的南丁格尔精神，铭记"健康的责任，生死攸关"的崇高使命，并将继续努力对国家和民众做出更大的贡献。

对于那些如同海浪般涌来的赞誉，脱亚莉毫不犹豫地回答道："我会始终珍惜并保存所有的奖项和荣誉，将来，我仍会保持一名普通的医疗工作人员的状态，拯救生命与治疗疾病仍然是我的职责所在，而勤奋工作和诚实待人也将会继续成为我坚守的原则。"

三、思政总结

从业多年，脱亚莉一直战斗在临床护理的第一线，始终怀着仁爱之心，争做人民的先锋。她在照顾每一位患者时总是充满关爱、细致入微且全力以赴。她在工作中一直坚守"拯救生命，乐于付出"的原则，并热衷于投身服务大众的健康事业中去，因此赢得了同人及患者们的肯定与好评。

作为一名勇敢的战士和充满爱心的人士，脱亚莉曾在新冠疫情暴发时两度前往湖北支援抗疫工作，展现了她无私奉献的精神品质。同时，她在慈善事业上表现出了极大的热情与影响力，不仅主动注册为人体器官捐献者，还积极推动创建了一支名为"兰州大学第一医院护理部志愿团队"的服务队伍来满足社会公众的需求、解决他们的困难。此外，潜心学习也是脱亚莉日常生活的重要组成部分。通过深入理解党和国家的政策方针、在社区中开展宣传活动、传播党的大会报告内容等形式展示着自己才华横溢的另一面。

脱亚莉以她吃苦耐劳、无私奉献的敬业精神，关键时刻不怕牺牲的斗争精神，勤学苦练、科学护理的专业精神，向全世界展示了中国护士的南丁格尔精神，树立了"关键时候冲得上、危险面前不退缩"的白衣战士形象！我们也应当发扬脱亚莉精神，鼓励更多的医护人员找到人生价值、职业价值，以仁爱之心对待患者，兢兢业业对待工作，以甘于奉献为人生信条！

第二节　大爱仁心，勇往直前

> 微笑有多美，明天就有多美！
>
> ——陈静

一、人物小传

陈静，中共党员，现就任于海军军医大学第二附属医院（上海长征医院），是急诊重症医学科的护士长。陈静 1988 年入伍，曾先后请缨参加援利比里亚抗击埃博拉病毒、"和谐使命—2018""和谐使命—2022"等国际化军事卫勤任务。1995 年，陈静被调至血透室，率先在国内开展 24 小时血液透析服务，所在科室始终达到血透患者存活率国际水平，创造了透析患者至今存活34 年的生命奇迹。她曾荣获全国"援利抗埃先进个人"、"全国优秀共青团干部"、"一线医务人员抗疫巾帼英雄"、第 49 届南丁格尔奖，并且个人还荣立二等功和三等功各一次。

二、思政案例

她，先后主动请缨参加援利比里亚抗击埃博拉病毒、"和谐使命—2018""和谐使命—2022"等国际化军事卫勤任务。

她，是温暖患者的微笑天使，将患者看作亲人，始终坚持"眼里只有患者"的护理理念。

她，是血透站一丝不苟的铁面护士长，是无数基层护理工作者心里的"大家长"。她所带领的护理组获评"全国三八红旗集体"、全国巾帼文明岗，荣立集体一等功、集体二等功、集体三等功。

她是来自海军军医大学第二附属医院急诊护士长——陈静。对她来说，护理工作是一份非常有价值、可以造福患者的工作，她也愿意在这条道路上一直走下去。

1. 战功累累，最美时代革命军人

陈静1988年入伍，三十多年来始终扎根于临床护理一线，忠诚使命、英勇顽强，立德惟长、技卓以征，始终坚持"护士眼里只有患者"。作为一名拥有三十余年护理经验的专业人士，陈静在日常工作中展现了非凡的能力与毅力。她曾数次经历严峻的挑战，如2014年前往非洲利比里亚参与抗击埃博拉病毒的行动，持续时间超过一百天；2018年她加入和平之舟医疗舰队并完成了为期八个月的"和谐使命—2018"任务。

2014年，当埃博拉病毒肆虐西非大地时，陈静毅然报名奔赴疫情最严重的利比里亚，她奉行救死扶伤的人道主义精神，将生死置之度外，始终牢记自己是一名救死扶伤的白衣战士。陈静同队友们在一百多个日夜里，在近50℃的高温下快速搭建简易救护所，为疑似感染患者分诊、治疗和护理，圆满完成了任务，获得援助国政府和人民的高度称赞，被评为全国"援利抗埃先进个人"。

陈静拥有坚定的职业信念，全力以赴为患者减轻痛苦。她在临床实践中不断深入研究、学习新知识和技术。正因为不懈的努力，血液净化中心护理组在她的带领下屡获战功——获得集体二等功一次、集体三等功两次，获得"全国三八红旗集体"、上海市"青年文明号"、全国"巾帼文明岗"等光荣称号，她个人也荣立三等功。此外还值得一提的是，海军军医大学第二附属医院血清

学实验室已经成功申请为上海市唯一的、专门从事肾病护理人员的职业技能训练的教育机构，这无疑是对其工作的肯定！

2. 血透站的定心石：扎根基层，造福患者

三十年的军装和护理服穿在她身，军人的纪律和护理职责已经深深地融入她的生活中。1995 年，陈静被调来血透室，血透室只有 40 台机器（而现在这里有 100 台血透机同时工作），每个护士管理 4～5 台。陈静所在的科室始终保持着国际上血透病患存活率的标准，并且创造了让透析病患能够存活 34 年的生命奇迹。

"宝贝啊，我和你说，我想去外滩兜兜风。"正在血透的张奶奶拉着陈静的手喃喃道。陈静俯下身子，认真地调着血透机，轻抚着患者手臂。在医院血透室，这位护士长和煦温柔的笑容，无疑给千千万万病患们带来了抚慰与感动。

沈女士已经接受了长达 18 年的血透治疗。在长期的医疗过程中，她的手臂上留下了数以千计的针孔。有一次她在海外旅行时，一名外国医师注意到她的手臂虽然布满了针孔，但皮肤依然平整无瑕，忍不住惊讶道："真想不到中国的护理人员技艺如此精湛！"事实上，陈静为了保持沈女士手臂肌肤的光滑，投入了大量的心血。血透患者每年需要打 300 多针，陈静会利用空闲时间，逐步讲解如何正确打针，目的就是让每一针都尽可能打得精细。

多年来扎根基层的陈静，为了提高患者生活质量，她成立了营养、心理、贫血、通路等护理管理小组，结合血流动力学原理创建了"一亩田"穿刺理念，研发了"动静脉内瘘血管穿刺计划尺组件"，并运用于 400 余名患者中，该项目获得上海市护理学会创新发明一等奖。

作为上海市护理学会血液净化专业委员会主任委员，她创建了上海市血液净化护理人才"三阶梯"培训模式，连续举办十五届血液净化培训班，培养学员 1 500 余名。从一线护士到上海市护理学会血液净化专业委员会主任委员，专业的认可让陈静不仅帮助了自己的患者，还帮助更多的医护人员深造。

3. 凶巴巴的护士长：坚硬的外壳包裹着柔软的仁心

"血透护理无小事，小事也要做精致。"她一次又一次地向护理人员强调：注射时的身体倾斜度和刺入后的压力应该达到什么程度。无论是在血透站，还是在支援武汉抗疫的日子里，陈静都始终坚守着严以律己、宽以待人的职业精

神，一丝不苟地对待护理工作。虽然已经成为医院的护理部门主管，但她仍然坚持亲自给患者注射药物、指导护士对设备进行清洁和维护，并反复强调操作规程的重要性。无论是在医疗前线还是在工作前沿，她始终保持着这种奋斗的精神。

"即使每天都重复两百次也不够，我会继续坚持下去！""确保佩戴防护眼镜至关重要！""洗过手之后务必戴上手套！"这些反复强调的话语既是一种监管手段，也是一种保障措施。这个医疗团队的大部分成员都是年青一代的90后，其中一些护士和陈静的女儿年纪相当。在抗击新冠疫情的战斗中，陈静发誓要取得胜利并保证无一例感染，并承诺会带着她的团队安全归来！"只有通过辛勤工作我们才能够完成任务，而用心地投入才是真正成功的关键。"陈静表示，为了赢得这场疫情防御战，每个细微之处都需要尽善尽美。

在抗击疫情的最前线，陈静展现出了她严格的管理方式、唠叨的话语、严苛的要求以及细致入微的态度，这些全都转化为她在护理任务与保护措施上的严谨态度。作为火神山医院的"铁娘子"，她深得所有曾与其共事的患者及同行的敬佩。

现在，脱下护目镜，头戴燕尾帽，陈静站在没有硝烟的战场，与她的护理团队继续着他们的职业生涯，始终如一地细心照顾着每一个病患。他们坚守着平凡却又充满责任的工作：只要国家和人民需要，他们就随时准备出征。

2014年的非洲西部地区，埃博拉病毒的暴发导致了严重的公共卫生危机。在这场战役中，陈静及其团队成功地完成了他们的职责，得到了受援国家政府与人民的极高评价。在2018年初，刚接受过卵巢及胆囊手术的她毫不犹豫地加入了海军和平号医疗舰队的行列，参与"和谐使命—2018"行动，8个月内陆续访问了11个不同的国家。她的工作成果使得当地的患者们对中国的护理能力给予了高度肯定。2022年11月，陈静再一次踏上了这艘医疗船，继续着"和谐使命—2022"的工作，受到了印度尼西亚国民和华人的普遍好评，是名副其实的"强悍"护士长。

三、思政总结

作为护士长的陈静，她必须具备出色的专业技能，更关键的是要有效地协调全科医生和护士，以最大限度发挥他们对抗疾病的能力，创造生命的奇迹。"我只是在完成任务，只是在做自己应该做的事情。"面对众多荣誉，陈静表示一定不负重托、不辱使命，以精湛的护理技能、过硬的护理水平服务百姓、关爱患者，做一名有温度、有情怀、有担当的好护士，努力为健康中国建设贡献自己的一份力量。

陈静说："正是因为存在那些勇敢面对未知的挑战并勇往直前的人们，所以我们才歌颂他们的勇气。我的愿望是始终保持这种勇气，成为那个敢于率先行动的先锋者。"陈静直面病毒感染生死考验，用大爱托起患者生命方舟，向世界展示了中国军医的风采，我们应当学习陈静对待工作严谨细致、对待生命大爱无畏的精神！

第三节　待患如亲，砥砺前行

> 被人需要也是一种幸福！
>
> ——邢少云

一、人物小传

邢少云，海南省第五人民医院皮肤康复科护士长，29 年如一日地守护着"麻风村"两百余位麻风病康复者，是麻风病康复者老人口中的"女儿"。从事护理工作 29 年来，邢少云把麻风病患者当作自己的亲人，用心、用爱对患者进行医疗护理。她不仅向大家宣传麻风病可防可控并不可怕，还摸索出一套行之有效的麻风病后遗症护理方法，为我国麻风病防治作出贡献。她曾先后获得"海南青年五四奖章"、"中国网事"年度网络感动人物、"中国网事感动海南十大网络人物"、"感动海南"2019 年十大人物等荣誉称号。2022 年 8 月，她被评为"中国好医生、中国好护士"2022 年 7 月月度人物。2023 年 5 月，邢少云获得第 49 届南丁格尔奖，实现了海南省南丁格尔奖零的突破！

二、思政案例

她，19 岁时踏足麻风村，并在那里坚守了 29 年，每日都在与患者交流疾病状况，帮助他们调整治疗方案、进行足浴。在这些稀松平常的护理工作中，她逐渐赢得了患者的喜爱和信任，使得她的青春在普通的岗位上散发出了动人的光芒。

她，是海南省首位南丁格尔奖获得者，显著改善了传统的麻风病护理方法，并引进了新的麻风病伤口治疗方法。

她，以其无私的奉献精神赢得了人们的尊敬与赞美，在过去的 29 个春秋超过一万个昼夜，悉心照顾着 256 位麻风病患者的生活起居并给予他们关爱支持，是点燃生命之光的"海南最美提灯天使"，获得了全国麻风防治优秀护理工作者、中国麻风防治协会"最美科技工作者"等荣誉。

1. 扎根麻风村：挑战麻风，也是挑战自己

麻风病是一种历史悠久的慢性感染疾病。未被治愈的麻风病患者是主要的传染源，无论是直接还是间接地与他们接触都有可能导致病毒扩散。正因如此，许多人听到"麻风"这个词就会感到恐惧，甚至不敢踏足麻风病患者的居住区域。然而，一位名叫邢少云的年轻女子却勇敢面对挑战，在完成海南省卫生学校的学习后，她毅然决然投身海南省第五人民医院的麻风病区工作。尽管面临着恶劣的生活条件和公众对麻风病的误解，她依然坚守岗位长达 29 年。

麻风村位于海南岛上，拥有四个独立区域，没有任何混凝土道路或建筑物，看起来相当空旷和孤寂。当邢少云初次抵达此地时，她感到非常失望，因为这片土地几乎是一无所有。多年以后的邢少云，面对这个工作了 29 年的地方偶尔也有些恍惚，"麻风村"变得熟悉又陌生，时代在发展，城市在变化，只有她和这里尚存的老人们似乎没有改变。

1995 年，刚毕业的邢少云来到海南省第五人民医院麻风病区。那时，麻风病区的患者有两百多人，艰苦的环境下，邢少云为大部分人"避之不及"的麻风病患者进行护理、治疗。"当我初次进入病房时，我们采用的是传染病的护理方式。由于过去的医学设备与知识水平限制，我们在日常工作中必须全副武装，穿上隔离服、穿好防护靴并佩戴双层防护手套才能开始操作。每逢夜深人静之时，我都会对这样的工作环境感到忧虑，有时甚至会在睡梦中惊醒，担心自己也可能感染麻风病。"邢少云回忆起当时的生活状态，表示："那时的工作确实非常艰辛，每次下班摘下口罩和手套后，都能看到里面的汗水如泉涌般流出来，这恶劣的环境曾经让我一度陷入困惑之中。"

曾经的麻风病区域拥有超过两百位患者，医护人员大约需要步行一个小时才能穿过四个病房。那时，患者们饲养了大量的犬只，邢少云也曾意外被狗咬伤一次。每当为麻风病患者提供医疗护理时，她都必须保持警惕以防止意外发生。

尽管面临诸多挑战，她在医疗行业的专业素养及对患者的深厚感情使其成功地度过了这些难关。每天她都勤勤恳恳地致力于照顾患者，包括药物注射、伤口清洁、衣物整理等日常事务。随着时间的推移，她的努力赢得了患者的尊重和信赖，并让她明白付出和责任的重要性。时光飞逝，麻风病患者越来越少，但邢少云说："只要还有一个麻风病患者在这，我就会一直坚守。"她秉持着关怀患者的初心，不断探索，经过多年的学习和实践，在护理麻风病患者的经验基础之上，掌握了最新的再生医疗技术和 MEBO 清创术，尤其对难愈合创面有更明显的效果，成了麻风病护理的专家。

邢少云选择在这个特殊的位置上找到自我价值，追随先驱者的脚步，以年轻的力量书写新的一页。她坚守南丁格尔的承诺，弘扬人文关怀的精神，通过实际行动展现出拯救生命的崇高使命，持续传承护士的光荣传统。

2. 待患如亲：她是 256 位患者的阿侬

在海南省第五人民医院的麻风病区，有几栋低矮的建筑，每天黎明时分，邢少云总是准时抵达这里。过去，这里居住着两百多名麻风病患者，让许多人望而生畏。当时只有 19 岁的邢少云却选择了在此安家落户，深深扎根。

邢少云和麻风病患者的故事，看上去平平淡淡，似乎寻不到半点波澜，但正是她 29 年一万多个日夜的悉心照料，守护了麻风病患者们"平静"的生活。

邢少云初至麻风病区时，患者有两百多名，他们大多是在 20 世纪 60 年代麻风病高峰时期感染的。在麻风病的护理工作中，护理患者躯体已是十分不易，可更难的是抚平他们被社会歧视造成的心理创伤。因为社会上很多人缺乏对麻风病的了解，他们对麻风病患者充满了世俗的偏见、恐惧和歧视，而且由于疾病的特殊，麻风病患者往往面容毁损、身体残疾，他们也把自己当成了另类。早期的医护人员也根据医疗要求做着全面的防护，然而，这一层隔离衣却拉远了医患之间的距离。

邢少云刚到医院时，给患者送药品物品，医护人员没有人敢用手直接拿的，都怕传染。患者自己也不肯让护士传递和接触，一般都是让护士丢在地上，他们自己去捡。当时有一位入院多年的老人，他整天都把自己关在房间里，如果需要药品物品，也都是等到夜深人静后，才自己悄悄出门拿取。

"不能这样下去了！"当时只有 20 岁的邢少云迫切地想打破医患间的隔阂，改变这一现状。经过对麻风病的不断了解和学习后，邢少云冒着被传染的危险，以自身经验总结出宣传思想，即"麻风病可防、可控、不可怕"，身体力行地带领团队消除大众对麻风病的歧视。

邢少云以那位孤僻的老人作为突破口，特意加强与他日常的沟通频率，虽然隔着门板，但渐渐地她也能感受到老人对沟通、对爱的渴望。日复一日，老人终于打开了心扉，邢少云也终于敲开了这扇关闭了数年的大门。一天，邢少云在聊天中很自然地握住了老人的手，正是这一次握手，改变了海南省第五人民医院整个院区乃至全省麻风病患者的护理方式，同院区医护人员在充分学习麻风病的知识后，也改变了自己的认知，勇敢地脱去了护理工作时的隔离衣，打破多年来与麻风病患者的隔阂。

看到海南省内最大的麻风病院区新的护理方式既安全又有效，随之而来的是海南省全省的麻风病院区都打开了"大门"，医护人员们纷纷脱去了厚重的防护服。麻风病患者们也逐渐觉得自己不再被惧怕，得到了社会的尊重。

大多麻风病患者在年少时就孤身进院，从此再未离开过这里。而这里的老人们，大多数都身体畸残、行动不便，随着年纪的上升，内心更需要陪伴与温暖，邢少云平时会经常跟这些老人谈心、解闷，她像家人一样听老人们倾诉生活中的琐事、趣事。这么多年的相处，已经让他们建立了深厚的感情。

"阿侬，你走了我们怎么办？"在邢少云偶尔离开麻风病区时，病区老人们用海南话对孩子的昵称"阿侬"声声呼唤着她，一双双因病致残的手努力将她的手握住。

"我怎么会走呢？等我回来给你们带好吃的啊！"邢少云安慰老人们，她知道这是老人们又在撒娇，他们也知道，她不会走。

邢少云不断探索如何将老年护理技术向社区延伸，推广临终关怀。同时，她的团队可以发挥专业优势，为老年人提供护理服务，帮助老人安享晚年生活。在这段时间里，邢少云及其团队已经协助了超过一百名老年人度过他们的最后时光。当老年人的生活逐渐走到尽头的时候，她们提供的临终护理给那些饱经沧桑的人们带来了最后一丝温暖。随着时代的演进，麻风病的患者数量正在减少，但邢少云表示："我会始终坚守岗位，不会让任何一位患病者失望或被遗弃，直到我们这里再无一例麻风病例为止。"2023 年，邢少云获得了第 49 届南丁格尔奖，奖章背面的环形铭文"永志人道慈悲之真谛"恰好反映了她的整个职业生涯。

3. 麻防墙的添砖者：开展"麻风病患者难愈合创面救助行动"

尽管麻风病的致死率不高，但是随着疾病进展，可能会出现如兔眼、歪嘴、爪型手、垂足和足底溃疡等异常症状，这些都可能导致患者失去工作和生活自理能力。

邢少云自工作以来，带领着自己的团队不懈钻研麻风病，用精湛的医疗技术和优质的护理服务，在最大程度上缓解了麻风病患者的病痛。由于工作出色，在 2002 年，邢少云被任命为海南省第五人民医院麻风病区的护士长。近些年，为了攻克麻风病患者难以痊愈的伤痕问题，邢少云曾多次前往上海、杭州、天津和沈阳等地进修伤口处理技巧。经过长时间的研究与实践，她成功领导她的护理团队运用再生医学技术来应对不易恢复的伤口，诸如压疮、麻风溃烂、血管破裂等问题，并由此创造了一套高效的治疗方案，极大地提升了压疮的康复概率，同时也显著减少了治疗所需的时间。

作为邢少云推广方案的受惠人之一，儋州的文先生曾被诊断出患有界线类偏瘤型麻风病。他的身体遍布红色斑点并伴有麻木感，左腿因烧伤而溃疡了两个多月。刚入院时，他的脸部、背部和手脚都出现了深色的浸润皮肤病变，并且左腿有大量表面糜烂、伴随着水肿和腐败区域。经过 29 天的住院治疗，通过再生医学疗法，大部分创口已经开始痊愈，他很快就达到了临床治愈的标准，可以离开医院返回家中。

邢少云的电脑记录了大量类似于文先生的救治病例。在这些得到救治的患者中，有很多原本需要截肢的人，经过运用再生医学技术更换药物和规范化治疗后，他们都能够重新融入社会，过上正常的生活。

"虽然麻风病可以预防和控制，但最重要的是尽早识别并采取行动。"邢少云如是说。因为麻风病的溃疡伤口很难痊愈，所以对于麻风病区域的医护人员来说，必须熟悉麻风病的标准治疗方法。她领导着一支队伍，定期为有麻风溃疡的患者清洗、修补伤口及更换药物，旨在协助他们恢复功能，提升生活品质，从而逐步形成了一套独特且高效的麻风溃疡伤口处理策略。

经过长时间的学习与实践，邢少云成功整合了皮肤原位再生医疗技术，并在全国范围内首次使用 PDCA 质量管理工具、MEBO 清创术、再生医疗技术治疗麻风溃疡。她领导下的护理团队也因此制定了一套针对麻风溃疡的高效治疗策略，有效提升了伤口痊愈速度，缩短了治疗时间，并显著降低了麻风足底溃疡患者的截肢风险。自 2020 年起，海南省皮肤病医院设立专门渠道为各地难以愈合的溃疡患者提供援助，截至 2023 年底，已经累计救治了 98 例此类病例，其中超过九成患者的创口已恢复正常。

"好的技术和经验，不能止步于院区，作为医护工作者，我们有义务把这些推广到更需要的地方去！"在救助行动中，邢少云带领自己的护理团队，建立严格规范的规章制度，展开规范的组织管理，长期深入周围的各个麻风院区进行针对麻风病的康复指导、知识宣讲，提升了各院基层医护人员的服务技能，并且对 464 人次开展"麻风畸残预防与康复培训"，传递出麻风病"可防、可治、不可怕"的科学认识，自此以后，海南省各市县的麻风病院都深深地留下了邢少云及其护理团队足迹。

邢少云为全省培养和输送了一批批专业型临床麻风护理骨干，提升了海南省全省基层皮防人员针对麻风病的防治能力，带领团队在麻风病防治这个特殊领域中取得了瞩目的业绩，为麻风院区作出了积极的贡献。邢少云以自己的责任和担当，践行着属于新时代的南丁格尔精神！

29 年来，邢少云始终怀揣自己炽热的初心，执着地坚守着海南省的麻防事业。她和麻风病患者们建立了难以割舍的感情，她把麻风病患者当成了自己的亲人，也成为麻风病老人们共同的"女儿"。

在为麻风病患者解除生理病痛的同时，邢少云更无畏打破常规，疗愈麻风病患者的心理创伤。邢少云本着"保住命、留住腿、长好口、能走路"的服务宗旨，带领其护理团队对麻风病知识展开不懈钻研，并积极推广针对各类病患的临终关怀，同时为老年人提供专业、温暖的护理和陪伴，帮助老人们安享晚年生活。

三、思政总结

除了对肢体残疾的麻风病患者进行照顾之外，邢少云还探索出了对老年患者临终关怀的方法，使得这些麻风病患者在晚年生活中能够有所依靠和保障。邢少云的坚守，感动了患者，感动了海南，感动了中国，也感动了世界，我们应该学习邢少云人道、仁爱的麻风病防治精神，提倡医护人员加强与患者的沟通，促进医护患的相互理解，共同建立对抗病魔的信心！

第四节 以心换心，以爱抗艾

> 每一个小群体都不应该被放弃！
>
> ——杜丽群

一、人物小传

杜丽群，1965 年生，广西壮族自治区南宁市第四人民医院艾滋病（HIV）科护士长。她在传染病护理岗位坚守 30 余载，专注艾滋病护理 16 年，参与指导护理艾滋病患者达 1 万多人次，患者服药依从性达 95% 以上。她曾获得第 45 届南丁格尔奖、全国五一劳动奖章、全国三八红旗手、国务院第六次全国民族团结进步模范个人等多项荣誉，并且入选"中国好人榜"。2013 年 1 月，杜丽群被中华医学会授予了"白求恩勋章"。

二、思政案例

她对待艾滋病患者如同亲人般关怀备至，是他们心中的挚友。在她引领下成立的护理团队，从零基础开始研究并探索出了全新的护理方法。她就是南宁市第四人民医院艾滋病科护士长——杜丽群。

自杜丽群工作以来，她的足迹遍及广西各地贫困边远地区。通过在这些地方举办讲座、进行义诊、接受媒体采访、组织艾滋病患者进行户外聚会等行为，她全力推进防治艾滋病的公益宣传工作，使超过 10 万的群众从中获益。

杜丽群曾多次获得全国医疗卫生行业的优秀表现奖，曾获白求恩奖章、全国五一劳动奖章等各类荣誉。2017 年，杜丽群当选党的十九大代表；2018 年，她又被选为全国政协委员。

从初期接触艾滋病护理工作的恐惧，到最终全身心投入这份事业中，杜丽群说，她只是不想让更多的人再承受痛苦。在她的护理职业生涯中，超过 30 年的时间里，她始终把患者的满意度看作自己最大的目标，始终将患者的利益置于首位。在她的努力下，同事们也逐渐消除了内心的顾虑，跟随她的脚步，纷纷报名投身于艾滋病护理工作。

1. 抗艾先锋：勇做第一个吃螃蟹的人

2002 年，南宁市第四人民医院被指定为传染病医院。为了应对当时广西艾滋病的防控状况，医院决定设立艾滋病科室。然而，那时人们对于艾滋病的认识不足且存在恐慌情绪，导致许多人对艾滋病避之不及，甚至一些医院的护士们都害怕接触到这个领域的工作。但是，杜丽群并没有退缩，她勇敢地站出来，承担起了艾滋病科室护士长的职责。

与当时很多护理人员相似的是，杜丽群对于艾滋病的理解也并不深入。因此，她决定学习有关艾滋病的专业知识，前往专门治疗艾滋病的医疗机构深造。她不仅负责了肺结核科室的护理工作，还利用休假的时间刻苦钻研，寻找机会提升自己的艾滋病护理技巧。她曾赴北京、广州等地参加艾滋病护理的学习和训练课程，甚至没有时间陪伴自己的孩子准备中考。课程结束，她又立即投身于病房分区规划、设备配置、员工培训、策略制定、日常护理规章制度以及卫生防疫指南编写等工作，为医院顺利设立艾滋病部门作出了重要贡献。

2005 年 6 月，在历经三年的准备工作后，广西南宁市第四人民医院成功设立了首个艾滋病专科科室。这个科室由一群勇敢无畏的医疗工作者组成，包括杜丽群及其团队成员，他们的专长在于预防与治疗各类传染疾病，尤其是对艾滋病毒的研究及应对措施。凭借着高超的专业技能和强烈的责任感，杜丽群带领其团队致力于为患者提供高质量且持续性的护理服务，从而提升了患者的生活质量。杜丽群说："从初期接触艾滋病护理工作的恐惧，到理解患者的痛苦，最终选择全身心投入这份事业中，我无怨无悔，我不想让更多的人再痛苦。"她的积极参与在医院里树立了良好的典范，同事们逐步放下了疑虑，纷纷申报学习和培训，全身心地投入艾滋病护理工作。

在这场没有硝烟的战役中，她十年如一日，一直任劳任怨，坚持冲锋在一线，每天为艾滋病患者进行护理，同时尽自己的努力给予他们人文关怀，用自己的爱心和责任心去呵护每一个艾滋病患者。

2. 患者的希望：乌云中的一束阳光，最终普照大地

杜丽群是全国优秀共产党员，更是患者眼中温暖的"杜大姐"。艾滋病患者不仅承受着生理上的痛苦，还需要面对内心的恐惧与不安。许多患者一旦谈及他们的疾病就会联想到死亡，内心充满了巨大的焦虑，非常渴望得到支持。也有很多患者被家人朋友遗弃，急需关爱。对于患者来说，艾滋病就是他们生

命中难以撼动的乌云，而杜丽群对于他们来说，就是云隙中透出的一道笔直的阳光。"有她在，我们的世界有了阳光。"有患者这样评价杜丽群。

处理患者体表遍布的大量脓疮和严重溃疡是护理最困难的部分。2005 年，杜丽群遇到了这样的情况——患者的整个身体表面都覆盖着巨大的泡状物，其中最大的一颗宽度甚至达到了 14 厘米，只要稍微触碰就会立即爆开并流出腐烂物质，脓液与床褥粘连在一起散发出恶心的气味。杜丽群迎难而上，在她的耐心照料下，大约半个月的时间，患者这些症状开始有所缓解直至消失不见。她说："最开始在处理这个伤口的时候，经常被这种强烈而又难忍的异味所困扰，以至于无法继续工作，只能走出房间，去外面呼吸新鲜空气，然后再继续进行操作，操作完才能离开病房去休息一会儿。"

当年有一个叫小马的患者，曾因患上艾滋病在南宁市第四人民医院艾滋病科接受治疗。尽管已过去多年，他仍无法抑制内心的感动，回忆起以前的过往，他热泪盈眶地说："杜护士长每天都会来探望我，为我梳理头发、衣着，整理床铺。那时大家都对我敬而远之，只有杜护士长始终如一地关心我，给我活下去的力量。"在杜丽群护理团队的专业照顾下，小马对世界充满期待，他也成为照亮他人的志愿者。现今，小马加入了杜丽群的防艾志愿服务队伍，并积极参与到各种社区和乡村的艾滋病预防教育和免费诊疗活动中去。

"仁爱之心"是杜丽群所展现出的高贵品质。无论是在病床之上，还是患者康复之后的生活里，她的关心都始终如一。每当遇到需要到医院取药的患者时，她总是会主动问询他们的状况，并给予必要的提醒和建议。她说："我为这些特殊的个体提供特别的关注和爱心，为了每个生命应有的尊严及期望而坚守岗位。"深知患者内心恐惧的杜丽群感慨道："除了生死考验外，他们还需要面对社会的歧视。我们真诚的关怀和尊重有时候能给他们带来更多的安全感和安慰。"

3. 聚沙成塔：抗艾团队树旗帜，涓滴之力成滂沱

大部分的艾滋病感染者需要每日接受大量的静脉注射治疗，这大大增加了护理工作者在工作环境中感染的风险，杜丽群及其团队每天都身处这样的险境。

"当取出注射器的时候，其尖端必须向下，并由我们的大拇指与食指紧紧握住它，只有在完成一次完整的转动后才能缓慢地将其插入静脉中。而在抽离的过程中，我们需要确保自己的手指保持稳定，以防患者突发的举动导致针刺伤自己。"这是杜丽群每天都会重复对护理人员强调的内容，然而意外时常出现。

"在我感到全身上下疼痛并出现恶心感的时候，我觉得自己可能已经染上了这个疾病。"年轻的护理人员小晴含着眼泪回想道。当她流着泪找到杜护士长时，杜护士长并没有说什么话，只是紧紧地拥抱着她，持续了几分钟后，小晴才慢慢恢复了冷静。六个月以前，小晴在给一位艾滋患者抽取血液样本的过程中，不小心让针头的血液进入了自己的眼中。她没有勇气告诉家里人，只好向护士长求助。幸运的是，当时所有的检测结果均表明小晴并未受到艾滋病毒的侵害。如果遭受职业暴露，必须使用抗病毒药剂来预防，这可能会引发发热、皮肤红斑和全身肌肉疼痛等反应，与艾滋病早期感染时的症状相似，因此小晴才会产生恐慌情绪。

作为医护人员的"心理支撑"，杜丽群也通过技术革新构建了一道保护他们的屏障。她在对艾滋患者提供常规照顾时引入了深静脉留置针，这可以有效地缩短注射和取出的时间，从而降低医护人员被传染的风险。自此以来，该部门还没有出现过任何因为工作接触而导致暴露的案例。杜丽群说："他们如此年轻，却要和我一起应对这些挑战。若不是有他们在身旁支持，我不可能坚持到现在！"她的感慨与感动溢于言表。

自该部门创建以来，杜丽群已经持续工作超过 12 个春秋。面对复杂的病患情况如严重伤口处理、毒品成瘾者戒断反应和悲观患者企图自杀等挑战时，她始终坚定地领导着自己的团队——化解难题。她说："身为一名光荣的共产党员，我有不可推卸的责任，我应以身作则，成为大家的榜样。"当面临困境时，若领导干部不能以身作则，缺乏勇气与无私精神，便无法对周围的人提出相同的要求。

在杜丽群的带领下，最初只有 8 人的艾滋病护理小组已经壮大至 60 余人，其中包括十余名曾因怀孕或生育而请求离职的护士，但她们都受到杜丽群的影响并决定继续留任。许多医护人员都受到了她的鼓舞，如今，艾滋病科已成为南宁市第四人民医院的一个先进组织，也成为广西卫生行业的标杆。

三、思政总结

"每个微小的团体都应得到尊重和保护"是杜丽群的信念，她在实践中付诸行动。从初期接触艾滋病护理工作的恐惧，到最终全身心投入这份事业，杜丽群只是不想让更多的人承受痛苦。"对于患有艾滋病的患者，我们的态度应该是用真心去交换他们的真心，用关爱来抵抗病毒的侵害。这些患者的生存渴望非常强烈，只要我们坚持下去，他们就不会轻易地放弃自己。"这正是杜丽群常常向她的医疗小组所传达的信息。她是抵抗艾滋病的领军人物，也是一位优秀的共产党员，始终坚守着生命的防线，用自己的爱心和力量对抗艾滋病毒，守护着无数人的生命健康，她是人道与仁爱的代表。

杜丽群在护理领域工作了许多年，她始终秉持仁爱与人道主义精神，默默付出。她把患者的满意当作最大的快乐来源，并且始终将患者的利益放在首要地位。她敢于担当，多次直面突发状况，阻止了事态的恶性发展。多年来，杜丽群参与指导护理艾滋病患者达 1 万多人次，用艾滋病抗病毒药物治疗患者近 5 000 人。在其特殊的职业领域中，她全身心投入且毫不计较个人利益，以对患者的关怀与无私付出，展现出了她作为一名党员的责任感和医疗工作人员的崇高使命感。她带领科室护理人员，用心呵护每一位艾滋病患者，为他们提供优质的护理服务，营造出属于艾滋病患者的一片和谐温馨的绿色港湾！

参考文献

[1] 杜萍. 甘肃庆阳 ICU 护士脱亚莉：让患者对自己有信心 ［EB/OL］. （2022 – 06 – 28）［2023 – 04 – 15］. http://www. gs. chinanews. com. cn/news/2022/06 – 28/351949. shtml.

[2] 郭秀睿. 脱亚莉：全心全意为患者服务 ［EB/OL］. （2023 – 03 – 04）［2023 – 03 – 20］. https:// gansu. gansudaily. com. cn/system/2023/03/04/030732734. shtml.

[3] 安志鹏. 脱亚莉：用心用情当好人民群众"健康卫士"［EB/OL］.（2022 – 11 – 08）［2023 – 03 – 17］. http://www. godppgs. gov. cn/system/2022/11/08/030659338. shtml.

[4] 安志鹏. 白衣天使　爱无止境：记我省第 48 届南丁格尔奖获得者脱亚莉 ［EB/OL］. （2022 – 09 – 08）［2023 – 03 – 17］. https://baijiahao. baidu. com/s?id = 1743399694171775887&wfr = spider&for = pc.

[5] 甘肃文明网. 展好人风采，扬文明新风！［EB/OL］. （2022 – 11 – 10）［2023 – 03 – 22］. http:// www. godppgs. gov. cn/system/2022/11/10/030660949. shtml.

[6] 杜萍. 甘肃庆阳 ICU 护士脱亚莉：让患者对自己有信心 ［EB/OL］. （2022 – 06 – 28）［2023 – 04 – 15］. http://www. gs. chinanews. com. cn/

news/2022/06 – 28/351949. shtml.

[7] 孙国强，吴浩宇. 陈静：火神山医院"硬核"护士长［EB/OL］.（2020 –
03 – 01）［2023 – 04 – 25］. https：//m. thepaper. cn/baijiahao_6259058.

[8] 黎云，孙鲁明，王泽锋. 愿做冲锋"第一人"：记"最美新时代革命军
人"陈静［EB/OL］.（2020 – 08 – 07）［2023 – 05 – 02］. https：//baijia-
hao. baidu. com/s?id = 1674364158806747488&wfr = spider&for = pc.

[9] 陈国全，王泽锋. 从抗击埃博拉到新冠肺炎防控，她向党和人民交出合
格答卷［EB/OL］.（2020 – 08 – 08）［2023 – 05 – 02］. http：//www. mod.
gov. cn/gfbw/gfjy_index/xjdx/4869371. html.

[10] 上海长征医院. 陈静：大爱仁心　不负芳华［EB/OL］.（2022 – 10 –
16）［2023 – 04 – 25］. https：//mp. weixin. qq. com/s?＿＿biz = MzUyMTk-
wODU1OA＝＝&mid = 2247505817&idx = 2&sn = cc69b83b1d73da299
b6d7ffedaa9691a&chksm = f9d16fb8cea6e6ae92f187998e1fd577b68facd3661
ca12bef43d96018fbd66cd6e8f9eca6e9&scene = 27.

[11] 京报网. 全军唯一！来认识一下这名海军女大校［EB/OL］.（2023 –
05 – 24）［2023 – 05 – 27］. https：//baijiahao. baidu. com/s?id = 176673568
3996793214&wfr = spider&for = pc.

[12] 刘旭，马珂. 海南省首位南丁格尔奖获得者邢少云：28 年坚守，为麻风患者
谱写生命之歌［EB/OL］.（2023 – 09 – 28）［2023 – 10 – 05］. https：//
baijiahao. baidu. com/s?id = 1776470141532454351&wfr = spider&for = pc.

[13] 王洪旭. 护士长邢少云：守护麻风区 27 载［EB/OL］.（2022 – 05 – 02）
［2023 – 05 – 27］. https：//www. hinews. cn/news/system/2022/05/02/0327
49394. shtml.

[14] 中国文明网. 中国好护士推荐评议活动：邢少云［EB/OL］.（2023 –
09 – 28）［2023 – 10 – 05］. http：//www. wenming. cn/sbhr_pd/sbhr_zghy-
shhs/zghyshhs_bd/202208/t20220809_6447423. shtml.

[15] 马珂. 南丁格尔奖章获奖者邢少云：256 个病人的"阿侬"［EB/OL］.
（2023 – 05 – 15）［2023 – 05 – 27］. https：//baijiahao. baidu. com/s?id =
1765928423402244565&wfr = spider&for = pc.

[16] 马珂. 省第五人民医院皮肤康复科护士长邢少云：28 年坚守，谱写生命
之歌［EB/OL］.（2023 – 06 – 16）［2023 – 10 – 05］. http：//news. hndaily.
cn/html/2023 – 06/16/content_58465_16220652. htm.

[17] 王洪旭. 海南护士邢少云获 2023 年南丁格尔奖章 [EB/OL]. (2023 – 05 – 13) [2023 – 05 – 27]. http://ngdsb. hinews. cn/html/2023 – 05/13/ content_58868_16103751. htm.

[18] 吴英艳. 海南护士邢少云荣获第 49 届弗洛伦斯·南丁格尔奖章 [EB/ OL]. (2023 – 05 – 12) [2023 – 05 – 27]. https://www. hndnews. com/p/ 623577. html.

[19] 汪奇文，黄浩铭，黄凯莹. "每一个小群体都不应该被放弃"，她这样努力践行 [EB/OL]. (2022 – 03 – 05) [2023 – 03 – 07]. https://baijiahao. baidu. com/s?id = 1726458869726952784&wfr = spider&for = pc.

[20] 北京晚报. 十九大代表风采——杜丽群：坚守抗艾一线十余载初心不改 [EB/OL]. (2017 – 10 – 10) [2023 – 03 – 07]. https://baijiahao. baidu. com/s?id = 1580857755450632195&wfr = spider&for = pc.

[21] 共产党员网. 杜丽群：坚守在抗艾一线的白衣天使 [EB/OL]. (2017 – 11 – 16) [2023 – 03 – 07]. https://news. 12371. cn/2017/11/16/VI- DE1510804560953909. shtml.

[22] 黄凯莹，郭轶凡. 杜丽群：抗艾本色是温情 [EB/OL]. (2019 – 03 – 20) [2023 – 03 – 14]. https://www. rmzxb. com. cn/c/2019 – 03 – 20/ 2314602. shtml.

[23] 中国青年网. 最美护士杜丽群：勇闯"禁区"，以爱抗艾 [EB/OL]. (2018 – 06 – 28) [2023 – 03 – 14]. https://baijiahao. baidu. com/s?id = 1604522322717303188&wfr = spider&for = pc.

[24] 王倩. 杜丽群：以爱抗艾，为生命站岗 [EB/OL]. (2021 – 08 – 11) [2023 – 03 – 14]. https://www. jkb. com. cn/news/character/2021/0811/ 482403. html.

第二章 博爱与和谐

第一节 不忘初心，坚守初心

听党话，跟党走，做党的好儿女！

——邹德凤

一、人物小传

邹德凤，1956 年生，汉族，曾任南昌大学第四附属医院医疗服务部主任，兼任江西红十字会志愿护理服务中心副秘书长、江西省巾帼志愿服务协会会长、南昌市西湖区南站街道邹德凤志愿服务团团长。几十年来，邹德凤把她的工资都用来买药品和慰问品，送给患者和老人或捐给灾区和生活困难的人。她曾先后获得"三八红旗手标兵"、全国优秀共产党员、全国五一劳动奖章、全国医德楷模、第 44 届南丁格尔奖、江西省道德模范、首届全国文明家庭、全国百城"最美公益人物"等荣誉，并当选为第十二届全国妇联执行委员会委员。

二、思政案例

作为医护人员，她最不怕脏污、最不惧危险、最有爱心的品质是大家公认的，她积极参与抗击疟疾疫情，她尊重、爱护患者。

她，是江西省数一数二的"超级义工"，志愿服务时间累计远超红十字终生志愿者的标准。她带领团队深入社区，充分利用自身的专业优势，为社区老年人提供临终关怀护理服务。她首创了社区护理机构，并与南昌市 11 个社区、2 个家属委员会密切联系，护理了 169 位老人。

"听党话，跟党走，做党的好儿女！"她十年如初，组织志愿者团队在休息时间走遍了铁路社区的每一条街巷、每一栋楼的各个角落，给病患和社区老人们提供专业护理服务，奉献自己的爱心。她始终在医院、铁路站和社区等地活跃，坚守疫情防控一线，以切实行动践行对党的承诺。

1. "铁路天使"

1972 年，16 岁的邹德凤入职南昌大学第四附属医院（前身为南昌铁路中心医院），成为一名护士，入职后不久就被赋予了一个别称——"永不停歇的小丫头"。

那是发生在 1974 年南昌铁路局周边站点的严重疟疾流行事件。当得知这个信息后，邹德凤主动请缨并全身心投入抗击疫情的行动中。她带着沉重的药箱，每天早上六点多就开始前往火车站各个站段，为生病的铁路员工提供医药及救治服务。她走过所有的车站站段，晚上到家往往都已经八九点钟了。这样的状态持续了一年半的时间，直至疫情结束，行走的路程总计超过两万公里，磨破了六双鞋子，体重也减轻了十多斤。上级领导考虑到她的健康问题，曾数次提议由其他人接替她的工作，但都被她以"我对环境更为熟悉"的理由回绝了。

邹德凤对患者好是众所周知的。1987 年寒冬的一个夜晚，她在值班时对一位突发脑出血导致意识不清的七旬老人进行了紧急救治。当时老人身上满是呕吐物，伴有大小便失禁。家属尚未抵达现场，邹德凤主动地参与到救治工作中。不幸的是，因为病情危重，这位老人最后未能从生死线上挣脱出来，并在黎明时刻被宣布临床死亡。此时只有他的妻子赶到，正处于悲痛欲绝、不知所措的状态。面对这种情况，邹德凤决定让逝者保持最后的尊严。于是她耐心细致地帮老人清洗身上的污垢，擦洗面部，并整理衣着和仪表。这位死者的女儿后来专门来到医院感谢她的善举，并逢人就说："铁路医院有一个南丁格尔式的爱心天使。"

2. "超级义工"

2009 年，一位 27 岁的年轻男子不幸感染上了艾滋病毒。由于担心他人得知他的病情而产生歧视或排斥，他想让医院提供上门护理和治疗。邹德凤毅然成为这个特殊志愿者。经过邹德凤三年的精心照顾和治疗，这位消瘦无力的患者逐渐恢复了健康的体态。每当有人询问为何要冒着风险去完成这项工作时，她总是坚定地说道："我们国家这么大，总有一些困难和危险的事需要人去做，我已经 50 多岁了，我愿意去做这样的事！"

　　在繁重的工作和志愿服务之余，邹德凤也积极参与完成了一项关于"抚触在社区临终关怀的研究"的重要课题，内容包含了数十个感人的故事。1993年，身患胰脏癌且身边无亲人陪伴的50多岁铁路女职工蔡师傅常感到强烈的精神恐慌。得知这一情况，邹德凤决定利用自己的午休和下班时间去探望这位孤独的妇人。通过邹德凤亲切抚触和温情开导，蔡师傅的情绪逐渐稳定，最终平静地走完了最后的日子。自此以后，邹德凤又先后陪伴在一百多名临终者的身边，并协助其中的二十余人完成了生命的最后告别，其中就包括一位百岁老人。

　　2010年10月，退休铁路职工郭师傅向医院寄来了一封真挚的感谢信，他在信中描述了关于邹德凤如何关爱与照顾他病重的母亲，直到她走完生命的最后一程。当院领导在会上宣读这封感谢信时，在场的所有医务人员都被这个感人的故事深深打动了。当时，老人已经是百岁之龄且患有严重的疾病，而她年届七旬的子女们也难以承担起照顾她的日常生活的责任。邹德凤在了解到这一情况后，每天下班后都会立刻赶往老人的住所，为她处理便秘、褥疮等各种问题。尽管老人最终因病情恶化导致无法正常饮食，但她仍通过鼻饲的方式继续为其提供必要的营养支持。在这位老人离世以后，她的儿子在感谢信里如此表达自己的心情："邹老师做的这一切，我们这些做子孙的都做不到！"

　　二七南路社区的患者家属李女士表示："一个人做一件好事很容易，一辈子都做好事很难。我非常感激她照顾我妈妈十几年。"几十年来，邹德凤经常自掏腰包购买药品和慰问品，送给需要帮助的人。在她的影响下，她帮助过的许多患者，主动要求加入志愿服务队伍中来。江西省邹德凤公益发展中心成立至今，从最初的50多人壮大到3万多人。

　　2020年疫情防控期间，年过六旬的邹德凤毫不犹豫地选择继续坚守工作岗位。她说："我是一名老党员，是党培养了我，在党和人民最需要的时候，我不能退缩，越是困难，我越应该上。"她在疫情暴发初期就主动递交了加入防疫队伍的申请，在留下一篇抗疫家书后，立即投身于防疫的最前线。她在车站中给离返旅客测量体温并宣传防控教育信息，同时向他们分发自己买的口罩，并教授正确消毒方式；她在医疗机构中为患者及其亲属进行精神疏导，探访那些在医疗前线辛勤工作的医护工作者；她也在封控小区内运送必需的生活物品，并辅助社区人员完成核酸检测等一系列防疫措施。在这段危险时期里，邹德凤没能与家人同吃一顿饭，甚至无暇见到家人，每日的工作时长超过十小时，但她从未考虑过退缩，始终坚守抗疫的前沿阵地。

　　为党奉献对邹德凤来说并不是一句空口号，数十年来，她用最有说服力的数字诠释了她的理想，用实际行动践行着她的初心。这位来自江西的"超级义工"，志愿服务时间累计远远超过了红十字终生志愿者的标准。她首次提出了"社区护理"的新理念，并与11个社区和2个家庭委员会建立了联系，为169名老年人提供了护理。江西省邹德凤公益发展中心的服务覆盖人数已经达到了15万余人，服务的受益人更是超过200万人次，全年开展专家义诊活动100多次。自2015年起，该机构成立了发展遗体器官捐献者之友的队伍，目前已有400多名成员。一年365天，她几乎没休过一个完整的公休假，在她办公室桌上，一摞又一摞的笔记本写满了她对党的忠诚坚定，对护理和公益事业的执着坚守，以及对人民群众的深厚感情。

　　"党和国家培养了我，我要做党的好儿女，直到生命的最后一刻。"她早在2007年就已经签署了遗体器官捐献书，这句话也成了她一生的信念与誓言。

　　截至2021年，邹德凤已参与30年志愿服务，累计义工时间超过6.6万小时。

三、思政总结

　　"一名党员就是一面旗帜，当好一面旗帜，看似微不足道，实则可以引领群众的方向。"这是邹德凤常说的话。数十年来，她用实际行动践行着一名共产党员的初心使命，从"铁路天使"到"超级义工"，对于这些鲜活的绰号，邹德凤都只是笑着摆摆手。她常说："我会为了党和人民一直奉献下去，将自己的一生奉献给有需要的人。"因为心怀博爱，所以坚持奉献，"人道、博爱、奉献"的红十字精神在她的身上得到了淋漓尽致的展现。

　　心中有信仰，脚下有力量。她对信念的执着追求、对党忠诚的初心、对事业的坚定不移都在告诉我们，无论走多远，我们都不能忘记当初出发的理由，无论遇到的困难有多大，我们都不能忘却初心和使命。同时，邹德凤的至善大爱也引领我们在向善的道路上前行。星星之火可以燎原，爱心事业薪火相传！

第二节　抗疫防艾，大爱无疆

> 　　护佑生命，用专业的知识和技能去帮助他人，为他人带来改变，再通过他们去帮助更多的人，这是最充实的人生。正所谓助人为乐，乐在其中。
>
> ——胡敏华

一、人物小传

　　胡敏华，1968 年生，中共党员，主任护师，国家二级心理咨询师，现任江西省南昌市第九医院艾滋病治疗中心主任、南昌市第九医院工会副主席，兼任江西省护理学会传染病护理专业委员会主任委员、南昌市红十字敏华志愿服务队队长。从事护理工作 30 年，她先后服务了多个科室，因为表现出色，28 岁就担任了医院妇产科护士长，后来又调任泌尿科护士长，其间坚守在"防艾"一线 18 年。她曾获得第 48 届南丁格尔奖、第 18 届贝利·马丁奖、全国三八红旗手、全国五一巾帼标兵、全国红十字志愿服务先进典型等荣誉。

二、思政案例

　　她，与艾滋病为邻，点燃生命之光。2001 年，胡敏华被医院派往香港参与"艾滋病预防与控制——关怀与护理"培训班。2003 年，她带头组建了成员近百人的"温馨家园"抗艾志愿服务团队，致力于为艾滋病感染者提供免费的心理疏导及健康指导；后来，她开通了"与艾滋病为邻"的微博和"与艾滋为邻"微信公众号，利用各个平台宣传艾滋病的防护知识和自己的心路历程，尽自己的努力帮助患者适应、协调和应对疾病带来的各种难题、危机，解答、回应网友的各种问题和求助。自从医以来，胡敏华始终秉持着自己作为医者的初心，践行着一名共产党员的职责和使命，照亮每一个需要帮助的人。

　　作为一名经验丰富的抗疫战士，她在面对大型突发的公共卫生危机时总是冲锋在前线。2020 年 2 月中旬，当武汉市面临着严重的新冠病毒感染威胁的时候，胡敏华毅然报名参加了由江西省派出的第七批援鄂医疗队，前往武汉江汉开发区方舱医院开始她的救援任务直到休舱为止。在这场抗击疫情的战斗中，她是不可或缺的力量之一。到了 2022 年 3 月，随着新一轮病毒传播，胡敏华工作的医院成为南昌市指定治疗新冠病毒的定点医院。此时，经验丰富且对这种病症有着深刻了解与应对能力的胡敏华再度主动申请参战，并在接下来的两个月里同其他四百多名医护人员共同坚守在隔离病房。

不论是她在医疗护理任务中对预防和治疗艾滋病的相关信息的教育普及，或是她作为志愿者所展现出的无私付出，胡敏华始终坚守人道主义与南丁格尔的精神原则，怀揣着深沉的职责感及强烈的社会责任意识，用她的行动书写了一首充满爱的诗歌，以此来阐释她的无私奉献。

1. 艾滋病护理的"引路人"

2000 年的 12 月，江西省南昌市第九医院获得了作为该省艾滋病防治定点医院的资格。2001 年 3 月，胡敏华被医院派往香港参加"艾滋病预防与控制——关怀与护理"培训班。

多年以后，胡敏华仍会记起那个春天。那是她第一次真正意义上接触艾滋病患者。震惊、担忧、同情、责任……即使身为一位医务工作者，胡敏华的内心也经历了巨大的冲击和挣扎。毕竟，那时人们对艾滋病还很恐惧。但是，这并不影响胡敏华在培训期间学习和积累丰富的艾滋患者护理知识。学成归来后，她参与创建医院感染二科，即艾滋病防治科。

2003 年 8 月 31 日，星期日，胡敏华被紧急召回医院。当抵达病房时，首先映入眼帘的是医院接收的第一例艾滋病患者，也是胡敏华护理的首个艾滋病病例。患者深度软组织感染，无法进行静脉穿刺，只能选择做静脉切开术，如果医务人员稍有疏忽就会面临被感染的风险。

"别担心，我们都在这里！"胡敏华一边安抚着痛苦的患者，一边为自己鼓劲。冷静下来，她便镇定自若地配合医师对患者进行消毒、切开静脉、抽血、输液等操作。在这之后，升任感染二科护士长的胡敏华，接触的艾滋病感染者和患者越来越多，面对患者也更从容了。

彼时，很多人对艾滋病患者心存歧视，认为与艾滋病感染者吃饭、握手都会感染艾滋病。艾滋病患者普遍内心孤独，夹杂着悲观厌世的情绪，较少能得到亲朋的照护陪伴。

"其实艾滋病本身不可怕，可怕的是人们对艾滋病不了解，以及艾滋病感染者和患者的自我放弃。"胡敏华希望通过自己微薄的力量提升社会对艾滋病的认知。

在胡敏华办公室隔壁的房间，没有诊室标识，却是艾滋病友们心中的"温馨家园"，这里有交流、有鼓励、有抚慰，来到这里的患者及其家属，都亲切地称胡敏华为"大姐"。

在胡敏华的推动下，"温馨家园"逐渐发展为一支拥有100多名志愿者的服务团队，其中包括医生、护士、艾滋病友，还有很多社会爱心人士。

胡敏华还积极与社会公益组织建立联系，先后为艾滋病患者筹集价值50万元的"温暖包"等物资，希望能够更好地帮助到艾滋病患者。

2. 弱势群体的"贴心人"

2018年4月3日，胡敏华郑重签下遗体器官捐献志愿者的登记卡，以江西省红十字会首批"莲丝信使"的身份，毫无保留地奉献自己的一切。她还积极参加省、市红十字会举办的各种志愿服务活动，用自己的微薄之力，帮助每一个需要帮助的人。多年来，胡敏华累计开展志愿活动2万多小时，服务5万余人次，救助困难患者53人。

2021年，胡敏华开始关注社区弱势老年群体，志愿服务失独老人。由胡敏华领导成立的抗艾志愿服务队不仅致力于服务艾滋病感染者，也积极参与到社区服务的活动中来，重点关注孤寡老人、残疾人、失独及失能失智老人等弱势人群。位于南昌市的九九颐家养护中心是该服务队的一个定点服务站。她充分利用志愿者的护理专长和医院的优势医疗资源，根据老年人的养老需求，创建了一个融合医疗、护理、康复、健康教育及照料为一体的新型医养结合护老志愿服务模式。该护养中心为100多个老人建立健康档案，志愿者为老人体检，指导老人做康乐操，帮助工作人员普及医疗救护、保健知识。对有医疗、护理需求的老人，胡敏华协调医院急诊科与养护中心建立绿色通道，为行动不便的老人提供便捷服务，弥补了养护中心医疗资源欠缺的短板。

62岁的徐阿姨在失去孩子后，中风拄着拐杖。她说："胡主任热心善良，刚开始打新冠疫苗的时候，她特意提前帮我预约安排。受她的影响和感召，现在我也参与到志愿服务中，力所能及地帮助其他需要帮助的人。"

据胡敏华介绍，她照顾的患者和失独老人，很大一部分也主动加入志愿服务队伍，其中包括她自己的母亲。中医师退休的母亲深知传染病护理工作的危险，一度不想自己的女儿去抗艾一线工作。后来，老人不再担心，反而成为志愿服务队里年纪最大的队员。

三、思政总结

"护佑生命，用专业的知识和技能去帮助他人，为他人带来改变，再通过他们去帮助更多的人，这是最充实的人生。正所谓助人为乐，乐在其中。"这句话一直是胡敏华的座右铭。她克服了自身的恐惧和家人的不理解，积极认真地参与到艾滋病防控培训班的学习中，并积极参与艾滋病防治科的建设完善。她牵头组建了"温馨家园"抗艾志愿服务团队，开通了微博和微信公众号，宣传艾滋病的防护和发布自己的心路历程，尽力帮助患者适应、协调、应对疾病所带来的各种难题、危机，同时解答网友的各种疾病问题和求助。2003 年，她加入江西省红十字护理志愿服务队，和队友们一道弘扬南丁格尔精神和红十字志愿服务精神，在社区、养老院开展延伸护理服务，为社区孤老、残障群体和失独家庭等提供专业的援助行动；不断探索艾滋病护理模式，二十年来累积管理个案 3 500 余例，线上线下服务群体 10 万余人。她表现出的"敬佑生命、救死扶伤、甘于奉献、大爱无疆"的精神，是我们要效仿和学习的精神源泉。

胡敏华表示，自己将一如既往传承并弘扬南丁格尔精神，坚守抗艾一线，用心用情做好志愿服务，为健康江西、健康中国贡献一份自己的力量。我们要向胡敏华主任学习，汲取她身上干事创业的精神力量，立足岗位、恪尽职守、敢为人先、无私奉献，以博爱之精神推动护理事业高质量发展！

第三节　铁血柔情，巾帼之志

> 广大护士群体守护着亿万人民群众的生命健康，同样地，他们的合法权益也需要保障，用法律托起敬畏生命的尊严，营造和谐安全的职业环境。
>
> ——李秀华

一、人物小传

李秀华，主任护师，健康保健学博士，硕士生导师，第十一届全国政协委员。现任中日友好医院护理部名誉主任，兼任中华护理学会第 26 届理事长、中华护理学会理事长、中国科协政策咨询专家、日本东邦大学护理系客座教授、日本环境感染学会会员、华夏高等护理教育联盟顾问。近年来，她主持多项国家级研究项目，如2010—2020年医药卫生人才发展规划"护士队伍建设研究"、医院护士人力配置、国家临床重点专科建设项目—临床护理专业以及WHO灾害护理继续教育模式的建立、ICN结核耐药菌的预防等；出版著作8部，在国内外杂志及专业学术会议上发表论文60余篇；荣获全国三八红旗手、第46届南丁格尔奖等多项荣誉。

二、思政案例

自19岁开始，李秀华便投身于护理行业，经过40多年的坚持和努力，她不仅积累了丰富的经验，还始终保持着对知识的渴望与追求，用行动诠释了南丁格尔精神。她由一名普通的中专生逐步发展成为国内护理学领域鲜有的健康保健学博士，并连任两届中华护理学会理事长。

她，是抗击非典战役的铁血巾帼，重视护理工作质量，始终率先垂范、不分昼夜地工作着。她还组织筹备灾害护理专业委员会，旨在促进中国的灾难护理学的进步，从而为灾难护理学的创建与发展打下坚实基础。她领导中华护理学会重新回到国际领域，提升了中国护理在亚洲及世界各友好国家的优秀口碑，助力推进中国护理事业走向全球化的道路。她同样热衷于提倡护理改革，积极参与国家的护理战略规划，持续维护护士利益，并且不断地促使中国护理事业向前迈进。

1. 抗击"非典"的铁血巾帼

在2003年的春季，"非典"（SARS）病毒大范围传播并造成严重影响，而中日友好医院被指定为SARS专病医院，负责救治北京市绝大多数重症SARS病患。那时，身为该院护理部主任的李秀华和她的团队持续工作了100多天，精心护理了近200名急危重症SARS患者。

为了保证病患能够安全转移，李秀华与医务处主任一起亲临现场指导，并且负责照护首批转运到医院的50多名急危重症SARS患者。炎热的天气、干燥的环境以及沉重的防护装备使得他们全身上下都被汗水浸透，同时还可能引发呼吸困难等症状。李秀华有高血压病史，再加上持续工作的压力和身体的疲劳，使她的缺氧情况比其他人更糟糕。但当她摔倒在地上时也只是稍做休息便重新站起来，依靠坚定的毅力支撑着疲倦不堪的身躯，只为了引导团队有效地转运 SARS 患者，直至第二天的凌晨两点半，所有的任务完成后才得以休息。

为了振奋并激发患者与护理人员的士气，她常常会腾出时间去前线探访，即使这可能增加自己染病的概率，她依旧在每个病房都留下了足迹，手持花束及关怀信件，逐一看望了所有的 SARS 患者，甚至隔天就会到重症监护室看望那些急危重症 SARS 患者，给予他们力量和希望，让他们坚韧而勇敢地继续生活下去。同事们常说，哪里有 SARS 患者，哪里就有李秀华的身影。

为提高护理工作质量，李秀华提出了"重视急危重患者的基础护理工作，提高基础护理质量，降低死亡率"的口号。作为榜样，她带领护士们为那些生命垂危的 SARS 患者提供日常照顾，如清理排泄物、清洁身体、洗脸、修剪指甲等。此外，她也积极推行护理部主任查房制度的工作模式，并确保平均每三天一次到一线查房，对护理工作给予监督和引导。

尽管不分日夜的工作使她的身体状况急剧恶化，但李秀华仍然坚持领导团队，在短短十余天内就完成了两部护理著作，这些作品汇集了她在实际操作中的宝贵经验和教训，成为中国早期针对 SARS 护理问题的权威指南。"如果我能留一本书给后人，把我亲身经历、总结的经验留给后人，她们就知道该怎么做了。"

2. 中国灾害护理学的奠基人

自 2008 年的汶川大地震之后，作为中国卫生部（现卫健委）特聘专家的李秀华带领中华护理学会联合香港医院管理局签署"灾后康复护理培训课程"项目，启动了"受灾地区护理援助项目"，对四川灾区提供紧急救助服务，该项目培养出 2 000 多名优秀的基层护士骨干以备应对突发事件。

面对突如其来的汶川大地震，李秀华深感中国的护理领域在应对自然灾害及灾后的恢复方面存在不足，因此下定决心发起组建灾害护理专业委员会，这为创建并推进灾害护理学的发展打下了基础。此外，她向世界卫生组织申请开展"针对护理人员的灾害医学教育培训"项目，开展了救援医护师资培训，使得国内灾害护理学的培训犹如一股燎原之势。

李秀华在推进我国灾后救治的专业性和标准化进程中发挥着关键作用，具体表现在以下几个方面：首先是编写并出版国内灾害护理学教材和灾害应对手册；其次是建立灾害护理专家库，在全国各地定期举办灾害护理培训和研讨活动；再次，支持开展针对灾害护理的研究项目并且提供必要的经济援助，以确保其顺利实施；最后，促成了中华护理学会灾害护理专业委员会加入世界灾害护理学会，使中国的灾害护理从无到有，从小到大，从应急到主动有序，不断发展，不断完善。

3. 最具国际视野的坚强领导者

李秀华的积极参与促进了中日韩护理大会定期举办，她也成功地促成了"金砖五国护理合作备忘录"的签订。此外，她还带领五个专业的组织委员会向国际拓展。2013年4月18日，通过多次与国际护士会（ICN）协商，在李秀华的引领下，中华护理学会重返国际舞台，这标志着几代中国人对护理事业的追求终于实现。在中国护理协会的保护和支持下，中国的护理工作赢得了亚洲及世界各友好国家的赞誉，并为我国护理事业的发展提供了全球化的视角和标准化的发展路径。

她在提倡护理系统革新方面做出了表率。她率先在中日友好医院实行护理岗位管理，并构建了护理三级质量管理体系，引进护理委员会制度，这大幅提升了医院的管理效率。她是国家卫健委特邀护理专家，一直坚守着"以患者为中心"的护理初衷，积极推进护理工作向"围绕患者身心需求"的责任制整体护理模式转变。此后，在关于"优质护理服务"活动的政策评估过程中，她被评选为对患者最有帮助的医务人员。

作为我国护理领域的领导者之一，她积极参与国家的护理政策和战略的构建，并为国家"十一五""十二五""十三五"护理事业发展作出了重要规划。此外，她提出了护理三阶段教育模式，推动政府颁布《新入职护士培训大纲》。同时，她也致力于设立中华护理学会科技奖，实施中国护理科学技术奖励制度，以此激发护士对科研工作的热情，为护理学研究取得突破性的成果。

她热衷于维护护士的权益，并呼吁政府加大对护士团队的支持力度，把护理人员纳入国家的紧缺人才培养中去。虽然自2008年开始施行的《护士条例》已经在医疗、预防、保健和康复领域产生了重大影响，推动了护理行业的巨大进步。但随着护理事业的开展，《护士条例》已不能满足护士工作发展的需要，保障护士的合法权益。《护士法》的出台，将从法律层面认可护士的社会地位，在一定程度上改变人们对护士的认知，不但可以表明护士在临床工作中的重要性，也可以维护护士的合法权益和人身安全。

她曾经历过各种风雨，体验过生活的酸甜苦辣，这些经历磨砺了她的人生，锻炼了她的毅力，使她变得更加坚定、果断和自信。当遭遇重大灾难、面对生死关头时，李秀华及其团队能够毫无畏惧地挺身而出，用他们的生命守护人民。SARS 病毒肆虐的病区有她的勇气，汶川地震的现场有她的不惧。"为者常成，行者常至"，方能担白衣天使肩头之重责！这充分展现了南丁格尔的博爱与和谐精神，在推动中国护理走向全球的过程中，李秀华始终铭记中国护理的崇高职责，一次又一次地赢得了世界的赞誉，使中国护士成功跻身于国际舞台。

三、思政总结

在四十余年的护理工作中，李秀华一直坚持着"人道、博爱、无私奉献"的精神理念。博爱是一种充满爱和包容的品质，源于人类文化进化、社会生活和心理需求等方面的复杂交互。个体表现博爱，通常基于内心的平衡、共情和道德等动因。可以说，博爱的品质不仅在道德层面具有重要的价值，同时也在人类心理和行为实践中产生着深远而广泛的影响。

李秀华是一个充满爱心的人，她把自己最美好的岁月献给了护理事业。尽管已经年过花甲，她依然沿着南丁格尔的足迹，为病患照亮生活之路。她强调要加强法律保护来建立一支高质量的护士团队；而作为南丁格尔奖得主，她的使命就是成为护理行业的"提灯人"，将博爱与和谐的精神理念发扬光大。

第四节 以人为本，救死扶伤

> 一切以患者为中心，一切为了患者。
>
> ——王新华

一、人物小传

王新华，汉族，1972 年 6 月出生，中共党员，副主任护师，现任解放军总医院第五医学中心感染病医学部总护士长，从事传染病护理及管理工作 31 年。曾荣获第 45 届南丁格尔奖，被评为第六届全国道德模范、"中国好医生、中国好护士"2018 年 12 月月度人物、2019 年"最美医生"。从业以来，王新华用充满爱心的善举、精湛过硬的技术、大义担当的行动，诠释着南丁格尔精神。她是顾大家舍小家的奉献者，是护理事业的攀登者，是南丁格尔精神的传播者。

二、思政案例

王新华在传染病护理岗位扎根了 31 年，这 31 年以来，她累计护理青少年、婴幼儿、孕产妇等各类患者 5 万余名。她始终坚守南丁格的理念，用恒久的耐性、细致入微的态度和深厚的爱意去关怀每一个患者，以身作则，激励她的医护团队在工作中尽善尽美。

身为一名传染科护理人员，王新华始终勇敢面对风险和挑战，毫不畏缩地承担起责任。她在关键时刻总能站在最前线，履行其加入党组织时的庄严承诺。她的职业生涯充满了各种国际援助项目，如参加东盟地区论坛救灾演练，随和平方舟医院船开展菲律宾强台风"海燕"灾后医疗救助等多项援外任务。2014 年 9 月 16 日，埃博拉病毒肆虐，王新华被选定为首批前往塞拉利昂执行埃博拉疫情防治任务的防控组护士长。在这场无声的战斗中，她积极向当地护士持续性传授专业的知识及长期实践经验，同队友们共同度过了 60 天艰苦的奋斗时光，成功训练出一支"带不走的传染病防护队伍"，救治了接近 300 名的埃博拉留观患者，拯救超过 100 人的生命，创造了一个中国医生和塞拉利昂医务人员"零感染"的记录。

作为一名优秀的医护人员，她用专业的传染病护理技术为全球范围内的民众带来了健康的保障。她多次荣获由国家卫生与健康委员会、全国妇联和原总后勤部共同颁发的"巾帼建功标兵"荣誉称号，两次荣立个人三等功。此外，她还因其卓越的表现而被评为北京市"十佳白衣天使"。她始终遵循着南丁格尔精神，不断提升自己的技能水平，以展现出中国人民解放军战士和护士的专业素养、严谨的工作态度以及优良的作风。

1. 扎根护理一线，播撒天使之爱

作为一名医护人员，必须具备细心的特质，而作为一个传染科的护士，这种严谨的态度更是必不可少。据王新华所述："我们中心收治着 60 种感染性疾病、40 种法定传染病患者，护士每天都要完成大量的技能操作和生活护理工作，稍不注意就有被感染的风险，但所有护理人员都尽心竭力、兢兢业业地守护着每一位患者。"

王新华从事小儿肝病护理多年，每当她看到饱受病痛折磨的患儿和唉声叹气的家长，她的心里都非常难受，总想尽己所能去为他们做点什么。通过积累

长时间的医疗经验，王新华提炼出一套能够使儿童更积极参与肝部活检操作的技术方法，包括"术前做耐心细致的疏导、解释工作；术中讲趣味故事；术后细心观察、精心护理"，有效地降低了患儿的紧张感和疼痛感，让患儿顺利度过肝脏穿刺的整个过程。

2006年，医院小儿肝病科室收治了一个患有罕见病的2岁重症患儿，他的手指、脚趾肿大，伤口持续流出令人恶心的脓液，承受着难以忍受的痛苦。他的家长带他辗转多家医院，但都被拒收了。身为人母的王新华看在眼里，疼在心里。她主动要求承担这名患儿的护理工作，此后每一天，她坚持为他清洗脓血、喂药敷药，经过2个多月的不懈努力，患儿竟然奇迹般痊愈了。王新华如同对待自己亲生儿女一般，无微不至地照料着患儿，打针敷药、喂奶把尿，以母亲般的关爱去悉心治疗每个患儿。她的爱心赢得了众多患者家庭的信任和尊敬，使得很多曾经的患者成年之后仍旧对她保持着亲切的称呼——"王妈妈"。王新华坦言，在小儿肝病科当了10年的护士，最高兴的是成为几百个"儿女"的"妈妈"，最欣慰的是看到自己的"儿女"们康复回家。

当她被任命为妇产中心的护士长时，她便刻苦地学习世界各地关于传染病妇产护理知识和管理经验。在她从事妇产科工作期间，有一个患有乙型肝炎的女性患者给她留下了深刻印象。因为担心会把病毒传给自己的孩子，所以患者在婚后都不敢生小孩，导致家庭关系紧张。得知这一情况后，王新华主动邀请了一位成功孕育出健康孩子的"乙肝妈妈"和她分享经验，以打消其疑虑。经过一年的努力，该患者终于成功分娩了一个七斤重的健康婴儿。当她准备出院的时候，还特意带着孩子过来向王新华道别："要不是您，我们这个家早就散了！得了病，我是不幸的，但遇上您，我又是幸运的。"类似的故事还有很多。

2. 勇做卫勤尖兵，展飒爽英姿

身着军装的白衣天使，不只肩负着医护人员救治病患的神圣职责和任务，更是承担了保卫国家和人民的义务与责任。

2013年8月，王新华不幸患上了宫颈癌并接受手术治疗。术后三个月，她乘坐和平方舟号医院船至菲律宾参与强台风灾后医疗救助行动。抵达目的地当天晚上，他们就开始不分昼夜地处理首批伤员直到深夜时分。由于刚做完大手术且体质较差，王新华有严重的晕船症状，一进食就会呕吐不止，夜晚更是难以入寐，不得不依赖药物以休息片刻。即使在这样艰难的情况之下，仍然没有阻挡她协助团队成员装载设备、运送患者、开展巡查工作等繁重的体力劳动。所有人都不知道，她不只是一个传染病护理专家，同时也是一个仍在术后康复阶段的患者。

2014 年，埃博拉病毒肆虐非洲，防控形势严峻。为彰显我国负责任的大国形象和国际人道主义精神，王新华所在的单位临危受命，被选中承担起援助塞拉利昂对抗埃博拉疫情的职责。王新华是第一批志愿加入救援团队的人员之一，并在其中发挥着关键作用。她在与埃博拉病毒抗争的过程中，负责协助当地人员穿上防护用品。一天，她接到了丈夫的越洋电话，得知她 70 多岁的母亲因为心脏问题而接受了开胸手术，目前正在重症病房治疗。"手术前一天，老人家再三叮嘱我不要告诉你，怕你分心，影响工作……"听到这些话后，王新华忍不住流下了眼泪，多么希望能够立即回到母亲的身旁，但工作的重要性和责任感让她只能选择发送一条信息给她母亲："妈妈，对不起！在您最需要我的时候，我却不能在您身边，您一定要等女儿回来！"在这特殊的一天里，尽管内心充满了悲痛，王新华依然如平常一般，穿戴好所有的防护装备，并携带了数十斤的消杀设备进入隔离区和缓冲区执行消毒任务，在确保防护物资充足的情况下及时更换消毒液、处理废弃物等。在家人和使命中，她选择了后者，这更加突出了她的无私付出和博爱精神。

爱，不分种族，没有国界。当王新华像往常那样巡视病房的时候，她注意到了一位年仅 36 岁的女性患者，这位患者突然昏倒在病床上，伴随着大量的呕吐物与粪便的溢出。面对这种情况，她果断地将患者抱起并安置回病床上，同时细致入微地按照流程对环境进行了消毒和清洁处理。患者的家庭成员都因感染埃博拉病毒而离世，因此她感到极度悲伤和绝望，甚至决定不再寻求医疗救助，但王新华坚持不能放弃任何一个生命。王新华每次查房前，都会和同事们带着写有"加油！你是最棒的！""我们和你在一起！"的祝福卡，通过她们齐心协力的工作，最终使患者成功地恢复健康并顺利出院。出院前，当患者说出"谢谢你们给予我第二次生命"的时候，她的眼睛里充满了泪水。

对王新华而言，当她加入中心感染病医学部时，她就明白自己肩上的责任和使命重大，她带领着团队历经各种考验，奋战在一线，为抗击疫情不懈努力。

三、思政总结

作为一名拥有 30 多年经验的传染病护理专家，王新华如同一位传播健康的美丽使者，她治愈患者的疾病，驱散他们身上的病毒，用真切的情感来感染他人。遵循着南丁格尔的精神理念，她在整个职业生涯中始终如一，平等地展现出对每个患者、每个种族的关爱，她充满耐心且细致入微地观察，竭尽全力去治疗并拯救每一个生命。王新华说："我永远在路上。"她始终践行以人为本、敬佑生命、救死扶伤、甘于奉献、大爱无疆的崇高精神，积极扶助弱势群体、参与自然灾害的救助、对受疫情肆虐的国家和地区进行人道主义援助，这无不突出她的无私和博爱。

她说："我是打心眼里热爱这份传染病护理事业，干了30多年，如果条件允许的话，我还希望能干40年或更长时间。希望我的努力能给我的传染病患者带来温暖，带来健康，如果他们需要我，我就一直这样做下去，这就是我对工作的理解和愿望。"和谐社会，是人类孜孜以求的理想。作为社会的一分子，平等、尊重、信任、理解和宽容的环境是我们每个人的愿景。

王新华的个人历程是我国自21世纪以来与重大传染病疫情抗争的缩影。她承载着患者生活的希望，彰显了新时代女性的责任和担当。她是一位美丽的天使，用几十年的时间投入传染病护理中去，是当之无愧的南丁格尔奖获得者、博爱与和谐精神的践行者。

参考文献

[1] 陈雷柱. 超级义工邹德凤：志愿服务三十年，累计超六万小时 [EB/OL]. (2021 - 03 - 31) [2023 - 04 - 05]. https://www. thepaper. cn/news-Detail_ forward_ 11958773.

[2] 王珂园, 宋美琪. 邹德凤：一辈子做党的好儿女 [EB/OL]. (2022 - 08 - 17) [2023 - 04 - 05]. http://cpc. people. com. cn/n1/2022/0817/c444438 - 32504443. html.

[3] 张小芳, 刘冕. 燃烧自己　照亮他人：记第48届南丁格尔奖章获得者胡敏华 [EB/OL]. (2021 - 09 - 05) [2023 - 04 - 13]. https://www. redcross. org. cn/html/2022 - 04/85468. html.

[4] 央视新闻. 致敬中国医师 | 带你认识2022 "最美医生" [EB/OL]. (2022 - 08 - 17) [2023 - 04 - 13]. https://news. cctv. com/2022/08/17/ARTIrZ2 qnagI-VaMJ5EuUlPSJ220817. shtml.

[5] 中国文明网. 爱心护士组建志愿团队19载以爱护 "艾" [EB/OL]. (2022 - 08 - 31) [2023 - 04 - 19]. http://www. wenming. cn/sbhr _pd/2022sjd/zrwl/

202208/t20220831_6464091. shtml.

［6］人民网. 李秀华委员：加强立法保障　建设高水平护士队伍［EB/OL］.
　　（2022 – 03 – 10）［2023 – 04 – 19］. http://health. people. com. cn/n1/2022/
　　0310/c14739 – 32371999. html.

［7］搜狐网. 南丁格尔奖章获得者李秀华：当好护理事业"提灯人"［EB/
　　OL］.（2017 – 08 – 06）［2023 – 04 – 19］. https://www. sohu. com/a/1626780
　　58_162422.

［8］人民网. 王新华：扎根"传染世界"24 年.［EB/OL］.（2015 – 11 – 12）
　　［2023 – 04 – 22］. http://health. people. com. cn/n/2015/1112/c399845 –
　　27808943. html.

［9］新华网. 谱写生命乐章的美丽天使：记第45 届南丁格尔奖获得者王新华.
　　［EB/OL］.（2015 – 09 – 23）［2023 – 04 – 22］. http://xinhuanet. com/mil/
　　2015 – 09/23/c_128260198. htm.

［10］央视网.【全国道德模范候选人】王新华：战斗在传染世界的白衣战士.
　　　［EB/OL］.（2017 – 07 – 27）［2023 – 04 – 22］. https://news. cctv. com/
　　　2017/07/27/ARTI6Qc0IfMcsxvEkFduW5Aa170727. shtml.

第三章　奉献与敬业

第一节　坚守初心，投身一线

> 要想消除社会的歧视，我们要树立自立自强的形象，要让公众知道麻风病患者并不可怕，麻风村同样也是一个宜居的地方。
>
> ——刘大飞

一、人物小传

刘大飞，1971 年生，中共党员，副主任护师。1990 年 7 月卫校毕业后，她一直在湖南省益阳市大福皮肤病防治所工作，历任护士、护士长，现任工会副主席。作为常年奋战在医疗一线的护理专家，刘大飞获得了诸如"优秀党员""杰出护士""益阳市敬业奉献道德模范""湖南第一届圣辉麻风病预防奖""湖南省护理学会优秀护士奖"等多项表彰，并被评为"中国好人榜敬业奉献好人""最美湘女""中国好医生、中国好护士"等诸多殊荣，是全国"白求恩奖章"获得者。

二、思政案例

她，34 年来，坚守麻风病防治一线，在这个平凡的岗位上，以高超的技艺和深沉的爱，抚慰着患者身体与心灵的创伤。为溃疡患者换药时，她动作轻柔、娴熟，没有丝毫的嫌弃与厌恶，有的只是耐心与细致。对于因周围神经损伤导致痛觉、触觉和温度觉均丧失的患者，她把每个患者的溃疡形状和疮面都牢牢记在心中，根据溃疡面的记录来前后对比判断愈合情况，以供主治医师做诊断参考。对于一些看起来已经愈合的溃疡，刘大飞认为即使从外表看起来溃疡已经痊愈，但实质上可能并没有，还需要定期检查，不能懈怠。刘大飞从不忽视任何一个溃疡伤口的处理，细心谨慎，认真负责，确保患者得到最好的治疗和预后。

　　刘大飞经常带着同事们到附近的老百姓家里，挨家挨户进行麻风病的科普宣传，并且到益阳市各个乡镇举行麻风病防治的科普讲座，这是为了消除村民对麻风病患者的歧视，告诉大家麻风病其实并没有想象中的那么可怕，治愈后的患者不再具有传染性，以此来消除大众根深蒂固的落后观念，引导人们正确看待麻风病患者，让麻风病患者可以像其他人一样，拥有正常的社交生活，而不再恐惧别人的眼光。

　　曾经年仅19岁的刘大飞拥有许多选择，那时的她刚刚从益阳卫校毕业，而她却无怨无悔地选择到益阳市大福皮肤病防治所担任一名麻风病护士。转眼间这份工作已经持续了34年之久。回忆起当初，刘大飞和其他人一样，都十分渴望去看看外面的世界，但时隔多年，刘大飞却仍旧留在"麻风村"。很多人不理解刘大飞，原本她有更好的选择，为什么还留在"麻风村"，且无怨无悔，刘大飞只是微笑着坦言："我是'麻二代'，能继承上一代的期许，我感到十分光荣！"刘大飞是"麻风村"医疗工作者的女儿，从小到大的耳濡目染，使得她在面对麻风病患者时，除了来自护士职业修养的严谨，更多了一份特殊的亲切之情。

　　作为大福皮肤病防治所的第一名女护士，刘大飞在工作中不仅能得心应手地处理患者的溃疡伤口，还能十分敏锐地感受到患者的情绪变化并及时给予关爱，这是她从内心尊重并关爱患者的表现。在每日的工作中，刘大飞勤恳地巡视病房，不厌其烦地与患者沟通、交谈，以全面了解他们的健康状况，及时体察到他们的情绪波动，并作出处理。除此之外，她还在医院和社区积极推动麻风病的科普教育，并对大福皮肤病防治所的工作环境进行改善，提高患者的生活质量，旨在给患者提供更好的治疗条件，重建患者的自我价值体系，重拾患者内心的自尊，让麻风病患者感受到自己也是值得尊重的人。她在背后默默无声地付出，坚定地站在"抵抗麻疹"的前线，捍卫着被许多人忽视的患者权益。是金子总会发光，刘大飞的无私奉献没有被辜负，她认真的工作态度被人们看到，她连续15次获得县级、市级和省级颁发的"优秀护士"和"优秀党员"的表彰，这是对她的认可，也是对麻风病工作的鼓励。2016年湖南好人榜单中也有刘大飞的身影，她还获得了"湖南省第一届圣辉麻风病预防奖""益阳市敬业奉献道德模范奖""湖南省护理学会优秀护士奖"等多项表彰，并被评为"中国好人榜敬业奉献好人""最美湘女""中国好医生、中国好护士"等诸多殊荣。有的人选择功名利禄，有的人选择安逸此生，而刘大飞选择默默奉献在麻风病防治第一线，用34年的真诚付出打动了所有人，她的无私与热忱诠释着南丁格尔精神与敬业精神！

1. 一线的冲锋者，患者的保卫者

当第一缕晨光洒在大地上，刘大飞穿上护士服，便开始了紧锣密鼓的病房巡查，配药室里是她忙碌的身影，为了确保药物准备齐全，她一遍遍地查对，以便万无一失。早晨七点半，她正式开始了繁忙的工作。为患有麻风病的患者处理创伤是最重要的任务之一，从引导他们到治疗室，到拆除敷料、清洁伤口，再到用碘酒消毒、涂抹药物及包扎伤口等一系列步骤，每一步都不能出差错，整个过程需要花费大量的时间。为了使患者在治疗期间感到更加舒适，她特意托人为患者量身定做了一个支撑身体的手臂装置，这极大地提高了患者的舒适度。然而，真正的挑战并不是烦琐的治疗步骤，而是治疗过程中不可避免的伤口暴露。严重感染的患者，暴露在环境中的伤口会散发出一阵阵恶心的气味，一旦靠近，那股难闻的气味就会迎面袭来，伤口溃疡的状况触目惊心，这使得许多医护工作者无法忍受而选择退出。但刘大飞并未因此却步，面对别人无法直面的恐惧，她镇定自若，没有表现出嫌弃与不适。她根据每个患者的具体状况制订个性化的护理方案，每天除了给患者溃疡处清洗、敷药，她还会给患者讲解一些麻风病常识，并且详细解说日常生活中的需要注意的方面，增强患者主动性，培养他们掌握自我护理的素养。刘大飞不仅对防治所的患者进行细致的关照，还经常走访在家接受治疗的麻风病患者，为无法到院治疗的患者进行检查、分派药物，并定期进行跟踪回访，给予麻风病患者全面的关爱。

2. 科学的传播者，偏见的消除者

刘大飞作为一名皮肤病防治所的护士，照顾麻风病患者是其主要任务之一，积极地寻找并识别隐藏的麻风病例，也是每个从事该项工作的专业人员必须完成的使命！日常工作中，刘大飞不仅要在医院照护患者，还需要与团队成员一同跋山涉水，翻过崇山峻岭，深入偏远乡村社区传播有关麻风病的预防信息，同时还要追踪可能存在的感染源。表面上看起来，这项工作简单轻松，但对于接手这项任务的刘大飞及其同伴而言，这份工作在实地操作中存在着许多困难。一次，在执行一项关于线索搜寻的任务时，他们按正常流程前往农村为居民提供健康检查服务，但是村民们认为他们的到来破坏了当地形象，情绪异常激烈，刘大飞等人遭到了当地居民的强烈反感和攻击，甚至把他们的车辆都给破坏了。那天，他们不仅受到来自当地民众的包围威胁，还忍受着酷暑下无法喝水的煎熬，更找不到一个可以歇脚的地方，最终在警方的协助下，他们才得以逃离困境。虽然开展这项工作的过程异常艰难，遇到的问题也五花八门，但这并没有打击刘大飞的信心，除了宣传，刘大飞以身作则，与麻风病患者一起拉手逛街、吃饭等，借此来消除大众的偏见。这些年来，刘大飞与她的同事们一手抓麻风病患者的治疗，另一手抓防控，不仅治愈了无数的麻风病患者，还让更多的人了解了麻风病患者，包容麻风病患者，消除偏见，让麻风病患者有了更好的社会生存环境。

3. 自尊的守护者，心灵的呵护者

2014 年，一位麻风病患者来到防治所治疗，她的身体布满了麻风瘤，总是在安静地坐在房间的一角，拒绝与任何人交往，甚至拒绝医护人员的关心。刘大飞曾数次试图与其交谈，但均未成功。经过深入了解后发现，由于疾病的影响，该患者已被其家人遗弃，其子也身陷囹圄，种种因素造成了她现在的状况。从此之后，刘大飞特别关注这位女子，时常向她提供一些食物和衣物。2015 年初，该患者的健康状况急剧下降，不得不住院治疗。在此期间，她反复低声说："为何不让我的生命就此终结呢？"刘大飞并未因她的消极态度而放手不管，而是持续陪伴着她，时常鼓励她，不让她放弃生的希望。当该患者的病情已经到需要输血来缓解症状的时候，由于本地医院的血库储备不足，无法提供足够的血制品，刘大飞毫不犹豫地前往益阳市血站为其捐血，同时还动员同事们积极参加献血活动。对于这一切，该患者默默记在心里，冰封的心终于有了温暖，她对刘大飞充满感谢。在刘大飞一年多的关心爱护与心理干预之下，她已然焕发新生，变得乐观积极，还会主动照顾其他的病患，为他们分担生活的琐事，担任他们的"心理咨询师"。

与该患者类似的情况还有很多，来自贵州的一位老人 1971 年开始漂泊于湖南，此后在刘大飞所处的麻风病患者社区居住超过四十年。2013 年，这位老者又一次遭受心脏疾病的侵扰，生命垂危之际，他的心中始终挂念着那个深藏已久的心愿——返回故土寻找家人。然而，由于自身患有麻风病，想实现这个愿望难如登天。了解到这一情况后，刘大飞积极寻求解决方案，想要为老人完成最后的心愿。终于，皇天不负有心人，在多日的努力下，老人得以返回家乡。不料，当他们抵达时，老人的家人因为他身患麻风病而拒绝接纳他，甚至不愿意靠近他。刘大飞没有放弃，她耐心地向老人家属科普关于麻风病的预防措施，以此消除他们的恐惧感，她晓之以理、动之以情，在历经了二十几次的交流与劝导后，成功地让老人能够与亲人团聚，实现了他长久以来的一桩心愿。

4. 执着的坚守者，无私的奉献者

尽管在工作中有很多机会能换到一个更轻松、更安全的岗位，但是刘大飞并没有选择这样做，她放弃获得更优越的福利和条件，执着地坚守初心。实际上，她曾在 2011 年被安排到了县级疾病控制中心去上班，那里的办公场所无疑更为舒适且薪资也更高一些，然而仅仅待了几个月，由于无法适应远离"麻风村"的生活节奏，刘大飞便毅然决然地向组织提出了返回的要求并得到了批准。当重新回归这个地方时，所有的村民都热情地迎接这位女英雄的归来，而她的丈夫却感到困惑，不满她放弃优渥的工作环境，面对这种情况，她解释道："你是老师，你的职责是教书育人，你不会轻易放弃你的使命。我是医护人员，必须为我的患者负责，我也不能随意更换自己的阵营。"为了支持妻子的工作，丈夫还辞去了城中的职位，转到小镇上一所职业技术学院任教，夫妻俩各自坚守岗位，陪伴对方，相互支持。

现今的"麻风村"已非昔日众人避之不及的"禁区"，在刘大飞和其团队成员的努力下，这里成为麻风病患者颐养天年的家园。在这里，麻风病患者都能拥有属于自己的私人房间，房间内家居设备一应俱全，医护人员同住于医院之内，以便及时发现患者的需求。在这里，不仅为麻风病患者提供稳定的医疗环境，更专门为他们打造舒适的生活环境，他们在这里获得了尊重，获得了理解，更获得了医护人员的爱护。

三、思政总结

刘大飞经常向公众科普麻风病患者的医学常识，旨在消除社会歧视，努力打造一个麻风病友好的环境。她的行动便是她最好的证明——她做麻风病的知识普及，开展有关预防麻风病的教育课程，与麻风病患者一起购物、用餐。她用行动向公众展示——麻风病不可怕。在她的不懈努力之下，人们对于这种疾病的深深恐惧和社会偏见逐渐消解，现如今，麻风病早已不是谈之色变的疾病了。

南丁格尔精神最可贵的地方就在于在平凡工作中创造不平凡的业绩，持之以恒，不懈努力，几十年如一日地，不忘初心，不负使命，永远把每一天作为工作的第一天，保持激情，不生倦怠，日复一日，以饱满的工作热情投入平凡的工作中。在防治所这一方小小天地里，刘大飞将青春奉献给麻风病防治事业，谱写出了自己的青春之歌。

第二节　一生坚守，不忘初心

> 生命至上，做有深度和有温度的护理人。
>
> ——成守珍

一、人物小传

成守珍，1962 年生，汉族，中共党员，主任护师，硕士生导师，曾任中山大学附属第一医院护理部主任，兼任中华护理学会呼吸护理专业委员会主任委员、中华护理学会第 25 届常务理事、广东省护理学会理事长。2020 年 11 月，获得第 11 届"南粤巾帼十杰（广东省三八红旗手标兵）"荣誉称号。2021 年 9 月，荣获第 48 届南丁格尔奖。此外，她还担任《现代临床护理》期刊副主编，《中华护理杂志》《中国护理管理》期刊编委等，作为首届中华护理科技奖得主，她在中南海受到了国务院前总理李克强的接见。

二、思政案例

作为一名护理管理者，成守珍不仅成功创建了院内首个内科重症监护室（ICU），拿到了第一个由卫生部（现卫健委）颁发的"国家临床重点专科"计划，并使其专科数量增长至 36 个。她还率先设立了临床专科护理学院，向全国输送了约两万名专业护理人员。在制定国家和地区医疗标准和规范上，她发挥着重要作用，曾参与拟定多个国家的标准化指南及共识，参编教科书和著作十余部，在国内外期刊上发表了 100 多篇文章。除此之外，她还积极带头推进粤港澳大湾区护理联盟的发展，以促进各地区的护理协作与交流。

作为一名临床护师，成守珍曾不顾险阻千里逆行援助武汉，又万里跋涉支援塞尔维亚，她是抗疫时间最长、行程最远的巾帼先锋之一，也是 60 后的白衣天使榜样。成守珍在多个场合里参与了国家的紧急救援行动，多次前往新疆和西藏进行医疗援助。无论是 2003 年对抗"非典"、昆明恐怖袭击后的援助、四川汶川地震的救助，还是寒冷的高山和广袤的沙漠中的援助，她无一缺席。哪里最危险，哪里就有她的身影，她的奉献精神始终如一。尽管曾经因为受伤而被送入 ICU，她仍然带病指挥，不顾自身病痛亲授指导护理技能和救援事项以拯救当地居民，这些故事在西藏和新疆等地区广为流传。

作为一位充满热情的社会服务者，她带领大家一起投入爱心事业，发起了一系列如"岭南护理快车"和"岭南天使志愿者"的项目，参与人数超过一千名。她还举办了大规模的健康教育讲座与医疗咨询会，以帮助有需要的人。此外，她推动了中国 80 个社区卫生服务中心的建立，更加系统地完善了基本医疗服务体系。

无论是在医院的医疗服务中，还是社区的服务项目上，又或者是国家紧急情况下的救援行动，成守珍始终坚持南丁格尔精神，她用自己高尚的职业道德和强烈的社会责任意识来书写她的忠诚与付出，展现了自我牺牲和无私奉献的人生态度！

1. 孜孜不倦，专业扎实

21 世纪 80 年代初期，作为一名新晋医护人员，面对有限且缺乏优质医护设施的工作环境，成守珍明白，重症护理技术急需提升，一次紧急情况的发生更加坚定了她的想法。某天，一位需要气管插管治疗的患者突发病症，病情恶化急转直下，迫切需要用呼吸机来维持其生命体征，由于没有足够的急救器械，该患者没有得到及时的治疗，最终不幸离世。当时，作为新手护士的成守珍意识到医疗护理的进步离不开先进的医疗设备和与时俱进的护理技术，在之后的日子里，她多次前往海外进修深造，以提升自己的医学技能水平，在各种严峻条件下，她不断攻克技术难题，突破自身技术壁垒，并成功降低了各类危机事件的发生率。

成守珍认为，作为一名护士，需要具备专业的技能和知识，不断提升工作能力和专业素养，这样才能在工作中与时俱进，拯救生命，更好地治愈患者。她 19 岁便开始从事护理工作，选择进入呼吸疾病及 ICU 工作后，她的工作态度始终积极如一，不断突破自己，从没有停止过提升自己的专业能力。1998年，她与相关内科医疗专家创建了内科 ICU，并在国内首次进行了严重的肺泡蛋白质沉淀患者的双肺清洗手术，还在医院成功地实践了首例 ECMO 技术。此外，她领导开展了一个名为"ICU 联合查房"的项目，每个月举行一次，持续了 20 多年，这使得医护人员可以共同分享经验，互相帮助，共同成长，以提升整体护理质量，从而更好地照顾患者。成守诊所带领的中山一院护理部一直在向专业化方向发展，中山一院护理专科也成为国家首批临床重点专科。她强调，护理不是简单地执行医嘱、打针、发药，护士不是任何人的附属品，与传统护理不同的是，现代的护理工作要求护士成为专家型护士，这样才能真正做到救死扶伤，及时发现问题并解决问题，守护患者健康，而她也用实际行动证明这一点。成守珍表示，新冠疫情让我们更加深刻地认识到护理人员不仅是医疗体系中对抗疾病的关键人物，更将成为未来推动人类健康发展的重要力量。

在日常工作中，成守珍认为护士要有爱心、有担当，护士不仅仅是操作者，更是守护者。看似简单的工作，承担的是生命的重量，患者的健康与护理质量息息相关。有质量的护理才能促进患者康复，有温度的护理才能抚慰患者的心灵。成守珍在工作中践行南丁格尔精神，将平凡做到不平凡。同时，成守珍把自身所学倾囊相授，培养出了一支在国内首屈一指的重症监护护理大军，累计培养危重症专科护士超过 18 800 人。在医院的工作中，她带领团队一路披荆斩棘，将"广东省五一劳动奖章"和"全国五一巾帼标兵"奖章收入麾下。

2. 两次逆行，冲锋一线

2020 年初，最危险的战场在武汉，全国各大医院招募志愿者奔赴武汉，成守珍两次报名参加均被拒绝，相关部门旨在保护这位优秀的领头人。成守珍不愿坐享其成，坚持要前往祖国最危险的地方去尽自己的一份力，当再次听到招募医疗队的通知，她竭力争取，终于如愿以偿踏上征途。

成守珍所在的医疗队接管了武汉协和西院的两个病区，仅仅 3 天，她就把一个普通病房改建成了收治急危重患者的重症监护病房，其间共治愈了 246 名的重症患者。不仅如此，为了赢得这场战争，减少医疗事故发生，她提倡医护联合查房，带头检查重症患者的管道护理，每天奔走在疫情一线指挥操作，一连 61 天，几乎没有休息。成守珍去武汉前满头青丝，回来时长了不少白发。

不久，成守珍再次请缨，代表中国专家支援塞尔维亚疫情防控。为此，成守珍做足了准备，她在了解了当地情况后，因地制宜，将抗疫经验重新整理，并翻译成英文手册。在那里，她一如既往无私奉献，将以往经验无私分享，每天乘车几百公里前往高风险地区，深入疫情最严重的场所，参与救治的同时还要担任防护技术培训。每天的舟车劳顿使得她积劳成疾，身上贴满了各种膏药，即便这样，她也没有休息。历经 40 天的奋战，当地疫情得到了有效的控制，塞尔维亚的危重症患者减少明显，在中国医疗队的帮助下，塞尔维亚的重症率、死亡率是当时欧洲最低的。

3. 救死扶伤，屡次出战

在 2014 年的"3·1 恐怖袭击事件"期间，作为原卫生和计划生育委员会指派的重症护理专家小组负责人，成守珍立即前往昆明支援。她在昆明市第一人民医院驻扎，这是离事发地点最近且受伤人数最多的医疗机构。虽然每天睡眠时间严重不足，但她仍然坚持在病区内监督护士们处理危重患者。经过一周的工作，他们成功地实现了 77.8% 的 ICU 患者转移率及 17.3% 的康复出院率，治疗期间，无并发症、无事故、无失误的高水平护理工作得到了云南省委的高度赞扬，称之为具有高度的专业性和强烈的责任心的医护队伍，同时也受到了原卫生和计划生育委员会的认可。

在 2014 年，作为国家医疗队的一员，成守珍毅然前往位于海拔四千米之上的西藏南部山区，为西藏地区的人民提供专业技术支持。不幸的是，一次出任务的时候，大雨伴随着浓雾，她在路上跌倒了，严重损伤了腰椎。在休养中，她注意到了一位藏族的年轻女子，其患有慢性肾脏疾病且伴有严重代谢紊乱和肺炎症状，情况非常紧急，需要立刻实施呼吸机辅助和连续血液透析等救治措施。但是，当时当地医院并不具备这些设备，成守珍尽管身体还在恢复中，也坚持用语言指导其他队友并教授当地医生如何利用现有设备进行急救工作。历经八个小时的不懈努力，这位女子的生命得以挽救，此次救助行动不仅弥补了当地医疗护理领域的空缺，还使成守珍团队的事迹得到了广泛关注。然而，对于她本人而言，这场意外让她无法长时间直立或久坐，在西藏卧床休息了一个多月后才能跟随救援队伍返回家乡。

尽管她的身体状况并不理想，严重的颈肩椎病和慢性背痛问题折磨着她的身心，她依然没有忘记自己的责任和使命，在收到新疆生产建设兵团总院的工作邀请后，她毫不迟疑踏上了征程，前往中国西部边疆地区支援。这片广袤的大陆没有击散她的热情，在短短的一个星期内，她对该地区的医疗团队进行了全面的技术支持和技能培训，不断提升其护理质量以满足患者的需求。数年之后，喀什的人民依然记得她，并希望她能重回旧土，再创培训辉煌。

4. 热心公益，无私奉献

作为广东省护士协会的成员，成守珍领导并创建了一个名为"岭南天使志愿者"项目，旨在于推动公共福利事业的发展，并提供教育与技能的支持，目前已有 20 000 多人次接受了培训，累计支援近 100 次。

自从她踏入了护士学院的大门,她的心中就深植了南丁格尔精神。她无私的爱是照亮病患痛苦心灵的光芒,她在努力为患者提供更好的医疗服务的同时,也在积极推动护理标准的发展与提升。南丁格尔精神在成守珍身上一次又一次被诠释,她从不停止学习,勇于挑战重症护理难题,致力于为国家培养重症护理人才,促进了重症护理学发展;她创立公益网站、积极组织公益活动,多次参加偏远贫困山区的帮扶活动;她积极响应国家救援活动,在新冠疫情、昆明暴恐事件、抗震救灾、抗击"非典"中临危不惧,勇于当先,为国家和人民作出重要贡献!作为护士,她始终贯彻生命至上的方针,充满同情心和爱心,用勤劳的双手和智慧的大脑解决一个又一个的难题,无数患者因她得益,她的付出值得人民记住!

三、思政总结

40 多年来,成守珍坚守"生命至上"的初心与使命,培养了数以万计的医护人员,贡献了无数的专业技术知识,给许多患者带来了心理上的慰藉。她奉献了自己,推动了中国的护理事业的发展。从青丝到白发,她一直心怀赤诚,默默奉献,真正做到了"捧着一颗心来,不带半根草去"。成守珍的敬业与奉献精神,值得我们敬仰与学习!

第三节　奉献不言苦,敬业有担当

> 把老人照顾好,我的心便坦然。
>
> ——徐秋红

一、人物小传

徐秋红,1981 年生,现任湖北省十堰市东风中医老年护理院护士长。2001 年,年仅 20 岁的徐秋红从卫生学校毕业并参加工作,成为十堰市中医医院东风分院妇产科一名护士。随即,不甘平庸的她又连工带读自修本科。凭借着吃苦耐劳、勤奋好学的精神,她被任命为妇产科护士长。2015 年,该院中医老年护理院成立,她又被院领导委以重任,带领着年轻的护理团队从零做起,将整个护理团队打造成品牌。她曾获"十堰市行业技术能手""十堰市巾帼建功标兵""全国优秀养老护理员榜样人物""十堰好人""荆楚楷模"等荣誉，连续多年获得十堰市中医医院"年度优秀护理管理者""优秀护士"等荣誉称号，并于 2018 年入选央视《夕阳红》栏目"养老护工榜样"名单。

二、思政案例

她，23 年来在护士这个平凡的岗位上，默默奉献，以自己专业的护理和深沉的爱，守护着老人身体与心理上的健康。她以真诚之心对待每一位老人，发扬着"老吾老以及人之老"的中华传统美德，给老人们提供了专业的医疗服务，抚慰他们的心灵。她舍小家为大家，积极投身于老年护理院的建设工作及志愿活动中，将自己的青春奉献在这平凡的工作中。

2001 年，刚刚完成卫校课程的徐秋红选择投身护理事业中，她加入了十堰市中医医院东风分院妇产科并担任护士一职。然而，她并不止步于此，她不断提高自己的能力，一边工作一边学习，不久后便获得了本科学位。2015 年，为了更好地给老人提供专业的服务，医院决定设立老年护理院，为响应号召，徐秋红第一时间申请加入这个新兴组织，并在医院的一线承担起了带头人的职责。

随着人口老龄化进程加快，老年人的数量逐渐增多，对老年护理的需求也愈加增多，如何做好老年护理，是当下重要且急迫的问题。徐秋红领导的团队没有止步于传统老年护理，致力于提升专业知识与沟通技巧。她反复强调插管、喂食导管、排泄管道以及中央静脉注射等各项操作的重要性，稍有不慎很可能会对老人的身体造成极大的影响。为此，徐秋红定期组织专题研讨会，以确保每个人都能熟练掌握急救知识和重症患者的照顾方法，在护理不出差错的前提下，为老年人提供高质量的服务。老年人的精神健康也十分重要，许多患病的老人会产生消极的想法，徐秋红在工作中常常与老人沟通，了解他们的所思所想，关心每一位患者，及时发现他们的不适，以便做出反应。她无私付出，不谈辛苦，勇于承担，尽自己最大的能力给予患者关爱。

1. 选择了护理便是选择了奉献

徐秋红在工作中经常强调，护士应该尽力善待并关心每一个患者，这是护士的职责所在，也是南丁格尔精神对我们的激励。护士的付出是毫无条件的，对患者的爱意如火焰，它需要我们像灯芯一样牺牲自我来点亮他人的人生之路，徐秋红做到了，她把理想付诸现实，将南丁格尔精神实践在人生的道路上。

随着徐秋红的事迹被更多人熟知，她的护理中心成功吸纳了一大批病情复杂的老年人，他们患有各式各样的老年性疾病，有的是阿尔茨海默病，有的行动不便，大部分都无法独立生活，需要全天看护。徐秋红管理的护理院采用的是"医养融合"的模式，恰恰适合这一类病情复杂又无法独立生活的老年人。给他们喂饭、按摩、翻身、扣背、擦洗等护理服务成为徐秋红和团队每日必做的工作，看似简单的工作，背后的艰辛只有接触过才知道有多么不容易，这需要比其他患者付出更多的精力与耐心。在这黑白颠倒的作息时间里，她和同事们用爱心和耐心，悉心守护老年护理院的每一位老人，默默将自己的青春奉献在这份不平凡的护理事业上。

医院的工作十分忙碌，除了做好在院老人常规的生活、疾病照料，科室还要接志愿服务活动、组织户外娱乐活动，这些活动都需要付出很大精力和不少的时间。徐秋红常常勉励大家："老吾老以及人之老。"教导护士们甘于奉献，不言苦。徐秋红用蓬勃的朝气和乐观的心态感染着每一位老人，对待老人就像儿女般亲密，把辛苦的工作变得充满乐趣，她在的地方总能听到欢声笑语，影响着每一个人。

在医院的工作中，徐秋红付出了很多精力。人的精力是有限的，她把大部分时间都奉献给了护理院的老人，平时几乎没有时间探望自己的父母，就连除夕也没有与家人一起度过，坚持站好每一班岗。徐秋红产后 3 个月，科室工作繁忙，徐秋红放心不下工作，便早早结束产假回去工作了，她也因此没有时间照顾自己的孩子。有时上班过于忙碌而没有准备好孩子的母乳，只能让家属带着孩子来医院喂奶。为此，徐秋红觉得很对不起自己的父母和孩子，没有给予他们足够的陪伴，然而她的家人们都十分理解她，一直在背后默默地支持她的事业，并为之骄傲与自豪，徐秋红坦言，没有家人的支持，她也不会有如今的成就。

2. 对待每一位老人都如自己的亲人

2015 年，刘阿姨突发脑梗被送来科室，来的时候她的情况已经比较严重了，不仅出现了语言障碍，还出现了手脚颤抖、腿部乏力无法站稳等症状。更糟糕的是，老人由于初次住院十分想家，精神不振，不肯在医院就医而闹绝食，这在很大程度上影响了刘阿姨的营养支持，进而影响后续的治疗。徐秋红知道后，尤其关注刘阿姨，总是跟刘阿姨嘘寒问暖，拉手聊天，做她的思想工作，解开刘阿姨的心结，甚至还叮嘱食堂单独给刘阿姨做饭以提振食欲。当得知刘阿姨晚上睡觉会害怕而睡不着时，徐秋红专门安排夜班护士陪伴她入睡，以此来解决刘阿姨身处异地的不安。住院期间，由于病情恶化，刘阿姨三次突发脑梗，但都及时被医生、护士们发现而抢救脱险，这才挽救了刘阿姨的生命。对此，刘阿姨十分感激。刘阿姨常常一提起徐秋红就眼中含着泪水地说："她真的很好！总是问我哪儿感到疼痛不适，她跟我说话柔声细语，对我无微不至，就如同亲生女儿一般。"

80多岁的潘奶奶患有晚期脑肿瘤，其家属觉得徐秋红科室医养结合做得好，便把她送到了徐秋红这里。潘奶奶知道自己是脑肿瘤晚期后产生了消极心理，情绪反复无常，养老院的很多护理员都挨过她的打，有一次她一个耳光直接把一名护士打倒在地。面对情绪反复无常的潘奶奶，徐秋红有自己的一套小妙招，她用安慰疗法来缓解潘奶奶的不适。癌症晚期的患者大多有癌痛，由于止痛片不能服用过量，每当潘奶奶问徐秋红要止痛药时，她便拿钙片当止痛片给潘奶奶吃，潘奶奶以为吃了止痛片便会好了一点，情绪也稳定了不少，潘奶奶因此十分信任徐秋红，有什么事情也是第一时间找到徐秋红，百分百依赖她。在徐秋红的努力下，潘奶奶的家属理解了潘奶奶的反常行为，明白了潘奶奶的痛苦，他们对潘奶奶也有了更多的关爱。

科室除了治疗和照顾老年患者，还会接收一些较为年轻的特殊患者。例如，李先生在外出务工期间遭遇了一场矿难，这场灾难造成他的下半身瘫痪，无法行动。李先生入院前已卧床一年有余，患上了严重的大腿深静脉血栓，身上出现了多处褥疮。针对这一情况，徐秋红安排护士每天为他清洁两次身体，并且勤更换敷料，确保两次翻身间隔时间不超过两小时，且翻身时都为患者做拍背护理和按摩护理，每一个基础护理项目都做到严谨仔细。在她的精心呵护下，李先生的褥疮状况逐渐好转。徐秋红后来了解到李先生的家庭条件很差，双亲年纪较大，他的亲属也不常来看望他，于是主动发起员工捐款活动，还在咨询台设立了一个捐赠箱，这对减轻李先生的生活负担起到了很大的作用。当听到这些事情后，李先生激动得流下了眼泪，为表达感激之情，他还表示将来康复了，也愿意来到养老机构担任门卫以报答大家。

发生在刘阿姨、潘奶奶、李先生身上的故事，在徐秋红十多年的护理生涯中并不是特例也不是个例。对徐秋红而言，患者无小事。护理患者不单单是技术上的治疗，更多的是精神层面的慰藉。要帮助患者恢复自理能力，树立信心，就要像对待亲人一样给他们提供周到的服务，给予他们无微不至的关心与关爱，她是这么说的，也是这么做的。

3. 一枝独秀不是春，百花齐放春满园

护理院能为老年人提供优质的服务不仅仅依赖于个人的努力，更需要团队的持续协作，共同进步。除了徐秋红本人外，老年护理院的医疗团队中还有另外 24 名工作人员，包括医师 4 名、护士 8 名和看护人员 12 名。这个医疗团队主要实施一体化的责任制度，身为管理者的徐秋红非常重视提升新员工的职业操守和技术能力，会定期举办相关的学习活动。在她的影响和培训下，这里的每位护士都能熟练地完成基本护理操作，也都具备了急救知识和危重症患者的护理知识。而她精湛的护理技巧和亲切的态度不仅得到了许多老人及其家属的赞赏，也感染着每一位员工。

"把老人照顾好，我的心便坦然。"是徐秋红工作以来经常讲的一句话，她表示：这些老人都是家人的宝贝，也是我们护理人员的宝贝，他们就像孩子一样，现在的他们就是未来的我们，我们把他们服务好了，让他们感到幸福，我心里就很坦然，很温暖。徐秋红知行合一，尽力使每位患者在护理院都如同在自己家里一般，让他们感受到医护人员用心的关怀与照料。对于未来，徐秋红充满期待地表示要同团队一起向创建一流的养老中心而奋斗，提供更专业的医疗服务，向建设老年人疾病治疗的专业机构的目标迈进！

三、思政总结

敬业，是工作者在自己工作岗位上战斗到最后一刻的坚守，是一丝不苟的工作态度和克服一切艰难条件的决心与毅力。敬业不仅是出于对自己职业的热爱，更多的是出于对社会的奉献精神，是医疗人员必须具备的品格。有了奉献精神，才能凝结为坚定的共产主义信仰，才能践行建设社会主义的责任，才能见证服务人民群众的行动。我们的很多工作岗位，被动地完成任务其实并不难，但要超越被动完成达到主动作为，却需要坚定的奉献精神。

作为新时代的护理人，徐秋红凭借对事业的执着、对工作的热爱，以朴实的人格、平凡的本色，主动作为，用实际行动诠释着奉献的深刻内涵。敬业精神是当代人应该具有的职业道德，如果我们在工作上敬业，并且把敬业变成一种习惯，会一辈子从中受益。徐秋红这种敬业与奉献精神值得我们每一个人学习！

第四节　身着白衣，心有锦缎

> 技术是护士的生命。
>
> ——薛红菊

一、人物小传

薛红菊，1966 年生，上海新华医院崇明分院综合科护士长、重症监护室原护士长，曾被列入中国好人榜的"爱岗敬业模范"、全国五一巾帼标兵，获得过上海市五一巾帼奖、上海市五一劳动奖章、上海市"左英护理奖"提名奖、2016 年度崇明区道德模范（最美崇明人）等荣誉称号。她的团队也因为卓越的表现得到了诸多赞誉与奖励，被评为三八红旗集体、全国三八红旗集体、上海市卫生系统先进集体等。

二、思政案例

她，在三十多年里始终坚守在临床的最前线，是一位热爱工作、乐于奉献且充满凝聚力的领导者。

她，技术精湛，为人坦诚，做事干脆利落、严谨务实，用人性化护理赢得各方赞誉。

她，心中始终秉承"团队的力量大于个人"理念，毫无保留地把技术传授给护理团队，只为实现"患者少一点痛苦，早一天康复"的愿望。

20 世纪 80 年代，薛红菊从上海崇明卫生学校毕业后成为一名护士，开始了她的护理职业生涯。她工作后也不忘学习，仍然保持着对学习的热情，不断提升自己的技能水平。她在工作中百分百地投入，工作认真负责，协同医生拯救了很多病患的生命。此外，她还展现出了不同于常人的博爱之情，她细致入微且充满关爱的服务方式获得了患者的赞誉。凭借着数千个昼夜的不懈努力和付出，她被赋予了"白衣天使"的美称。薛红菊用她的耐心、爱心和责任感去全力照顾每一位病患，毫无保留地奉献出自己的青春，用实际行动展现了南丁格尔精神！

1. 游刃有余的背后是过硬的知识与技能

作为重症护理部门的主管，薛红菊深刻明白护士的专业技巧在工作中起到关键的作用，紧急情况时的随机应变能力也对救治急危患者起着决定性的作用。为了提高自身的护理水平，也为了更好地带领团队，她始终努力研究并实践各种医疗操作，累积了丰富的临床救护经验，并且能够熟练运用多种急救手段。她熟练掌握气管插管护理和呼吸道护理技术，对呼吸机的应用得心应手，拥有出色的深静脉注射技艺。在工作中，她不仅完成基本的护理工作，还帮助同事解决各种难题，安排每一天的护理任务，这使得她的日常任务十分繁忙。无论何时何地，只要患者有需求，她总能毫不犹豫地前往医院各处提供援助。凭借其无私的服务精神和高超的医术，薛红菊已经成功救助了数百名患者，使他们重新焕发活力。

一天晚上，暴雨倾盆，薛红菊接到了来自科室的通知，一位病情严重的患者身体水肿严重，急需实施深静脉注射手术。由于夜班没有能够操作深静脉注射的工作人员，即使是暴雨的夜晚，薛红菊收到通知后也立刻拿起了雨伞奔向医院。到医院后，凭借其丰富的临床护理实践知识，她迅速打开了患者的生命之门，患者得到了及时的救助。随后，她在病房内与其他医护人员共同协作，为这位患者采取了针对性的护理措施，如按摩、翻身、清理呼吸道等，确保每个基本护理环节都被仔细地执行到位。在她的精心照料下，患者的健康状况逐步好转。

还有一次，科室接收了一个患有严重褥疮并且散发出难闻气味的 90 岁老人，薛红菊并没有因为这个情况而退缩，而是以专业的态度和细致的工作来处理这个问题。在她的精心护理下，老人的褥疮开始痊愈，身体也康复出院。

在一个寒冷的冬季，科室接收了一个脑梗死患者，该患者意识模糊、行动不便，已经无法控制自己的大小便，身上散发着令人作呕的气味。尽管如此，薛红菊并未表现出任何厌烦情绪，反而亲自照顾他，全力参与急救，重建了静脉输液系统，最后挽救了患者的生命。在住院的两年时间里，得益于薛红菊的精心照料，该患者身上从未出现过一处褥疮，这是史无前例的。在他离世之后，其家人特意给薛红菊所在的科室寄来了一封感谢信，其中提到"在薛护士长的带领下，重症监护室的全体工作人员就像一台瑞士钟表一样精准、高效、持久"，同时赠送了一副对联："天使莅临世界，温暖永驻人间。"

2. 冰冷的医院里不乏暖心的关怀

多年以来，无论何时何地，薛红菊都始终保持她的初心，她对患者的关心与关爱未曾停歇，致力于将自己的善意传递到每一位患者的身上。只要能减轻患者的痛苦，让他们早日恢复健康，早日出院，她就心满意足了。在这过程中展现出来的高超的专业技巧和良好的服务态度是薛红菊内心的映射，她通过干净卫生的环境营造舒适的空间氛围，来表达对患者的尊重。此外，她用热忱来感化快到情绪崩溃边缘的患者，满足他们所有的需求与期望。对于那些孤寡老人而言，缺乏子女照顾无疑会增添他们病中的痛苦，而薛红菊如同女儿一般贴心，时刻关怀着他们，除了必要的医疗看顾外，她还会关心他们的生活琐事，替他们跑上跑下置办生活用品与食物，不厌其烦。这种细致入微的态度赢得了老人们的信赖，他们甚至将自己的财务交由薛红菊管理，将个人所需物品采购事宜全权交托于她。每当这些老人痊愈离开医院的时候，都会紧握着薛红菊的手而激动地道谢，表达对她的深深敬爱及感恩之心！

某年冬天，一位因交通事故受伤严重的小孩被送进病房，在接受救治期间，由于病情较复杂需要长时间住院观察，家长又因悲伤过度难以自控，薛红菊担心家长的情绪波动过大会影响孩子的心理状态，于是决定亲自负责这名患儿的所有事务。从生活琐事到饮食起居，薛红菊无微不至地照顾他，以确保他在整个治疗过程中能得到充分休息，避免受到任何不良刺激的影响，进而加快身体复原速度。在恢复期间，薛红菊开始逐步加强患儿各肢体的活动训练，以增强肌肉力量，提高神经系统反应能力。为了让这名患儿早日苏醒，她对患儿的康复训练从不间断，还从家里带来了收音机给患儿播放音乐。面对家属的感激之情，薛红菊表示只要看见患者家属充满期待又渴望的神情，她就知道辛勤的劳动都是有价值有意义的，生命之重，每一位患者都值得被好好对待。

3. 不计得失的高尚品行

2006 年的 4 月，随着国际护士日的临近，为嘉奖薛红菊的敬业精神，也为了传承这一种精神，同时培养更多像薛红菊这样的优秀人才，医院决定创建"薛红菊护理小组"，该组织的建立旨在通过"传承、指导和协助"的方式来提升护理人员的能力与水平，这是上海市第二个、崇明地区首个以个人名义设立的护理团体。尽管许多人都认为，作为一名已担任管理职务的护士长，薛红菊无须亲自参与一线工作，然而她在内心深处坚信"集体力量远胜于个体能力"，她坚持在一线活动，并毫无保留地向护理团队成员分享自己的技术知识。在薛红菊的带领下，团队的整体实力得到了提升，薛红菊成功打造出了一支强大的重症护理团队。同时，在薛红菊的引导下，护理团队的所有成员积极开展"四心"服务活动，以"舒心、顺心、放心、称心"为宗旨，致力于提高专业护理技巧，用真挚的医患沟通及热忱贴心的服务打动患者，从而使他们能够达到"减少患者的疼痛，加速他们的痊愈过程"的目标。对于操作性较强的知识点，薛红菊现场指导教学，在床边进行一对一带教，确保每一位学员能领悟操作要点，掌握操作技能。

薛红菊常常说："技术是护士的生命。"她在日常工作上常常展现出严谨的态度和对工作的极度投入，同时不断地提升自我，与时俱进，学习各种紧急救治技能。当面对复杂病情的患者时，她从容冷静且应对能力出色。凭借其优秀的表现和无私的精神，薛红菊得到了同人的高度评价。她真诚的心灵治愈患者的痛苦，她把热情的笑容传递给患者，让他们充满前进的决心和力量，她让自己的青春停留在护士服中，用无私的付出丈量人生的深度。

尽管许多人都未曾接触过重症监护室，我们从字面上能理解到的是，重症监护室收治的是病情严重的患者，他们的状况可能瞬息万变，且随时存在生命威胁。当患者的亲属们将患者送入重症监护室后，他们只能完全依赖于医护人员，医护人员的技能与应对突发事件的能力决定着患者的生命质量和生命长度。因此，薛红菊在自我管理的同时也严格要求整个团队，她用高标准的护理目标来要求团队，除了需要具备严肃认真的工作态度、精益求精的职业精神外，还需要深入研究专业的理论知识并熟练运用在临床护理上，在职业生涯中需要持续累积实战经验与救治经验，以确保在面对更严重、更棘手的病例时能从容应对，避免混乱无序的情况发生，为患者的生命安全做出保障，这不仅是对患者的负责，更是对自己的负责。

虽然在职场上她总是严格要求团队成员，但私下里她却是她们最好的朋友和导师。她不仅仅是团队中的优秀典范，更是患者心中美丽的存在！

三、思政总结

有这么一批人，他们身着一袭白衣，心有万丈锦缎。他们是白衣战士，也是守护先锋。他们的奉献精神、无畏品质和家国情怀，将永远铭刻在共和国丰碑上，与天壤而同久，共三光而永光。

薛红菊通过自身的行动证明了她的信仰，在医学院的庄严誓词是她不忘的诺言。她高超的专业技能和如同天使般的爱意，赋予了在疾病折磨下的患者生命的光辉与期望。同时，她将爱之种子传递给了每个人。当下的我们应该学习薛红菊的奉献与敬业精神，秉持对自我实现的需求和善待他人的人生准则，即便在普通的职位上也能创造出非凡的成绩。这样，我们平凡的生活也能在风雨中展现出闪耀而持久的光彩！

参考文献

[1] 杨军. 刘大飞：26 年守护麻风病人 [EB/OL]. (2016 – 05 – 06)[2023 – 03 – 27]. https://hn. rednet. cn/c/2016/05/06/1042477. htm.

[2] 冯竞萱. 湖南省三八红旗手 刘大飞 [EB/OL]. (2020 – 02 – 26)[2023 – 03 – 27]. https://hn. rednet. cn/content/2020/02/26/6762738. html.

[3] 洪雷，吴正辉，吴国鸿."中国好人"刘大飞：守护麻风病人的白衣天使 [EB/OL]. (2017 – 01 – 05)[2023 – 03 – 27]. https://health. rednet. cn/c/2017/01/05/422184. htm.

[4] 安化电视台. 刘大飞：坚守党员初心　护理麻风病人 30 载 [EB/OL]. (2022 – 06 – 29)[2023 – 03 – 27]. http://www. yyzzgz. gov. cn/5920/5937/5945/content_1608957. html.

[5] 宋咏琪，何哲圣. 刘大飞：把最好的年华奉献给了一群麻风病人 [EB/OL]. (2021 – 06 – 07)[2023 – 04 – 04]. http://www. yiyang. gov. cn/yiyong/2/134/14114/35534/content_1399683. html.

[6] 曾拥璇. 刘大飞先进事迹 [EB/OL]. (2022 – 03 – 07)[2023 – 04 – 04]. https://gov. rednet. cn/content/2022/03/03/10964200. html.

[7] 广东省护理学会. 中山大学附属第一医院护理部主任成守珍：巾帼不让须眉　奋战"抗疫"最前线 [EB/OL]. (2020 – 05 – 27)[2023 – 04 – 17]. https://www. gdkjb. com/view – 12105. html.

[8] 陈伟峰，李润芳. 成守珍：生命至上，做有深度和温度的护理人 [EB/OL]. (2022 – 05 – 12)[2023 – 04 – 17]. https://news. southcn. com/node_54a44f01a2/870c5c3f57. shtml.

[9] 巩丽慧. 我国 3 名护理工作者获得第 48 届南丁格尔奖 [EB/OL]. (2021 – 09 – 03)[2023 – 04 – 17]. http://m. news. cctv. com/2021/09/03/ARTIeyq6

JONSza6yDGv 6KHsY210903. shtml.

[10] 郑皓月. 广东护理专家成守珍获第 48 届南丁格尔奖章［EB/OL］. (2021 – 05 – 13)［2023 – 04 – 26］. http://news. cnr. cn/native/city/ 20210513/t20210513_525484607. shtml.

[11] 钟哲. 第 48 届南丁格尔奖获奖者成守珍: 抗疫先锋　护理楷模［EB/ OL］. (2021 – 09 – 04)［2023 – 04 – 26］. https://news. southcn. com/node_ 54a44f01a2/458d1a5867. shtml.

[12] 医学论坛网. 第 26 届中华护理学会副理事长成守珍简介［EB/OL］. (2012 – 11 – 01)［2023 – 04 – 26］. https://www. cmt. com. cn/detail/ 91103. html.

[13] 王诗尧. 第 48 届南丁格尔奖章获得者成守珍: 践行南丁格尔誓言 42 年 ［EB/OL］. (2021 – 09 – 03)［2023 – 04 – 26］. https://www. chinanews. com. cn/sh/2021/09 – 03/9557789. shtml.

[14] 钟哲. 第 48 届南丁格尔奖获奖者成守珍: 疫中先锋, 白衣统帅［EB/ OL］. (2021 – 09 – 06)［2023 – 05 – 06］. https://news. southcn. com/node_ d9f3d1280b/d92871812e. shtml.

[15] 李雅茵. 中山一院成守珍: 以生命赴使命　践行南丁格尔精神［EB/OL］. (2022 – 10 – 24)［2023 – 05 – 06］. https://mp. weixin. qq. com/s/ 3MEHAFZS1bQa9MAUdGIcDQ.

[16] 李秀婷, 朱晓枫. 广东的骄傲! 中山一院护理部主任成守珍获 "南丁格 尔奖章"［EB/OL］. (2021 – 05 – 12)［2023 – 05 – 06］. https://www. 163. com/dy/article/G9QF2ONC05129QAF. html.

[17] 搜狐网. 甘愿奉献不言苦: 全国优秀养老护理员、荆楚楷模徐秋红事迹 展播［EB/OL］. (2021 – 09 – 23)［2023 – 05 – 13］. https://www. sohu. com/ a/491598267_ 121118804.

[18] 十堰晚报. 杨天娇. 聚焦 "最美护理员" 徐秋红［EB/OL］. (2018 – 09 – 15)［2023 – 05 – 13］. http://sywb. 10yan. com/html/20180915/20388. html.

[19] 刘建维. 荆楚楷模: 十堰护士长 18 年青春无悔奉献护理事业［EB/ OL］. (2019 – 12 – 20)［2023 – 05 – 13］. http://news. cnhubei. com/con- tent/2019 – 12/20/content_12557955. html.

[20] 郑德元, 王权. 徐秋红: 守护 "夕阳红" 的白衣天使［EB/OL］. (2019 –

12－19）［2023－05－13］. https://baijiahao. baidu. com/s? id = 1653360
808693494901.

［21］韩薇. "好护士" 薛红菊：重症监护室里的爱心天使［EB/OL］.（2017－
04－28）［2023－05－22］. http://www. chinahaoren. cn/Articlebody－detail－
id－44235. html.

［22］石思嫣. 优秀代表薛红菊坚守临床一线［EB/OL］.（2017－08－23）
［2023－05－22］. http://cmb. shcm. gov. cn/html.

［23］韩薇. 护士长悉心护理病人　坚守临床一线 31 年［EB/OL］.（2017－
05－08）［2023－05－22］. https://www. sohu. com/a/139108878_ 761732.

［24］王宗双. 薛红菊：敬业奉献诠释 "天使在人间"［EB/OL］.（2017－12－
05）［2023－05－22］. http://www. chinahaoren. cn/Articlebody－detail－id－
44224. html.

第四章　专业与创新

第一节　左手担当，右手使命

> 我们都是生命共同体的一部分，互相关爱和影响着对方。
>
> ——李红

一、人物小传

李红，1968 年生，中共党员，英国巴斯大学健康学博士，主任护师、教授、博士生导师，享受国务院政府特殊津贴专家，目前担任福建医科大学护理学院院长、福建省立医院副院长，兼任中华护理学会常务理事。李红女士先后获得第七届国家卫生计生突出贡献中青年专家、福建省科技创新领军人才、全国卫生系统护理专业巾帼建功标兵、全国三八红旗手、第 47 届南丁格尔奖等殊荣。

二、思政案例

她，始终不忘初心，用专业知识治愈患者、用温暖情怀照顾患者；她，在国内率先设置专科护士岗位，努力推动专科护理的发展；她，勇于探索，学术科研硕果累累，甘做学生学术路上引路人。她就是第 47 届南丁格尔奖中国唯一获得者——李红。

作为一个深奥且富有人道主义关怀的专业领域，护理学具有其独特的地位。据北京协和医学院校长王辰所述，如果医疗机构的护理水平得到提升，那么医疗机构的深度也会随之增强，同时基础的管理工作也会得到很大的帮助。李红运用她的专业知识和人文精神，成功地提升了福建省立医院的深度和暖意。

李红表示，她对护理职业充满热爱。作为恢复护理本科教育的最早一批学生，她决定留在医院工作。作为当时的高学历人才，她有很多选择，本可以走上更轻松的岗位，但是她从未忘记自己的初衷：始终关注患者的困扰，用感情和知识来照顾和呵护他们。多年后，她成为患者及同人心中的优秀护理人员，也是学生们的卓越导师。无论职位如何变动，她都坚持着最初的目标。她在照顾患有先天性心脏病的藏族儿童、遭遇大地震而失去下肢的年轻女孩、慢性疾病俱乐部的老人们，以及面对刚踏入大学校园的学生们时，都展现出了无微不至的关爱。她对任何人都一视同仁，人生路上照拂的每一个人都成为她坚定信念的支持力量。"时刻关心患者，用自己的情怀及专业知识呵护患者"这简单的一句话概括了她的一生，这句话像是融进了李红的骨子里，也是她多年坚守护理工作岗位的初心及承诺。她爱患者、爱同行，她用一生践行了南丁格尔精神，是当之无愧的"提灯天使"。

1. 一腔热忱暖患者

1990 年，李红从上海医科大学的护理学院毕业了。尽管那个时候护理专业的本科学位非常稀少，许多知名企业发来邀约，她依然拒绝了企业的邀请，毅然决然地选择成为一位普通的医护人员。

刚毕业，李红对未来的工作满怀期待。她认为忙碌的临床工作是学习的基础。她为自己设定了"规则"：无论何时何地都要做一个"用心的人"，始终关注患者的痛苦，并利用她的护理知识与情感来关爱和保护他们。

在 2008 年的四川汶川大地震中，共有 31 位伤者被送至福建省立医院接受治疗。为了给他们提供更好的照顾和医疗环境，该院特别设置了一个名为"爱之屋"的特殊病区。李红坚持工作在医疗前线，担任该病区的"总负责人"，对每个细节都给予足够的关注，并时刻确保患者能获得最优质的服务。

2013 年新年伊始，有 4 位患有先天性心脏病的藏族儿童入院接受治疗，她再一次担任了管理者的角色，负责管理他们的生活起居并提供照顾和关爱。她不仅亲手为这些孩子们准备食物，还购置了许多娱乐设备和学习用具来丰富他们的生活，以便他们早日康复。

李红总是能从细微之处向患者传递爱心，以自己的温情、热血来感染患者，用扎实的护理技能照护患者，她温暖了患者的心灵，也影响了我们。

2. 硕果累累科研人

李红的科研能力十分出色，已出版著作 17 部，在国内外各种刊物上已发表专业文章近百篇，包括十多篇被 SCI 收录的文章。此外，她还负责过许多国家级和省级项目，其研究范围涵盖了老年护理、慢性病健康管理、重症护理以及护理管理等领域。

作为一名管理者，李红深知要想有效地引导部门进行优化调整，并监督到位，还需要管理层亲自参与医院的日常管理工作，深入病区观察以掌握实际状况。一次 ICU 巡视时，她注意到了许多患者被束缚住的情况，这很大程度地影响了患者的舒适度，在向 ICU 主管陈护师提出问题后，她们就关于如何减少这种现象展开了研究讨论。经过严谨的分析后，她们共同制定了重症医学科患者约束带使用的操作准则，以便更好地应对急症病例的需求，以降低约束率。

为了提升护理服务的品质，增强自我检查及监督，李红构建了新型的护理质量管理系统，推进基于医疗数据的连续护理服务质量优化，鼓励医护人员主动投入全方位的服务质量改善中。同时，李红利用数据管理工具进行护理服务质量分析，根据分析结果改进服务质量，优化服务体系。2007 年至今，在李红的带领下，医院已经完成了超过 3 000 个持续护理质量改良的项目，显著提高了医院的护理服务水准和管理效率。

在国内的护理管理领域，李红很早就构建了护理人力资源管理评估指标体系，为国内的护理管理迈向新高度贡献自己的力量。在重症护理领域，她构建了八个重要的重症护理技术的临床评估系统，有效地提升了重症护理的质量。这一成就也让她获得了中华护理学会科技进步一等奖的荣誉。在老年护理领域，她带领科研团队努力探索护理难点，对痴呆患者进行非药物干预，创建了我国阿尔茨海默病患者进食护理的特色技术路径，重新设计了老年认知干预模式等，这在很大程度上提高了患者的生活质量。

为提高护理工作的前瞻性和积极性、减少不良事件的发生概率，李红领导团队对不良事件的管理体系进行了优化，并推动实施无责报备机制，以提高工作人员的报备积极性。此外，她还致力于向患者提供高质量的护理服务，为此她创建了福建首家医疗机构的服务中心，以便患者在此获得一体化服务，她还设立了一个专门的投诉渠道，鼓励患者对服务质量提意见，以此促进医疗服务质量的改善。

为了紧跟时代潮流，李红引入了新兴时代的"互联网＋"理念，将互联网便利应用于医疗领域，她创建并运营着多个移动服务平台，以方便患者就医。为此，她还在退款程序上进行了改进，使得原本需要一个小时才能完成的退款流程，现在只需十秒即可完成，极大地提升了工作效率，患者的就医体验也得到了很大的提升，患者对这一举措也是赞不绝口。此外，为减少患者办理住院、离院手续的时间，她还将住院和离院的相关业务办理转移到了病房中，入院、离院时间从之前的四十分钟缩减到现在的十分钟。

2015 年，李红凭借其在教育、研究、临床以及健康推广等多个领域的付出和成就，入选"国家卫生计生突出贡献中青年专家"，这是全国护理行业首位入选此项名单的人。不仅如此，2017 年，李红还被选为美国护理科学院的院士。李红曾多次主持国家级、省级科研项目，并获得不少奖项。此外，李红发表了多篇护理科研论文，推动了护理领域的改革与创新，促进护理理论、知识、技能更新，以上这些工作都是为了更好地为患者服务，提升患者就医体验感。李红曾经表明，只要通过实质性地提高专业护理能力、增强护士和患者的满意度，无论是在护理管理、教育还是研究领域都能有一番作为。

3. 言传身教引路人

护理是人文与技术的结合，它是一项有温度的技术，既需要常有关怀之心，又要具备扎实的专业技能。李红坚信，通过专业知识的学习，临床护理质量和护士专业能力都可以得到提升。2005 年，她领导的管理团队创建了专科护士培养体系并设定了相应的岗位。目前，已有 20 个专科在护理中发挥了引领作用。

通过国家专科护理项目、国家级重点专科建设项目及福建省护理质量控制中心等资源，李红成功构建并实施了一套福建省专科护士核心技能训练系统与基地建设规范。她还编写了多达 11 部专业的护士临床操作指南，并且已经培育出了超过 2 000 名专科护士。

李红还是学生学术上的领路人。每次学生课题进入攻坚阶段遇到瓶颈，他们都会向李红求助，而李红总能"一语点醒梦中人"。李红已经培育了超过 50 名硕士研究生和博士研究生，她的教学团队曾荣获国家级教学成果二等奖。

李红认为，南丁格尔精神的核心在于无论是在学习还是在工作中，都要以与人为善为基础。她强调，在她的护理事业里，要运用专业的医学知识去照料每一个病患，并透过平凡的护理工作达成人类文明和现代科技的融合，让患者及医护人员都能达到身心健康和生活和谐的状态。

三、思政总结

左手担当，右手使命。她是救死扶伤的医者，也是言传身教的师长。李红扎根于临床护理和教学一线，时刻关心患者，处处做"有心人"，用护理情怀和专业知识温暖呵护患者，全心为患者服务，用专业能力建立护理重症技术临床评估体系，积极开展危重患者护理，参与国家多项护理政策标准的制定和研究，积极钻研创新，在国内外期刊发表了多篇论文，为护理事业的发展作出了巨大贡献。

南丁格尔精神就体现在我们的生活中，其核心是人文主义和科学主义。人文主义体现了护士对病患的关怀、照顾、安慰以及激励，而科学主义则要求护士专业技能的不断提高和工作态度的严谨认真。李红积极践行南丁格尔精神，值得我们所有医护人员学习。期望所有的护士都能铭记南丁格尔精神，在日常工作中既要给予患者信心和希望，又要用科学严谨的专业知识推动医疗服务的进步。

第二节　铿锵玫瑰，开拓创新

> 以患者为尊，这是我的生活信仰；把工作放在首位，这是我的行为准则。
>
> ——刘泉利

一、人物小传

刘泉利，1971 年生，中共党员，就职于新疆生产建设兵团第七师一三〇团医院，担任总护士长。她的内心充满关爱与温情，在职业生涯中始终如一，以无私的爱意去关怀每一位患者。所有接受过治疗的患者都一致认为她是他们见过的最为漂亮而又亲切的护士之一，是一位真正的白衣天使！作为一三〇部队医疗机构的主管护理员，刘泉利连续四年获得"年度优秀护士"称号，并获评第七师卫生系统先进个人。

二、思政案例

她，视患者如亲人，通过卓越的专业技术和心理护理技巧，让患者勇于战胜病魔。

她，勇于担当，开拓创新，制订了切实可行的培训计划，为科室培养了一批又一批的人才。

她，待同事如姐妹，以身作则，积极做好表率作用，为科室团队协作贡献了一份力量。

刘泉利，一顶燕尾帽和一身护士服，步履匆忙，脸上始终洋溢着笑容，如同冬日的阳光照耀着患者。无论是在门诊、病房、急救室，还是患者家中，都能看到她那充满活力且美丽的身影。正如南丁格尔所言，护士需要通过他们的关爱和热忱来治愈患者的心理伤口，并给予他们克服疾病的力量。刘泉利全身心投入日常护理工作，凭借实力获得了病患与同行的信任和赞誉，履行了一名医护人员的神圣职责。

1. 她是患者的守护者，让患者得到最佳照护

自带上燕尾帽的那一天，刘泉利就决心做一名出色的护士。她严格要求自己，不断训练自己的专业能力，要求自己在工作中要拥有"四心"的工作态度——要有对患者充满关怀的爱心、不怕麻烦的耐心、无微不至的细心以及强烈的责任心。她始终以患者的福祉为中心，视解决问题与保护他们的权益为其职责所在。在过去二十多年的职业生涯中，她始终致力于向患者提供高质量且高效率的医疗照护。此外，她还利用空闲时间勤奋地学习，积极探索新的知识领域，并在工作中付诸实践，勇于创新，持续更新护理观念、护理技术方法及护理管理流程，以此来提升自身的护理技艺水准。她的努力和付出赢得了同人和患者的赞誉。

一名患有多种慢性病的75岁患者，自患病以来，生活充满了痛苦和不安。由于患有各种轻重不同的疾病，他的身心遭受了极大的折磨，病情反复无常，每年的大部分时间都必须待在医院里。作为护士长的刘泉利感受到这位老人正在忍受的折磨与痛苦，为宽慰这位老人，她像对父亲一般无微不至地照料着他。为了及时应对突发紧急情况，刘泉利在春节期间仍然坚守岗位，陪伴着这位孤独的老人。面对因常年受病痛困扰而不耐烦且易怒的老人，她总是保持冷静，耐心沟通，就像个孝顺的孩子般安慰他，让他能够平静下来配合医生的治疗及护理。老人遇到了经济困难的情况，她也会主动提供援助。说到这些，老人忍不住潸然泪下，老人的老伴也说："护士长对我老伴特别关心，经常到病房嘘寒问暖，陪伴他，逗他开心。"

还有一位74岁的患者，他双眼失明，还同时患有脑梗、脑萎缩等疾病。他的老伴也患有高血压。尽管他们有两个儿女，但由于子女们工作繁忙，无法陪伴在身边。每次这位老人住院，刘泉利都会亲自为老人洗头、擦背，即便有

时没有时间亲自做这些事，她也会叮嘱在班护士为老人清洁身体，落实优质护理服务，尽可能让老人在住院期间也能过得舒适。

2007 年 10 月，刘泉利为一位患有脑出血的患者做基础护理时，这位无法开口说话的患者突然艰难地伸出手来，在空气中比画了一阵，刘泉利没有明白，继而将纸和笔交给了他，他在纸上潦草地写下了一个词语——"感谢"。那一刻，刘泉利热泪盈眶，她感觉自己一切的付出都是值得的，一切的辛苦都是有价值的。

2. 她不断提高自身护理能力，是护理专业的领路人

2007 年，刘泉利被任命为医院内科病区的护士长，负责领导团队成员开展日常护理工作，这也是她正式踏上管理岗位的里程碑。管理期间，她意识到只是提升自身知识和技能是远远不够的，还要带动整个团队向上发展。要想科室欣欣向荣，还需要在整体的护理质量上做研究。在这个过程中，她发现要确保医疗服务的品质达到最高标准并且始终保持领先地位，就必须对传统思维方式做出重大调整，从过去那种仅关注疾病的治疗方法，转为更加全面地考虑患者需求的视角，即把患者的健康放在首要位置。护士只有通过提供全方位的高效、高质量的健康照护方案，来提高自身的竞争力，提高患者的满意度，才能在新兴医疗环境中站稳脚跟。这种新的护理模式不仅有助于提高员工的工作热情与效率，也有助于改善他们对待工作的态度及精神面貌，从而进一步促进整个医疗机构的发展进步。在刘泉利夜以继日的培训及其团队的努力下，患者对护理满意度从 89% 提高到 96% 以上，效果显而易见。

内科的工作非常繁忙，每天都有紧急情况发生，患者的状况经常发生快速的变化。在内科工作需要医护人员拥有高度敏感的洞察力和卓越的专业技能，在这个过程中，刘泉利总是强调护士不能只是遵循医生指示，一名优秀的护士不仅要熟练注射药物、完成护理操作，还应具有深厚的理论基础和实操经验，在突发状况时能及时做出反应和处理。为了打造一支理论扎实、技艺高超的护理队伍，她设计了一套切实可行的训练方案，即以学识竞争、技巧较量为培训技巧，以提升服务质量为主导。在医院关于护理质量的比拼中，刘泉利的团队获得了优异的成绩，医院给他们的科室颁发了"护理文书规范化书写团体第一""护理技术操作竞赛团体第一""护理理论考核团体第一"等多项荣誉，刘泉利的事迹受到了广泛的赞誉，她也为人们所熟知。

刘泉利在工作之余潜心钻研，虚心地向拥有丰富临床工作经验的同事请教

难题，还向新入职同事学习。下班之余，她刻苦钻研理论知识，了解医学最新动态，不断拓宽知识面。她热衷于外出学习，不辞辛苦，每每出去学习，总会一字不漏地将其他医疗机构的先进技术和管理知识带回医院，无私分享给大家，这使得大家都能第一时间了解临床的更新迭代，还能学习到最新的技术。

自 2012 年 4 月起，刘泉利就担任病区的总护士长。在积极地吸收和掌握有关管理理论的同时，她每日都会亲自参与病房巡查，并深入工作前线，以更好地了解护士们的需求。在"三好一满意"的活动中，为了提供更高质量的服务，她推动护士对所有病患实施全方位的护理措施，包括帮他们洗澡、洗头发等日常生活照顾，患者家属对此都极为赞赏。

3. 她是姐妹的知心人，为姐妹解除后顾之忧

买孜古丽和刘泉利一起工作了十多年，刘泉利一直十分关心她，也是她学习的榜样。

买孜古丽回忆起刚开始工作时不擅长用汉语交流，总是担心难以融入团队。刘泉利看出了她的窘迫，主动上前跟她打招呼，主动成为她的朋友。刘泉利的热情让买孜古丽感动，从此买孜古丽敞开心扉，主动和同事们沟通，不再害怕。此后，刘泉利就亲自帮助买孜古丽练习汉语。

众所周知，护理工作非常辛苦，没有节假日和昼夜之分。工作中遇到情绪不稳定的患者时，刘泉利总会用温和的语气与他们沟通，平复他们的心情，并帮助他们打开水、清洁身体、洗头、翻身、修剪指甲等，她始终坚守身教言传的原则，事必躬亲。由于职业的特殊原因，护士经常需要加夜班，这导致刘泉利在家里的时间较少，从而忽略了家庭的照顾和孩子的教育，对此刘泉利常常感到愧疚，没能多花一些时间在家人身上。

而在科室中，身为护理部主管，刘泉利就像个贴心的姐妹一样，她的关心与爱护体现在每个微小的环节上，每年假期，如五一、国庆、春节等，她都会尽可能为员工争取休假的机会，让他们尽早返家，而她则总是选择留在医院值班。当有同事因个人事务无法到岗时，她总是毫无怨言地主动替补空缺。

一天凌晨，沉浸在梦乡中的刘泉利突然因手机铃声惊醒了。接通后，她听到了来自夜班护士的紧急呼救：其姐姐是一个残障人士，日常生活中离不开他人的协助，因突发高热而无法自理，情况危急。在安抚了那个值班的护士后，刘泉利二话不说便迅速前往医院接替她的夜班工作。

刘泉利视同事如姐妹，不管在工作还是生活中，她总会在同事需要她时施

以援手。她在过去的二十多年里，一直默默付出，将各种责任和使命担在肩膀上。她把患者当作亲人一样护理，把同事当作姐妹一样对待。凭着一颗赤诚之心，刘泉利获得了一致认可。她是一三〇团医院所有医护人员的楷模，更是一三〇团医院最亮丽的名片。

三、思政总结

护理人员应该拥有同理心，并且乐于付出。心理护理是运用共情能力满足患者心理需求，让患者得到爱与归属需求的满足，根据马斯洛需求层次理论，人类的基本需求被分为五个层次：生理需求、安全需求、爱和归属需求、尊重需求和自我实现需求。护士的职业不仅仅要确保患者的生命安全，更应该注重患者情感上的需求，要看到人际关系的重要性，这是我们医疗服务领域中无法被取代的一部分内容，也是我们在专业技术方面的表现方式之一。

护理工作的意义是什么？对于病痛中的患者，护士是寒冷中的暖阳，是黑暗中的指路灯。正如提灯女神南丁格尔所言：在危难中帮扶，在黑暗中温暖受伤的灵魂。护士尽心的照护和暖心的安慰，与其说是敬业，不如说是专业，是一种对南丁格尔精神的传承！

第三节　力学笃行，追求卓越

> 我们的目标是全力以赴拯救患者，看到越来越多的病患康复出院就是我们最高兴的事情。身为"女战士"的资深成员，我们将继续在一线上展现女性力量、展示女性魅力和提供女性支持，再次书写属于女性的辉煌篇章！
>
> ——杨惠云

一、人物小传

杨惠云，女，主任护师，硕士研究生导师，现任西安交通大学第二附属医院护理部主任，医院党委委员。兼任国家及省部级医疗机构评定专家、中国医疗进步协会南丁格尔分会副主席、陕西省护理品质监督委员会委员，《中华护理杂志》《中国护理管理》《护理学杂志》《护理研究》等多种医学期刊的编委。主编《ICU 专科护理》和《临床常见护理技能情景模拟》等教材，参编多部著作。她曾获第 46 届南丁格尔奖、2020 年陕西省三八红旗手、2020 年"最美医生"等荣誉和称号。

二、思政案例

她待患者如亲人，用热情和行动温暖着患者；她视护士如姐妹，如春风细雨般温润了护士的心；她开拓创新，推动护理事业向前发展；她勤学精研，提高了护理科研水平；灾难、疫情当前，她主动请缨，逆行出征，护佑生命、大爱无疆。她不仅有爱心、耐心和责任心，还有专业和创新。她创建了移动护理新模式，将更多的护理时间留给了患者，推动了护理事业发展，呵护患者被病痛折磨的心灵。

杨惠云秉持"尊重患者、敬畏生命"的理念，不忘初心、不敢懈怠，尊重患者、帮助患者，使他们树立信心、早日康复。她"燃烧自己、照亮他人"，为患者及护理同人送去爱和温暖。她默默践行南丁格尔精神，展现了一名护士的人文关怀精神。

1. 对待患者，真情呵护

有一年，病房接收了一个患有急性淋巴细胞白血病的年轻人。由于疾病的困扰，这个年轻人的脾气非常暴躁，护士们都不敢靠近他。杨惠云微笑走到他面前，准备给他发药，没想到他却大声斥责并把药杯推翻了。杨惠云忍着委屈，耐心地劝说和安慰着小伙子。杨惠云坚持每天发药给小伙子并耐心开导，最终在杨惠云帮助下，小伙子了解到白血病并非绝症，心结渐渐打开，开始配合治疗。最终他治愈出院并光荣入伍了。

除此之外，杨惠云还经常帮助经济拮据的患者，遇到患者因贫困放弃治疗时，杨惠云就发动科室进行募捐。杨惠云设立名为"一元关爱"的护理基金，即由每位医护人员每个月捐出一元，目的是援助社区和周边区域的孤独老人、残疾人以及贫困医护工作者等特定弱势群体。此外，她还发起成立了一支名叫"阳光天使"的服务团队，他们在医院的入出院接待处、手术室患者运送点以及门诊挂号区等人流量大的地方，向病患及其亲属提供协助和服务。

护士情怀，爱洒患者。作为医院护理部主任，杨惠云虽每日公务缠身，但仍不忘初心，时刻惦记那些需要帮助的人，温暖那些需要温暖的心灵。

2. 对待同事，温暖照顾

在护理人力资源配置严重不足的情况下，科室需要尽可能留住每位护士，这也是考验护士长、护理部主任的一大难题。杨惠云以身作则、言传身教，在她的引领下，所有人都认真投入工作中。当有护士提出辞职时，她会耐心地询问原因，并分析离职的优点和缺点。在杨惠云的劝说下，不少护士最终选择了坚守。

有一次，她在医院里观察到新来的护士小吴情绪不对，看起来忧虑不安。经过一番交谈才得知他的家里正在给老人庆祝生日。身为家中唯一的儿子，他的双亲期望他能够及时返回家中陪伴他们度过这个特殊的日子。了解到这些，杨惠云主动表示愿意替他值班，让他能尽快回到家去和家人团聚。这使得小吴深受感动。

杨惠云不仅心系患者，还把同事当作亲人。不论工作还是生活，只要同事遇上困难，她都主动给予帮助。这使得大家都心系科室，齐心协力为科室利益奋斗，服务好患者。

3. 建设团队，团结创新

杨惠云深知作为一名护士的责任所在，她认为，唯有持续增强自我对于这份工作的高度认可和满足感，才能够进一步优化患者的就诊体验。为此，她带领团队展开了一系列的管理变革尝试，比如"护士角色互换模拟"，即要求护士们亲身经历患者看病的全过程，以便他们深入了解并关心患者的需求。这种模拟活动不仅有助于护士对患者的需求改观，也让他们更加明白护士存在的意义。

杨惠云对医护人员的职业发展高度关注，为提升团体实力同时推动护士未来的职业发展，杨惠云不断加强护士教育和专长领域的训练。她创建的"陕西省 ICU 专科护士培训基地"是陕西省第一个专科护士培训基地，随后她又建立了"血管通道技术培训基地"等，这些举措不仅推动着医院专业化医疗服务水平的攀升，也带动着整个陕西省医学的发展，为国家培育了一大批专科护士人才和管理人才。杨惠云还经常到校园、社区和患者家中开展健康教育等护理服务，还提出了"慢性病管理""术后快速康复护理"等新兴概念，促进了社区护理的发展。

以上种种护理策略，不仅增强了医院护理团队的工作热情，更提升了护士们的专业素养和技能，许多优秀的护理人才崭露头角，推动了全院护理水平的稳步上升。

4. 勤学精研，追求卓越

1989年，杨惠云担任病区护士长。她的过人胆识以及突出的创新能力，带领团队战胜了各种挑战。她率先采用了责任制护理和全面护理实践方法，逐步推进内科所有病区参与改革。她坚持以人为本、学以致用，完善科室各项工作制度，不断引进新的管理模式，优化护理流程，使科室工作日益规范化。她领导的团队，连续多年在医院护理综合评价中位居前列，科室内的许多护士都获得了国家级、省级综合医院优秀护士和院级"青年文明号"的荣誉。

自2010年卫生部推广"优质护理服务示范工程"起，杨惠云便尝试调整排班制度并改革工作方式，以实现高质量的护理服务。

2011年，杨惠云担任护理部主任。当面对推行"优质护理服务示范工程"与创建国家级临床重点专科护理项目的挑战时，她提出了一系列的护理职位、级别分配及绩效评估策略，并引入了"医护全程诊疗模式""健康教育互动模式"以及临床护理路径。这些创新性的策略被全国甚至全球范围内的医疗机构积极采纳并实施。为了传播新理念，杨惠云还组建了讲师团，利用业余时间到兄弟医院进行指导。

作为一名护理专家，杨惠云始终强调南丁格尔的无私和对科学的热衷精神。这也是她的人生信条。她积极参与了超过30个研究项目，还编写了7部著作，发表了近30篇论文。此外，她还利用业余时间提升自己，获得了硕士学位，护理职称成功晋级，并在西安交通大学担任硕士研究生指导教师。在杨惠云的推动下，医院建立了护理研究团队，由科研能力强的护士担任团队领导，引导团队成员进行科研活动。这一策略极大地提升了医院的科研水平，使其处于陕西省的领先位置。

护理学是一门极具科学性和实践性的专业，而医学知识是在不断更新变化的，只有不断学习、创新，才能紧跟时代步伐，用先进的知识、技术为患者服务。杨惠云不仅技术精湛、理论扎实、关爱患者，而且勤学精研，不断改进工作流程，提高护理科研水平。她说："不断优化护理服务流程、提高效率、改善体验、实现科学护理管理是我们的工作目标。在护理人员短缺和资源匮乏的现状下，我愿尽我所能，如同星星之火一般，照亮病患们被疾病困扰的心灵。"

5. 危急时刻，挺身而出

在灾难降临和特殊疾病暴发时，杨惠云始终能够镇定应对。

2008 年 5 月，四川地震，西安震感强烈。在这种危急时刻，她选择留在患者身边，有序地组织患者转移，对于病危不能转移的患者，她留下照护患者，查看每位患者的病情。2010 年 4 月，青海玉树发生地震。当受伤的人员抵达西安咸阳机场时，杨惠云立刻赶到医院，整理和准备病房，接收患者。哪里有需要，哪里就能看到她的身影。尽管已经年过半百，她依然充满活力，精神状态一点也不亚于年轻人。

2020 年新冠疫情暴发，从驰援武汉，到 2021 年末带队接管西安定点医院，再到支援长春，这名老党员一直奔走在抗疫一线，在她管理的区域内，大批患者得以康复出院。

大爱无疆，护佑生命。在自然灾害、疫情面前，我们是渺小的，但正是渺小的她，在其中勇担重任，将护理的职业情操和专业价值展现得淋漓尽致，保卫了人民群众的生命健康。

三、思政总结

从事护理行业已有三十多年的杨惠云一直把患者视为家人，把同事视如手足。她是患者的鼓舞者，也是他们恢复健康的得力帮手。她的思维总是与患者同步，行动上总能满足他们的需求。她用实际行动和默默奉献的精神，给所有的护士树立了榜样。面对危机，她从不畏惧，永远站在患者的身边；她敢于挑战未知领域，擅长创新，致力于改善护理流程并提升服务水平；她努力学习，孜孜不倦，在研究道路上取得了显著成果。

经过三十多年的工作，杨惠云用无私的爱拯救生命，她独特的创造力为护理领域作出卓越的贡献，也为新时代的护理事业谱写了一曲赞歌。她凭借个人的力量守护人民的安康，身体力行地实践着南丁格尔精神。在当前的时代潮流中，人们不仅需要专业的护士，还需要有创新意识的人员来推动护理行业的发展。紧跟时代，让护理专业性做我们的后盾，让护理创新成为我们探索时代的长矛。

第四节　使命在肩，勤学精研

> 护理的目的，就是让我们爱的人生活在更好的世界里。
>
> ——蒋艳

一、人物小传

蒋艳，四川大学华西医院护理部主任，四川大学华西护理学院副院长，华西循证护理中心主任，博士研究生导师，美国护理科学院院士，兼任中国科协第十届全委会委员、四川省卫健委首席专家。她致力于脑血管疾病护理、灾害护理、护理管理、循证护理研究和临床护理实践，推动着中国高级实践护理和循证护理的发展。她主持国家自然科学基金课题，发表了近百篇学术论文，出版了 28 部专业书籍，获得第 49 届南丁格尔奖、全国总工会的优秀质量控制团队奖、中国南丁格尔志愿服务护士志愿精神贡献奖、四川省科技进步二等奖等荣誉，是被中华护理协会认证的"杰出护理工作者"、"健康四川大美医者"、四川省首位卫生健康护理首席专家。

二、思政案例

她，从中专到博士，用奋斗书写青春成长。作为护士长的她用专业能力和管理才能赢得同事钦佩，在护理工作中开拓创新，推动科室发展。作为管理者，她做好护士职业发展规划，铺好职业发展之路。她就是蒋艳，一位普通的白衣天使，在平凡的岗位上用勤业、专业、敬业、精业铸就不平凡。

她投身医疗卫生工作 27 年，长期致力于灾害护理的研究与实践，先后参加 2008 年汶川大地震、2020 年非洲疫情等医疗救援。她创新性采用以氧合指数为导向的早期长时俯卧位通气联合氧呼吸支持技术与阶梯式新冠患者营养管理模式，解决俯卧位通气与肺康复、肠内营养冲突的问题。为表彰她在非洲指导新冠疫情防控的突出贡献，吉布提共和国授予她"骑士级独立勋章"。

护理事业是一项用爱与责任铸就的崇高事业，她就像黑暗中的一束光，温暖了患者，照亮了同人。

1. 勤业：从中专到博士

谈及选择护理的原因，蒋艳说："一半是父母的选择，一半是源于从小的经历。"儿时的蒋艳常生病住院，和普遍小朋友不一样的是，她知道打针、吃药后症状会缓解，因此总会乖乖吃药，配合打针。

1992年，读中专的蒋艳发现，很多医生是本科学历。蒋艳意识到护理专业在发展，她也要提升学历，学习更多的知识，为患者做更多的事，帮助更多的患者。凭着这股劲，在进入泸州医学院附属医院工作后，她利用一切可利用的时间学习，并于1997年参加成人自考。蒋艳一次性考过大专要求的13门理论课并顺利毕业，2000年，蒋艳报考了四川大学护理专业（本科），同年9月被四川大学华西医学中心护理专业（本科）录取。

两年的本科学习成了她一生的转折点。她自学英语并高分通过了大学英语四级、六级考试，这给了她极大的信心。于是她决定继续深造并报考了北京协和医学院的护理研究生。2002年9月，她以第二名成绩考入北京协和医学院。2014年，她到美国明尼苏达护理学院访学，第二年获得了四川大学华西护理学博士学位。

"学者需宁静致远，需要不断积累和提升。没有持续地学习就无法拓展我们的知识面，而缺乏坚定的意志则难以实现学业上的突破。"蒋艳克服了内心的焦躁不安，专注于学习的过程，她充分利用所有可以用来学习的机会，从中专一路攀升至博士毕业，这种坚韧的精神让人肃然起敬，她的决断力和恒心同样值得赞赏。

2. 专业：翻盘逆袭

2009年，蒋艳担任华西医院神经综合病区的护士长一职。由于神经内科病房接收的患者年龄跨度较大，护理工作复杂且困难，护士们承受着巨大的压力。作为"空降"的护士长，蒋艳既要有精湛的专业技能、与职位匹配的管理能力，还要能妥善处理临床工作中遇到的难题。

有一次，一名1岁小朋友要行股静脉采血，病房护士请蒋艳来帮忙。蒋艳"一针见血"，还耐心给护士讲解股静脉采血的技巧，在场的护士们都很佩服。还有一次，家属不配合管理，蒋艳到病房用5分钟说服了家属——4分钟和家属聊患者病情，告知他如何照顾患者，再用1分钟说明病房规定，家属马上配合。

在管理上，她尝试优化团队管理模式，通过和护士谈心、内部评优奖励、做生日卡片、准备团建活动、给护士家属写信表示感谢、帮护士倾倒心理"垃圾"等方式，仅用两年，既往护理质量评比在全院百名开外的神经综合病区，居然跃居第五。

在对脑血管病患者的照护中，她发现脑血管病患者因应激反应会出现胃功能紊乱，须行肠内喂养，但部分患者会出现喂养不耐受的情况。蒋艳通过研究发现了问题所在，并且提出了解决方案。她组建了肠道护理团队，包括医师、护士、营养专家与康复专家，依据患者肠胃运动的情况，调整输送食物的方式和速率，并指派护士来管理肠道护理团队。此外，他们还会向患者提供定制化的肠道营养产品，同时采用物理方式来刺激肠胃活动，如腹部按摩、腹部热敷等，从而有效减少喂食不适的发生概率，提升患者的健康状况。

蒋艳始终坚持科技创新促进护理专业发展。近些年来，她创建了华西循证护理中心，紧密结合实际开展科学研究，获得了包括四川省科技进步二等奖、三等奖及亚洲医院管理金奖等多项科研类的荣誉，同时还组织出版了《中国卒中肠内营养护理指南》，这是国内该领域的首部指导手册。她率先在全国成立了四川省护理学会循证护理专委会，推动了四川循证护理的发展。

为让华西护理领跑全国，让四川护理走向世界前沿，蒋艳探索精准护理服务，如华西医院的伤口护理技术、肠内营养护理技术等创新护理模式，发挥护理专业更多主观能动性，让更多人看到四川护士乃至中国护士的多面性、专业性，证明我们的护士不是只会打针输液，我们的护理专业有更多可能性。

作为一名护士长，蒋艳不仅有扎实的理论基础知识和精湛的护理技术操作，还有极强的临床管理能力和护理科研创新精神，她屡获大奖，实至名归。

3. 敬业：使命在肩，勇往直前

2008 年汶川大地震，蒋艳作为医疗队的副队长负责领导和执行紧急救援任务。在 2019 年的四川长宁地震中，她被任命为专家前往现场协助，并监督急救及病患照顾的工作。疫情防控时期，蒋艳成为华西医院护理部门的负责人，通过构建新的"4R4S"护理应急管理模式来引领其团队，以应对突发的大型传染病事件。国内疫情得到控制、海外疫情暴发后，蒋艳主动请缨，远赴非洲，到埃塞俄比亚、吉布提协助开展疫情防控工作。

在艰苦的环境下，蒋艳因地制宜优化防护用品，为埃塞俄比亚、吉布提等国家近百家医疗机构的医护人员详细讲解高风险呼吸操作中安全防护的重难点，教导当地医护人员在物资缺乏的情况下如何保障安全，为当地制定防护意外和职业暴露的应急预案。

2022 年 12 月令蒋艳难以忘记。全院所有的护理单元都成了呼吸与危重症护理单元。"1 + 2 + 4 + X"人力配置模式应运而生,她在全国首创护理住院总,让有 ICU 经历的护士长或护理组长指导非 ICU 病房重症患者的护理,保证重症患者的安全和护理质量。一系列管理措施,让不少护士感慨:"心里踏实多了。"这份安心让华西的疫情救治工作得以稳步进行。

柔肩担重任,巾帼争先锋。面对疫情,蒋艳义无反顾投身抗疫,勇担当,敢作为,用实际行动践行了南丁格尔精神。

4. 精业:构建护士职业发展路径

"如果护士入职第一天,就能一眼看到头,预知自己 50 岁、60 岁的样子,这会让她们失去工作激情,甚至可能直接'躺平'。我们要挖掘护士更多的可塑性,激发更多内生动力。"蒋艳将丰富护士职业生涯路径作为博士课题,经过长时间调研和观察,总结出"四轨五阶梯"华西护士职业生涯路径——基本层、成长层、中间层、骨干层和专家层五个阶梯层级。

"我们要让每个护士看到,护士有多条发展路径、有多种潜能,她们通过自己的努力可以一步步抵达。"蒋艳说,有人沟通协调能力强,擅长管理,就可以沿着护理管理的路径发展,成为护理管理者。有的人喜欢和患者打交道,临床护理能力强,她就可以从临床护理的路径发展,从护士、专科护士一步步进阶,实现自己的专业价值。

"把护士培养成住院医生的水平,这是高级实践护士(APN)项目希望实现的目标,也是'四轨五阶梯'中临床护理方向的最高阶。我们要在华西医院培养拥有深厚的专科知识、复杂问题的决策能力及扩展临床实践才能的高层次、专业化护理人才,探索一条高级实践护理的中国路径。"蒋艳说。

2021 年,华西医院在国内率先试点 APN 项目。2022 年 1 月首届 APN 培训班开班,专家团队从照护能力、教学能力、咨询能力、协调能力、领导能力、研发能力方面开展培训,参加培训的护士感慨:"处理问题水平得到提高,提高了批判性思维能力""护士不再是医生的口和腿,是医生的眼睛""感觉自我价值得以实现"。

蒋艳认为华西文化的特质包括以下几点:"首先,管理的温暖;其次,品质的精准;再次,实施的力量;然后,服务的广泛;最后,专业的深厚。"在职业生涯里,她完美诠释了华西护理文化。她用她的专业知识、专业精神和无私奉献，为全球护理行业作出了卓越的贡献，她是广大护理同人的榜样，温暖、鼓舞、启迪、引领护理同人为人类的健康事业贡献一份力量。

三、思政总结

蒋艳投身医疗卫生工作 27 年，从中专学历到博士毕业，从普通护士、护士长、护理部主任到美国护理科学院院士，她用半生的热忱和努力，致力于灾害护理的研究与实践，先后参加汶川大地震、非洲疫情等医疗救援，坚持创新并推动护理专业发展，构建护理职业发展路径。蒋艳提出了护士的多元化职业发展方向，她让每个护士看到，护士可以有多条发展路径，有多种潜能，护士可以通过自己的努力一步步迈上职业阶梯、一步步抵达人生目标。这种创新性的职业思考，不仅使护士的职业发展道路清晰可见，更让护理工作充满积极性和未来性，从而提升护士工作的专业认同感和职业荣誉感。护理技术创新固然重要，护理管理创新也必不可少，护士的职业发展需要我们共同努力。

参考文献

[1] 中国健康网. 李红：用专业知识照顾好病人［EB/OL］.（2019 - 09 - 05）［2023 - 03 - 13］. https://wjw. fujian. gov. cn/xxgk/gzdt/mtbd/201909/t20190905_5017702. htm.

[2] 福州新闻网. 福建省立医院李红获"南丁格尔奖"，系国际护理界很高荣誉［EB/OL］.（2019 - 05 - 13）［2023 - 03 - 13］. https://www. medsci. cn/article/show_article. do?id = 56261660395a.

[3] 严雨程，赵倩. 南丁格尔奖获得者李红：病人不能完全治愈，我们常常去帮助安慰［EB/OL］.（2019 - 09 - 06）［2023 - 03 - 13］. https://news. sina. cn/o/2019 - 09 - 06/doc - iicezueu3882617. shtml.

[4] 共青宣传. 身边人眼中的刘泉利［EB/OL］.（2016 - 04 - 27）［2023 - 03 - 27］. https://mp. weixin. qq. com/s/WAjcDMjCIUf5V3zRUgqm8g.

[5] 中国文明网."好护士"刘泉利：视患者如亲人　二十余载奉献在护理岗位［EB/OL］.（2016 - 06 - 09）［2023 - 03 - 27］. https://qclz. youth. cn/znl/201606/t20160609_ 8100930. htm.

[6] 刘泉利：传递爱的天使［EB/OL］.（2016 - 07 - 08）［2023 - 03 - 27］. https://news. hsw. cn/system/2016/0708/411437. shtml.

［7］李安定. 杨惠云：她是陕西首位南丁格尔奖章获得者［EB/OL］. （2017 -
　　07 - 22）［2023 - 04 - 09］. https：//www. sohu. com/a/159089992_160914.

［8］搜狐网. 南丁格尔奖获得者：西安交通大学第二附属医院护理部主任杨
　　惠云［EB/OL］. （2017 - 08 - 11）［2023 - 04 - 09］. https：//m. sohu. com/coo/
　　sg/163935699_737684.

［9］刘华. 杨惠云：重塑南丁格尔精神［EB/OL］. （2019 - 07 - 19）［2023 -
　　04 - 09］. https：//mp. weixin. qq. com/s/1uQ66i3WynHR - LvasXZHqw.

［10］交大新闻网. 二附院杨惠云当选 2022 年"最美医生"［EB/OL］. （2020 -
　　08 - 21）［2023 - 04 - 09］. http：//news. xjtu. edu. cn/info/1033/9444. htm.

［11］川观新闻. 2023 年南丁格尔奖章获得者蒋艳："我们不是只会打针输液"
　　［EB/OL］. （2023 - 05 - 22）［2023 - 06 - 17］. https：//so. html5. qq. com/
　　page/real/search _ news？docid = 70000021 _ 684646b540268652&faker =
　　1&entryScene = sogou _ result&entryTime = 1701019267729&jump _ from = 1 _
　　07_00_01&kdtimed ocid = &clickSessionId = 442a2e89 - 5a6d - 46fd - 9387 -
　　b48fc1e2fdf7_1701019281669&jumpStartTime = 1701019281669.

［12］四川大学华西医院健康报. 华西护理部主任蒋艳：携专业和爱为护士加
　　固铠甲［EB/OL］. （2021 - 05 - 13）［2023 - 06 - 17］. https：//m. sohu.
　　com/coo/sg/466266159_121106884.

［13］四川卫生健康报. 蒋艳：为患者提供值得信赖的专业照护［EB/OL］.
　　（2021 - 05 - 12）［2023 - 06 - 17］. http：//wsjkw. sc. gov. cn/scwsjkw/mtbd/
　　2021/5/12/3bcf2459041746be96f08ccad367eb3e. shtml.

护理叙事实践篇

第五章 护理人际关系叙事

护理工作是通过为患者和公众提供照护、康复等卫生保健服务，以促进和维护公众的健康。构建和谐的护理人际关系不仅可以提高护理的质量和工作效率，同时也有助于营造积极的工作氛围。护患关系，作为护理人际关系中最为关键的一部分，受到多种因素的影响。随着公众对护理服务需求的不断增长，护士的人际沟通技巧和能力也需要不断提升。

第一节 护患关系叙事

护患关系是护理实践活动中最主要的人际关系，除了护患双方实施护理职业活动的互动关系外，还包含护理技术关系以外的情感、思想、心理等方面的关系，如道德关系、利益关系、价值关系、法律关系和文化关系。相互尊重、平等协调的护患关系，能大大提高护理质量，是社会主义精神文明建设的增益剂。随着社会的变革、现代医学技术的发展及民众对护士角色期望的提升，人际关系与交往能力是和谐护患关系的重要方面。护患关系多元化发展，表现为指导合作型、共同参与型、绝对服从型关系，并向平等化、社会化趋势发展。加强护理人员的专业知识教育、职业伦理道德修养培养、心理品质建立、服务理念更新，重视调整与改善护患关系，对和谐护患关系的构建有着极为重要的意义。

一、热爱护理事业，自强自尊

护理学是人学，平凡而伟大。护士应该尊重自己的选择，珍惜自己的职业声誉，树立职业自豪感，自觉维护职业形象。随着社会的进步与发展，每一名护理人员都应顺应时代召唤，具备扎实的理论知识、精湛的技能、良好的心理素质，勤奋好学，不断更新知识，以满足人民群众对护理工作的需求。

【人文护理启示录 5 - 1 - 1】 寒夜明灯， 温暖你我

护理案例

　　这一天，"老病号"王先生在妹妹的陪同下住进神经内科病房。王先生是独身，因为脑血管意外反复多次住院，每次来时病情都非常严重，但每次都在医护的精心治疗和护理下好转。而这次入院与前几次不同，他意识不清、喘着粗气，还伴随着呼噜的痰鸣音，生命垂危，随时可能窒息。护士们立刻紧张起来，吸氧、吸痰、做心电监护、输液，查呼吸、心跳、血压……患者已是休克状态。医生很快给出了系统的治疗方案，需要患者妹妹配合。然而妹妹面露难色："我也是一个人生活，目前也疾病缠身，没有经济来源，再也无力给他付出，你们每次都能治好他，这次你们也一定能救他。"面对如此特殊的患者，护士告诉王先生妹妹："您可以陪而不护，即患者的一切治疗、护理，包括生活护理均由护士完成。"护士除了随时为患者吸痰，观察记录病情，打针、输液、雾化、口腔护理、尿管护理等，还要每两小时为患者翻身、拍背，给患者喂水、喂药等，工作量会骤然增长，但是，为了患者的生命健康，她们义无反顾。

　　小杨是一名年轻护士，平时总是笑脸迎人，为人热情善良，工作认真负责，这一天轮到她值守夜班，她平均不到半小时就要去察看患者，整整一夜都没有停歇过。王先生妹妹在这一夜，亲眼看见了这一切。第二天她答应了之前的治疗方案："我一定配合你们的治疗，你们对我哥哥太好了，对自己的儿女也不过如此。"神经内科的护理团队对特殊患者来说，就像是寒夜里的一盏明灯，照亮生命的道路。[1]

案例讨论

　　这是医院神经内科病房护理人员的工作日常。护士以医学人道主义精神为出发点，通过专业的护理、认真负责的职业态度，无微不至地照顾与关怀患者。他们热心服务，出色完成本职工作，感动了患者家属，促进医护患家属共同合作，共同为恢复患者健康努力。

　　面对意识丧失的患者，这个案例体现出最古老传统的护患关系模式：主动—被动型模式。护士以"保护者"的形象，运用自身专业知识对患者进行主动专业的护理，尊重患者生命健康权，平等对待每位患者，同情理解患者的

疾苦，时刻把患者的安危放在心上。热爱专业、恪尽职守，是所有医护人员都应具备的敬业精神，也是重要的伦理要求。

思政小结

护士应严格执行护理常规，使每个患者都能得到安全、及时、有效的优质护理。护士有很多职业义务，即帮助患者治疗或治愈疾病、恢复健康、减轻或解除疼痛，对患者有同情心与爱心。医护人员明确自己应尽的义务，以人为本，患者利益至上，最大限度为患者解决身心疾病所带来的痛苦，满足其健康需要。作为带教老师，要注重培养学生的职业价值观，注重护理实践的社会意义，遵守伦理准则。同时，应加强医德医风教育，培养学生"敬佑生命、救死扶伤、甘于奉献、大爱无疆"的医者精神，注重医者仁心教育。正确的职业价值观对医护人员、医院、社会乃至医疗卫生事业都是至关重要的。

二、尊重患者，一视同仁

"尊重患者，一视同仁"就是尊重患者的生命价值、人格及权利。患者虽然千差万别，但他们的生命都具有价值。护士要尊重患者的人格，不分年龄、地位、财富和国籍等，平等对待每一位患者，尊重患者的种种权利，保证其权利不受到侵犯，维护每一位患者的切身利益。

【人文护理启示录 5 - 1 - 2】 尊重患者意愿

护理案例

对于护士小张来说，陈某是一位让她印象深刻的患者。陈某是一位40多岁的男性，因为"扩张型心肌病，心力衰竭"住进心血管内科。由于他的心衰很严重，水肿已经蔓延到腹部，双下肢更是肿得厉害，双手也像"泡粑"，肿得发亮，仿佛可以透过皮肤，看见里面的组织和血管。患者的心功能差，血压不能维持，按照临床常规，这类患者需要通过中心静脉置管进行升压、持续泵入利尿药物。而陈某却坚决拒绝医生的置管要求，几番沟通无果的情况下，护士们不得不通过患者外周血管进行静脉穿刺以泵入升压药物。因为患者不配合进行置管，肿胀的四肢给外周静脉穿刺带来极大的困难，留置针也非常容易堵塞。作为"老病号"的陈某经常指挥医生给他开药，要求护士他想要什么时候输液就什么时候输液，给他打的留置针不光要像儿童输液一样拿个纸盒在手掌底下固定，胶布也是看见护士就要求缠一圈，像护着个宝贝。一来二去，陈某就成了大家眼中的难缠患者。

小张护士在帮患者护理时，通过多次谈心，了解到患者不愿意置管的原因。陈某患病快十年了，这些年为了治病，反反复复住院，花了家里很多钱。他还有两个儿子在读书，他心疼爱人一直辛辛苦苦照顾自己，不想给她留下一身的债，也不忍心妻子伤心，没告诉她自己不想治疗了，只能换一种说法：怕长血栓而不愿意置管。大家慢慢理解了患者的难处，尊重他的意愿，耐心、细心地照护他，尽量减轻他的痛苦。后来，随着病情一天天加重，患者在一天下午平静地离开了这个世界。[2]

案例讨论

这是一起护士尊重患者自主医疗权的案例。自主医疗权，是指患者自主选择和决定医疗方案及其所提供的诊治和护理决策的权利，是患者最基本的一项权利。通过各种医疗和护理手段提高人的生存质量，预防和治疗疾病并促进人的健康，是医护工作的最终目标，也是医护人员救死扶伤、尊重人权、敬畏生命的价值追求。但是此目标必须建立在尊重人的需求和权利的基础上。

本案例中，医护人员均清楚知悉，通过中心静脉置管泵入可以让药物更好地发挥作用，从而对症治疗，并与患者及家属多次沟通治疗的必要性和重要性，希望得到患者的配合。医护人员正确履行了自己作为医者的责任和义务。但是患者在意识清楚且知悉自己病情、诊断、治疗护理方案和预后等情况之后，出于对自身病情以及对家庭状况的权衡与考量，放弃这种治疗方式，不违背道德、不伤害他人，医护人员应尊重患者及其家属的自主决定。

理解患者，尊重患者的选择，尽力在患者接受的范围内减轻患者本人和家属的痛苦，帮助他们走过这段生命历程。陈先生在医院是患者的角色，在家庭里是丈夫、父亲的角色。他们一家珍惜在一起的每一份时光，陈太太用无微不至的照顾，回应着丈夫对家庭的呵护与保护。即使他生命的长度没有增加，但在人生苦旅中，带着家人的爱离开，也是没有遗憾的。

思政小结

"有时去治愈，常常去帮助，总是去安慰。"西方医生特鲁多的墓志铭，真实地表达了护理工作的人文价值。医学是生命科学，是爱的产物，医护人员应胸怀仁爱之情，敬佑生命，温暖人心。护患双方应建立起互相信任、互相尊重、互相理解的良好关系，共同实现患者的康复和治疗目标。

三、刻苦钻研，任劳任怨

护理工作关系到患者的安危，因此护理人员要忠于科学，精益求精。随着护理学的发展，护理学已有自己的研究领域，形成了完整的理论体系和技术方法。护士应严谨工作，严密观察病情，严格执行操作规程，及时发现问题并独立地处理问题。护士要达到以上要求，就只有刻苦钻研，不断进取。当护士出现在被病痛折磨的患者面前时，应做到"五个不"：不怕脏，不怕累，不辞辛苦，不厌其烦，不计较个人得失。

【人文护理启示录 5-1-3】 使命在肩，初心如磐

护理案例

德州市陵城区人民医院外二科护理团队是一个吃苦耐劳、团结友爱、开拓进取的团队。在日常护理工作中，他们贴近患者，一切以患者为中心，致力于做有温度的护士。他们细化了办公护士、责任护士的职责与服务，积极对工作进行思考与总结，针对患者的情况设计了贴心袖套、"无声医患沟通小画册"，得到患者一致好评。为了让患者休息好，夜班护士巡视病房自带手电筒，被患者亲切地称为"病房里的提灯女神"。他们开展患者角色体验活动——从"站在病床前"到"躺在病床上"，"假如我是一名患者"，从护士转换成"患者"，感受常规工作中的各种护理操作，体验作为一名患者细微的感受，体会患者真正的需求，反思自己的工作情况。

案例讨论

这是一个和谐护患关系的案例。护理团队成员通过日常的护理工作以及"角色互换"活动，将"以患者为中心"放在首位，通过工作中的细致思考与反思，让患者得到温暖和有效的优质护理。

思政小结

人文一直在路上，它蕴含在日常工作每个细节中，小到一点一滴的事，比如入院时的宣教、患者疑惑时的解答以及患者深受疾病困扰时的照护等，哪怕

是输液的固定方式，也应考虑怎样既把针头固定好，又能减少拔针取胶布时给患者带来的不适感，思考怎样让患者生病的这段时间因为医护悉心的陪伴而减少痛苦。护士应有的职业道德：尊重患者的权益、人格和自尊心，平等对待每位患者，同情理解患者的疾苦，时刻把患者的安危放在心上。教育学生保持初心、学思结合、知行统一。

四、言语谨慎，仪表端庄

护士应具备一颗善良的心，对患者要充满爱心，体贴爱护患者，传达对患者的尊重与理解。护士的语言应该是科学的、文明的、亲切的，工作中要善于使用安慰性和鼓励性语言，以减轻和消除患者的负性情绪和体验。在患者及其家属面前，要做到精神饱满、落落大方，并始终抱有乐观的心态，给患者带去希望和温暖，以体现白衣天使的博爱情操。

【人文护理启示录5-1-4】 谨慎使用言语， 注意沟通方式

护理案例

这天，ICU收入了一位胃癌根治术后患者张伯，因病情需要，医护人员在他身上留置了气管插管、胃管、腹腔引流管、导尿管等多种管道。当他醒来以后，术后的疼痛、管道的留置让他深感不适、烦躁不安，他只想把身上的各种管子拔下来。为了保证张伯的安全以及更好地观察和记录治疗护理效果，护士小谢用宽绷带对张伯的手腕及膝部进行约束。"你在做什么！放开我！你凭什么绑住我？来人啊！救命啊！"张伯大喊大叫："我要告你，你绑我是犯法的！"张伯的两个女儿在病房外面听见了父亲的叫喊声，也开始大吵大闹，认为是医护人员在虐待她们的父亲，要投诉。[3]

案例讨论

医护人员有义务主动与患者沟通交流，判断其民事行为能力，告知病情、疾病诊断与治疗护理方案，包括医疗护理活动的目的、对患者的益处以及可能出现的结果、预后情况以及诊疗费用等，保证患者在充分知情的情况下，自主选择检查、治疗和护理。知情同意权的实施增进了医护患之间的信任，体现了医护人员对患者的尊重和保护。但是在某些特殊情况下，处理方式应根据具体情况具体分析。当患者自主原则与生命价值原则、有利原则、无害原则、社会

公益原则发生冲突时，医护人员应当谨慎考虑行使特殊干涉权，在特定情况下限制患者自主选择以维护患者、他人或社会的根本利益。比如当遇到危及患者生命的紧急情况、拖延会给其生命安全造成威胁时，护士可从患者最高利益出发实施抢救措施，不需要知情同意，但是建议事后补充至少口头的病情介绍、必要的护理措施并取得患者的理解。

　　本案例中，张伯是胃癌根治术后患者，出于病情考虑，医护留置了多根管道，以维持生命体征、保证术后病情观察，是对患者康复的保障。做好患者身上留置管道的护理，是护士的职责，包括管道维持通畅与固定等。但手术、管道留置对于患者来说，都是有创的、侵入性操作，带来的伤痛是一种折磨。患者虽然神志清醒，但术后的创伤让他无比疼痛，精神烦躁无法忍受，不受控制地试图拔掉管道，这势必对他的治疗甚至生命造成重大威胁。从医疗护理的需要及患者的安全角度出发，在患者做出拔管等伤害自身的行为时，护士小谢对患者进行适当的约束，符合特殊干涉权的使用原则，是正当行为，也符合不伤害原则，是适当行使医疗自主权的体现。尽管如此，护士小谢应该理解患者的情绪，在保证患者生命安全的前提下应该设法做好充分的解释工作，对患者说明各种管道的作用和对病情康复的影响，同时应设法为患者减轻由此而带来的痛苦，如分散注意力、调整舒适的体位等；患者试图拔管，护士加以制止并约束患者时，也要向患者解释清楚为什么要约束，时刻把沟通放在心上，如果患者能很好地配合的话，随时可以解除约束，使患者能积极配合医疗护理活动。对于患者家属而言，亲人住在 ICU 病房中，无法探视和在床边照顾，所有关于亲人的信息都只能通过医护人员间接获得，亲人的病情与照顾情况都是他们最为担心的。因此，医护人员应通过各种途径及时向患者的家属反馈患者的病情变化以及生活照料等信息，让患者家属及时了解患者的情况，同时消除他们的顾虑，也增进患者家属对医护人员的信任。本案例中，患者的两个女儿无法陪伴刚做完手术的父亲，心中担忧，听到父亲的大喊大叫，以为父亲在病房中受到了不公平的对待，表现出激烈的情绪，作为护士应表示理解，同时要向她们进行解释说明，以减轻她们的担忧，消除患者家属与医护人员之间的误解。

思政小结

医学是生命科学，也是人的工作，必须坚持以人为本，培养学生树立人文精神，用同理心去体会患者及家属的情感和需求，设身处地为患者着想，关爱与同情患者，暖心共情，急患者之所急，想患者之所想，竭诚为患者服务，用自己的专业知识给予他们帮助，学会专业地预判可能会有什么特殊情况，尽可能提前跟患者及家属沟通，取得他们的支持，共同与疾病对抗，减轻患者痛苦，提高患者生存质量。我国是法治国家，作为医护人员，应熟悉并遵守医疗卫生法律、法规和诊疗护理规范，慎思笃行，不违反相关法律规定。

五、理解家属，态度真诚

护理工作离不开患者家属的支持与配合。护士与家属的关系如何，在疾病的转归中起着重要的作用，将直接影响患者的康复。因此护士应理解家属的心情，尊重和同情家属。对于家属的合理要求和建议，应尽量给予满足。当条件受限不能满足时应给予耐心细致的解释，不可操之过急，更不能置之不理，应该以平等真诚的态度交换意见，以取得家属的理解与配合。

【人文护理启示录 5 - 1 - 5】 沟通不当引发的护患纠纷

护理案例

这天下午，医院肿瘤科里一位晚期肿瘤的患者出院，手续已经办妥。医院床位紧张，另一位急诊入院的重症患者需安排在此床位。新来的患者家属不停催促值班护士小刘，小刘催促出院患者，引起出院患者及家属不满，大发雷霆，控诉医院没有人情味。史护士长急忙前去安慰患者及家属，连声说对不起，并告诉患者及家属慢慢收拾，新来的患者的床位再想办法。后来护士们找了一位病情相对较轻的患者，跟她说明情况，请她在办公室坐一会，让重症患者先在她的病床休息下，这位患者爽快地答应了。见此情景，前面争吵的患者也不好意思，赶快收拾东西离开，最后事情圆满解决。

案例讨论

这是一例因为沟通不良引发的护患冲突案例。护患冲突是指护患双方在诊疗护理过程中，为了自身利益，或对某些医疗护理方法、态度、行为及后果等存在理解、认识上的分歧，以致发生争执或对抗。护患冲突的发生除社会和医院管理方面等外在深层次因素外，还有患者和护士自身的原因。护患沟通不良是常见原因，多是引起护患冲突的导火线。护士忽略沟通细节，没有了解患者及家属的情况，沟通的语言缺乏真诚，没有讲究技巧，简单粗暴。本案例中，患者是初诊晚期肿瘤患者，没有手术机会，患者及家属非常难过，心情不好、护士的催促引致出院患者及家属情绪爆发，引发了护患矛盾。如果小刘护士站在患者的角度想问题，注意沟通技巧，可以避免发生不必要的冲突。

思政小结

护患冲突会严重影响患者的康复和正常的诊疗护理过程，导致护理质量低下。改善护患关系，从护士方面入手，首先要加强道德修养，规范护理行为。拥有高尚的职业道德，要有同理心；面对患者家属的责备与不信任时，要做到换位思考，站在患者的角度去理解患者，将心比心，以情换情。其次，转变服务理念，提高沟通技巧。护士在整个沟通过程中，对待患者要有礼貌，耐心地倾听患者的话语，理解他们真实的意见和想法，并用通俗易懂的语言向患者解释疾病的相关信息，达到有效沟通。最关键的是，护士应加强业务学习，提高专业技术水平，重视培养自身人文内涵，不断提高自身的综合素质，才能更好地做好本职工作，弘扬仁义礼智信的中华民族传统美德。

第二节　护际关系叙事

护士之间的关系又称护际关系，包括同一科室、不同科室护士之间以及护理管理者与护士之间的关系。护际关系有优势互补型、指导学习型、合作竞争型三种模式，受工作、性别、管理和年资因素影响。良好的护际关系使护士始终以患者利益为重，在工作中相互协作，主动配合，从而使患者获得连续、完整的护理。良好的护际关系是保证护理工作高效率运转的前提和关键，一个和谐与融洽的护理群体必然具有很强的凝聚力和集体荣誉感，在这种氛围的影响下，护士和谐共处、心情舒畅，工作积极性、主动性和创造性得到充分发挥，工作效率大大提高。良好的护际关系有利于护士之间的交往，有利于互通信息、互相启发，从而使自己知识更加丰富、思维更加活跃、思路更加开阔，最终达到互相促进、共同提高的目标。良好的护际关系能促进护士正常交往，互相交流情感和技术，形成团结合作的局面。

一、尊重同行，相互学习

护理工作具有多种特点，包括目的的同一性、工作的衔接性与协作性、业务的竞争性与技术性等。护理同行之间应该互相尊重，相互学习业务技术，总结经验，达到共同提高的目的。职称高、年资深、经验丰富的护士要关爱、指导和提携年轻护士，年轻护士要向前辈虚心学习、谦恭礼让，多请教、多在实践中观察积累经验，努力提高业务水平。护士之间通过相互切磋业务技术、总结经验，取长补短，达到共同提高的目的，树立良好的专业形象。

【人文护理启示录5-2-1】 关爱护士， 携手并进

护理案例

德州市陵城区人民医院外二科拥有一支既专业又充满温暖的护理团队：工作中分工明确，责任到人，按级别上岗；责任护士新老搭配、能级对应；定期组织科室护士进行各种业务培训，如常见疾病护理和健康宣教内容培训、护理安全警示教育培训、护理岗位职责及工作流程梳理培训等；鼓励科室护理人员积极参与科主任大查房、术前病例讨论、疑难病例讨论，促进护理专科化的发展，不断提高整体护理水平。为了建设安全温馨的工作环境，护士长带领全科护士积极投身科室环境改造，在值班室添置床铺，改造成护士休息室，让离家较远的护士中午下班后也能够休息好，建设安全温馨的工作环境；护士长根据专科性质和护士意愿，有效分配护士资源，改变原本APN排班模式，既能减少交接班环节，又解决了原来P班人员上班就要"两头跑"的问题；公平公正对待每一位护士，做好青年护士职业发展规划，积极争取各种护理学习、进修机会，引领和鼓励护士们积极参加院内专业小组，为其实现自身价值、提高专科护理水平搭建平台；针对科室的护理工作如何开展和落实充分征求大家意见，使每名护士都参与科室管理，培养大家的主人翁意识，点燃大家的工作热情；实施绩效与工作量挂钩的分配方法。护士长尊重科室每一位成员，及时掌握科室所有护理人员的动态，了解护士实际困难，给予探望、照顾和关爱。整个团队和谐融洽，得到患者、医院的一致认可。

案例讨论

这是一个"和谐与融洽的护理群体"的案例。良好的护际关系可以提升团体凝聚力，增强集体荣誉感。护理工作辛苦烦琐，若能一直处于健康友爱的工作氛围里，护士必定全心全意专注于自己的工作职责、能力提升和职业发展，同时反馈于工作，形成良性循环。

思政小结

建立良好的护际关系，是社会主义精神文明建设对护士的要求，是护士树立良好专业形象的重要内容。我国人民道德素质不断提高，弘扬人的个性、提倡团结合作的团队精神已成为社会主义社会的主流，教师要培养学生的团队精神和合作意识。

二、相互理解，团结协作

护理工作的目的是维护患者的生命健康，其工作特点具有延续性和继承性。护理工作人员之间密切配合，团结一致，相互理解与协作，发挥团队的整体合力，才能落实好各项工作的每个环节，确保护理工作的延续性和及时性，提高工作效率和质量。护士年资、临床经验、专业能力的不同，服务质量也有差异，新老护士之间、上下级护士之间、同级护士之间都应该相互理解、相互尊重、相互支持，共同维护护士职业的信誉，一致对患者的生命健康负责。

【人文护理启示录 5-2-2】 团结协作， 友爱互助

护理案例

秋冬换季之时呼吸内科特别忙碌，这天病房已经收满了患者，还有不少重症一级护理的患者，需要输液的患者也很多。早晚班的白护士看到夜班护士任务繁重，主动帮忙，协助配液。大家分工合作，有条不紊。

抗疫三年后，"新十条"发布实施不久，社会面和医护人员大量感染新冠病毒，医院就诊人数每日倍增，医疗机构面临巨大压力，医护人员都在拼命撑着。因为科室缺人，王护士长已经很久没回家了，白班忙到七八点，她让当班护士赶紧下班休息吃饭，自己留下来帮小夜班护士，每天晚上干到九点多。第

二天一早起来帮大夜班的护士，白天完成行政事务的同时协助临床的工作。大家咬紧牙关，与患者一起携手渡过难关。

案例讨论

护理活动中，能否正确对待同事间的操作失误、妥善协调同行间的分工与合作关系、相互支持密切协作等，直接影响着护理工作甚至整个医疗工作的进行和集体力量的发挥，影响着医学人才的成长和良好护患关系的建立。护理工作任务的完成，不仅依赖于护士个人的专业素质与能力，还需要护士团结协作、互相配合。该案例中，当其他护士任务繁重、执行困难时，白护士、王护士长主动提供帮助。虽然不属于自己的职责范围，但这种团结协作、友爱互助的工作氛围使整个护理群体更具凝聚力和向心力，都是为了最大限度地救治患者。在特殊时期，所有医护人员的全力以赴，大家排除万难依旧坚守一线，这是"敬佑生命、救死扶伤、甘于奉献、大爱无疆"的医者精神。

思政小结

拥有良好的护际关系对于完成护理任务、确保患者利益和提高医疗质量都至关重要。良好的护际关系是保证护理团队高效运转和患者安全的重要保障。只有遵循相关伦理要求，护士之间才能建立起互相信任、互相尊重、互相支持的良好关系，共同为患者提供优质的护理服务。

三、自觉尊重，理解支持

护士要尊重行政管理人员，树立全局观念。各级行政管理人员要树立为临床医护工作服务的理念，支持、帮助护理人员做好工作，在人力资源配置、专业培训等方面为一线着想。

【人文护理启示录 5-2-3】 护士打架上热搜

护理案例

2022 年 6 月 8 日，山西一家医院两名护士打架的视频被上传到网络，引发了社会的广泛关注。涉事医院表示，两名打架护士分别为门诊部护士长郭某与神经内科分诊台值班护士李某。因为值班护士李某上班时间脱岗，造成门诊患者秩序混乱，无人管理，且不服从门诊部护士长郭某的行政管理，负主要责任，医院予其"警告处分，待岗学习 3 个月，待岗期间只发放基本工资，调离门诊岗位"的处理决定。医院对护士长郭某给予通报批评。[4]

▌案例讨论

护士长与护士，均有守护患者生命健康安全、救死扶伤的责任和义务，是并肩作战的"战友"；但因存在着职场上下级关系，看待工作的出发点不尽相同。在两者关系中，前者作为护理单元的管理者，肩负着检查、指导、监督、管理整个科室护理工作的责任，统筹全局；后者更多作为执行方和被管理者。本案例中，护士在工作时间"脱岗"，若患者突发一些不可控的体征变化需要医护及时果断处理的情况，护士的缺位可能会引发巨大问题，甚至出现医疗事故。尽忠职守是每位医务工作者应当具备的职业责任。当发生情况时，根据应急预案先处理问题，保证医疗工作顺利进行的前提下，再按相应制度处理。护士有错，护士长应该注意场合与方法，应冷静处理，而不应在公众场合有过激行为而有损护际关系。

▌思政小结

本案例中两位护士不妥的行为，影响到护士在患者心目中的专业形象和地位，给医院带来了不良影响，付出舆论代价。护士，作为生命的守护者，需要有强烈的责任心和使命感。教师须教导学生提高思想道德修养，注意医者形象，培养尽忠职守的职业责任与担当。

四、职责明确，各司其职

护理工作是精细而繁杂的，既强调团结协作，也要求有科学、合理的分工。护理工作者需明确个体的任务和职责，坚守岗位，恪尽职守，做好本职工作，从而使护理工作有条不紊，责任明确，这是护理工作规范化、制度化、秩序化的重要保证。同时，一个优秀的护理团队要形成处处以人为本的文化，尊重患者，爱护患者，关心患者，一切以患者为中心，一切为患者生命健康服务。

第三节　医护关系叙事

随着现代护理工作在临床工作中的地位和作用的提高，医护关系已逐渐形成新型的"并列—互补"型关系，即并排平列，无主次、从属之分；医护之间相互协作、互为补充。和谐融洽的医护关系有利于医护人员相互尊重、相互学习，团结一致；医护之间整体配合得好可以提高治疗和护理的效果和质量，有利于建立积极稳定的医护团队，提高工作效率，强化敬业精神，产生一种超乎个体能力简单相加的集体力量，最大限度地发挥团队效应，极有利于医学事业的发展。

一、彼此平等，相互尊重

医护分工不同，但目标一致、地位平等。护士要尊重医生，主动协助医生，及时向医生汇报患者病情的变化；医生应重视护士提供的患者病情信息，理解护士的辛勤劳动和无私奉献，尊重护士的人格和尊严。

【人文护理启示录 5 - 3 - 1】 医护团队协作，共护患者健康

护理案例

小林从小体弱多病，过敏、湿疹、哮喘等常有发生，天气变化或受凉后易感冒，先是咳嗽，两三天后再转发哮喘，夜卧不安。近几年来反复发作，每次哮喘发作小林则使用激素喷雾剂。小林即将上小学，家人决定带着他到市儿童医院找专家团队治疗。经过医生的诊查，明确了支气管哮喘的诊断。医生给小林制订了一套诊治方案，请家长在儿童哮喘护理门诊建档，坐诊护士向患儿家属详细告知治疗的目标及必要性，并科普如何监测病情、早期识别哮喘发作、正确吸入药物、预防哮喘发作，告知非药物干预措施、治疗细节注意事项及随访安排等，指导家属在微信小程序上每天记录小林的呼吸功能情况，指定体育锻炼计划等。通过医护患三方共同努力，小林哮喘发作的次数逐渐减少，呼吸功能慢慢改善。

案例讨论

这是现今医院里常见的专科医护协作的案例。医学各领域、临床各学科交

叉融合与渗透，医护人员之间合作无间。本案例中，医生负责诊断、提出治疗方案，护士从病情监控、随访、指导用药等方面做补充，和患者一起通力合作，通过医护患三者的密切配合，进一步促进了对疾病的规范化治疗，提高患者生活质量，改善疾病的预后。

哮喘是儿童常见的慢性呼吸道疾病之一，近年来，儿童哮喘的发病率不断增长，而从临床接诊情况来看，哮喘患儿家属对疾病认知普遍不足，治疗依从性、配合度低，极易使哮喘病情反复甚至加重，病情控制效果不理想，而在门诊里医生难以全面指导。为进一步指导哮喘患儿家属在日常生活中正确检测病情、规范用药、科学控制等，国内各省市县儿童医院、妇幼保健院等纷纷设立儿童哮喘专科护理门诊，由专科护士出诊，根据医生首诊建立或完善哮喘档案，医生负责对疾病诊断、制订诊疗计划，根据随访情况随时调整治疗方案；护士负责指导用药和随访病情；家属按照诊疗计划用药及坚持记录病情，共同努力改善儿童患者的病情和预后。

思政小结

人民健康是国家富强和民族昌盛的重要标志。为了守护人民健康，维护人民利益，党的十九大作出了实施健康中国战略的重大决策部署，树立"大卫生、大健康"理念，坚持预防为主、防治结合的原则，提出《"健康中国2030"规划纲要》，制定《健康中国行动（2019—2030年）》。党和国家通过一系列行动，如提出妇幼健康促进行动，关爱女性，科学喂养，大力普及妇幼健康科学知识，努力使群众不生病、少生病，提高生活质量，延长健康寿命。从源头上、基础上提高国民健康认知与水平，坚定学生对实现中国特色社会主义的道路自信、制度自信。

当代医疗技术发展飞速，医护人员应努力扩大自己知识的广度和深度，提高待人接物的温度。医务工作者掌握与岗位相适应的健康科普知识，并在诊治过程中主动提供健康指导，将知识转化为通俗易懂、为民所用的"医学常识"，从而达到预防疾病、减低疾病发生率，提高疾病早期诊断能力、危急情况应对能力，实现自身价值。教师要激发学生的专业兴趣和学习动力，提高其专业认知，做好职业规划，帮助学生树立守护人类健康、治病救人的职业理想。

二、团结协作，密切配合

医生主要负责疾病的诊断与治疗方案的制订，并通过医嘱的形式来表达；护士主要负责及时准确地执行医嘱，动态观察患者的病情变化、药物的治疗效果和不良反应等。医护双方虽然各自的任务和职责不同，但有着共同的服务对象和目标，应团结合作、密切配合，最大限度地提高治疗效果。

【人文护理启示录5－3－2】 小革新， 大作用

护理案例

近日，阳泉市第一人民医院手术室护理骨干经过不断的经验总结和长期的工作实践，在征得泌尿外科主任的同意下，对腹腔镜肾切术手术的器械台摆放位置及器械护士的站位做了创新性的改进，即由传统的位于术者对侧左手位置改为术者右手位置，同方向面对影像屏幕。此举实现了器械的高效传递，方便护士协助术者转换腔镜器械、开关气阀，及时清洁超声刀头，有效提升了手术配合的效率。同时，手术室的有效空间得到了最大限度地释放，更好地显露手术视野，方便术者的灵活操作，得到大家的一致好评。[5]

案例讨论

这是一个"护理创新改进，医护团队高效协作"的案例。随着工业制造技术的突飞猛进，多学科的交叉融合，医疗技术的不断发展，许多传统开放性手术，已逐渐被腔内手术所替代。作为一种新发展起来的微创方法，传统意义上的开放性手术站位、医疗器械摆放方式不一定满足手术需要。本案例中，手术室护理骨干通过长期工作实践、不断的经验总结和反思，与专科主任医师共同配合，对肾切术手术器械台摆放和器械护士站位进行了创新性改进。虽然仅仅是位置的小改革，但它促进了医护间的默契配合。医护之间不断提高手术技能的专业素养，提高手术质量和医护配合效率，是患者的福音。创新改革必须在"慎思笃行"的前提下进行，广博地学习，审慎地询问，慎重地思索，明晰地辨析，从而踏实地履行与实践，不断归纳、总结、反思，从而创新改进。

本案例中，位置的变化不是随意的，而是护理骨干通过长期的实践积累，对手术配合情况的不断归纳、总结、反思，提出方案并与医生沟通、合作，再

不断实践、总结、优化而成的方案。

思政小结

"慎思笃行"是中国传统儒家文化治学的根本方法。创新是一个团队凝聚力与创造力的具体表现，是人类智慧的结晶，是一个民族的灵魂，是人类发展的不竭动力。当今时代要求我们，在继承优秀的中华民族传统文化的基础上，要实事求是，要有创新精神，要有团结合作的理念，要有互利共赢的意识。一人难唱一台戏，只有形成合力，勇于合作，精于合作，才能实现共同发展，构建人类命运的共同体。

三、相互制约，彼此监督

医生如果发现护士违反了诊疗护理常规，应及时加以制止；护士如果发现医嘱有误，应质疑并主动向医生核实。医护双方在工作中应虚心接受别人的帮忙和监督，对彼此出现的差错要及时提醒。

【人文护理启示录 5 - 3 - 3】 病情观察不到位， 引发医疗纠纷

护理案例

患者李某因转移性右下腹疼痛 10 小时在某医院进行诊治，初步考虑阑尾炎，并于入院后接受了"在全麻下经腹腔镜阑尾切除术"，术后诊断为急性化脓性阑尾炎。术后医生予一级护理，予抗感染、补液、护胃、营养支持等对症治疗。护士执行医嘱。术后当天护理记录记载：患者术后 03：15 至 07：15 之间出现多次血压偏低，07：15 测心率增快，为 112 次/分，护士却未报告医生，此后护理记录中也无生命体征记录。次日早上 6 时，该患者出现病情变化，经抢救无效于当日死亡。经查病历发现，该患者术后有大量输液，达 2 700mL，医生考虑其无心血管疾病病史，未开出记录出入水量的医嘱，护士也未予执行，但是足足 30 多个小时没有护理记录。护士未严密观察患者李某的病情，未按照"一级护理"的规定巡视该患者，以致患者错失抢救时机而死亡。根据法律规定，由医疗机构承担赔偿责任，赔偿 35 万元。[6]

▌案例讨论▐

这是一个"医护对患者病情观察不到位引起严重后果且产生医患纠纷"的案例。案例中的患者诊断为急性化脓性阑尾炎，已经接受了手术治疗，患者入院时未告知既往自身疾病情况，各种体查、辅助检查未发现阳性结果，一般情况下护士不会将这类患者列入病情危重需要严密观察的对象，往往容易轻视对这类患者的病情观察。本案例中，医生已开具"一级护理"的医嘱，护士理应每小时巡视患者并进行生命体征测量、观察病情变化，但护士在发现患者术后多次血压偏低、生命体征不平稳的情况下，仍未引起重视，未告知医生，也没有按照"一级护理"的规定继续对患者进行巡视，监测生命体征。术后输液较多的患者，虽然医生未开具医嘱记录出入量，护士可以根据自身护理经验、患者情况主动跟医生沟通和提醒，明确是否需要记录出入量，并时刻关注患者病情。医护缺乏沟通，对患者病情观察不到位，最终导致患者错失救护时机，导致患者死亡的悲剧发生。若护士重视巡视患者，及时将患者生命体征变化汇报医生，针对医嘱上有不足的地方及时提醒，医护之间有效沟通，可能患者病情的转归就不一样了。

▌思政小结 ┿

医护双方是团队合作，同时也是互相制约、彼此监督的关系，以共同维护患者的利益，防止医疗差错、事故发生。医护之间不能各自为政，工作中应虚心接受对方的帮助和监督，发现差错及时提醒，绝不能遮遮掩掩，更不能有互相责难或拆台这些不负责任、不道德的行为。教师应教导学生，时刻牢记作为医护人员肩负的使命和责任，敬佑生命，树立事业心与责任感，培养认真踏实、恪尽职守、精益求精的工作态度。

四、加强沟通，协调一致

在制订诊疗护理方案时，医护之间要信息互通，使医生的诊疗方案与护士的护理计划协调一致。当医疗护理工作出现矛盾和争议时，医护双方应本着患者至上的原则进行沟通和协调。

【人文护理启示录 5 - 3 - 4】 共同协作， 医护同心

护理案例

这是平凡的一天，交接班，配药，输液，采血，做治疗……每一个人都在忙碌着，负责亚重症区的贾护士突然大声地喊着一位患者："叔叔、叔叔，您醒一下！"她边喊边拍患者，患者的妻子也吓哭了，原来患者突然意识不清，只见心电监护仪上显示心率掉至 40 次/分，贾护士果断解开患者的上衣，暴露胸口，紧急行胸外心脏按压术。值班医生和其他几个病区的同事听到贾护士的呼声和患者家属的哭泣声赶紧跑来。护理组长是男生，力气大些，直接接力贾护士的位置继续按压，徐护士虽然有孕在身，但也丝毫没有犹豫，赶紧推来抢救车。值班医生评估完患者情况后说："立即给予肾上腺素 1mg 静推，患者血氧饱和度掉至 60%，需立即插管！"医生话音刚落，张护士口头重复核对医嘱"肾上腺素 1mg 静推"，抽药、推药，一气呵成。与此同时，唐护士反应迅速，已经备齐气管插管需要的物品，大家有条不紊地抢救着这位患者，很快就插管成功。鉴于患者抢救状态病情需要，需马上转至重症区。重症区的同事已为患者准备好了床位和抢救所需的一切仪器和药品，转运过程中，医生跳到患者床上接替护理组长继续为患者做胸外心脏按压。就这样，一边做胸外心脏按压，一边有人捏呼吸气囊，有人推床，转运过程紧张但不慌乱。经过医护同心协作，患者从死神的手中被抢了回来，大家都很欣慰。

案例讨论

这是一个医护配合抢救的平常工作片段。现代医疗护理活动不是某个医护人员的个人行为，而是需要多个医护人员共同协作的整体性活动。患者的康复是医生和护士共同努力的目标，面对患者的生死时刻，所有医护人员不能有一丝怠慢和闪失，每次成功的抢救更是医护团队共同协作、密切配合的体现。医护同心，才能最大限度地提高治疗效果，为每一位患者保驾护航。

思政小结

本案例展现了医护日常工作配合的重要性与职业价值，能激发学生学习专业知识的兴趣和学习动力，让学生充分认识到医护人员肩负的使命和责任，树

立救死扶伤、治病救人、守护人类健康的职业理想；培养学生从事医疗行业该具有的精神、能力和自觉，树立敬业、勤业、创业、立业的职业精神。

第四节　护士与医疗机构其他从业人员的关系叙事

护士作为医疗机构中的重要成员之一，不仅需要与患者建立良好的关系，还需要与医疗机构中的其他从业人员建立有效的合作关系。这种合作关系不仅有助于提高医疗质量和效率，还可以为患者提供更好的整体护理体验。护士应该尊重其他人员的劳动成果、注意保密和信息安全、积极沟通和协作。只有这样，才能更好地为患者提供优质的医疗服务。

一、护士与医技人员之间关系的伦理要求

护士与医技人员（包括药剂人员、检验人员、影像人员等）的工作内容、性质和环境不同，对同一问题的看法和处理方式难免存在分歧。护技之间应相互尊重、通力合作、互相体谅、以诚相待，本着以患者利益为重的原则，出现情况不相互指责、少埋怨，首先从自身工作中找漏洞，及时分析原因、通报情况，找出协调解决问题的方法。

（一）护士与药剂人员

护士与药剂人员主要在药品统计与领取工作上密切联系。护理人员有计划地做好科室与患者药品的统计和领取工作，药剂人员必须核对和发放护士申领的药品，若发现错漏或违反用药原则的，要加以提醒和沟通，防止医疗差错的发生。

【人文护理启示录 5 - 4 - 1】　给孩儿注射催产素谁之过

护理案例

2004 年某日上午，外婆、外公抱着感冒发热的外孙君君前往某专科医院看病。医生诊断后，给孩子开了些口服药和两剂针药，君君打了一针后便回到了外婆家。到家后，君君一直哭闹不停，在床上翻来覆去地打滚，后续出现呕吐、抽筋。外婆打开医院带回的药品袋，赫然发现针盒上"催产素"3 个字。外婆惊呆了，她清楚地记得，护士就是从这针盒里取出针剂给孩子打针的。老

两口赶紧带着小孩回到医院，经过紧急检查、治疗，孩子的症状才稳定下来。

经过调查，医院护理部主任表示，因医院药剂师工作失误导致发错药，而护士注射时未严格执行查对制度，以致君君被误打针药，这是重大的医疗失误。医院同意给予患者经济赔偿，严肃处理了有关人员，并签下协议：君君25岁以前因此药导致的各种疾病均由医院全权负责。[3]

案例讨论

这是一个"药房发错药，护士未查对引起医疗过失"的案例。临床护理工作中最常见的一项工作就是给药，能否正确给药直接关系到患者的治疗效果。医院药房工作人员主要负责根据医生开具的药物医嘱单，准确、高效并快速地调配和取用药剂。护士是药品管理的末梢环节，要熟练掌握各类药物的管理要求，在给药过程中树立慎独精神，遵循安全、有效、经济的用药原则，按照职业法规要求进行"三查八对"，方可用于患者身上，同时及时观察及报告不良反应，确保用药安全。本案例中，药剂师发药时未认真核对药物和医嘱，错将催产素当退热药发出，负有责任。而就护士而言，未能把好"末梢环节关"，未进行查对便领回，且在用药之时没有规范进行"三查八对"，直接将错药用于患儿身上，对患者造成伤害，引起严重后果，是工作责任心不强所致，应负本次医疗差错的主要责任。护士违背了护理职业道德中认真负责、一丝不苟、严谨细致的伦理要求，更是违反了护士与其他医技人员的伦理关系中"互相支持与配合，团结协作"的道德规范。药房与各科室护士在发放、领取药物时，应互相监督，护士协助医技科室人员把好安全关，做好核对工作，防止医疗差错事故发生。

思政小结

慎独是儒家推崇的修身方法，是中华民族传统美德、中华民族精神的集中体现。各行各业，特别在直接关乎患者生命安危、人类身心健康的医疗行业，坚持慎独具有极为重要的特殊含义。护士在护理活动的各个环节，必须语言审慎、行为审慎，保持谨慎认真的态度，严格遵守医疗护理工作各项规章制度和操作规程，防止差错事故的发生，以人为本，坚持患者的利益至上。通过本案例，教导学生以及所有医疗相关工作者，应把挽救患者的生命，为患者的身心健康服务作为自己崇高而神圣的职责和必须遵守的道德原则，在工作中必须始终以慎独精神要求自己。

（二）护士与检验人员

护士与检验人员在检验标本的采集与送检上有密切联系。护士除了掌握各项护理操作技术，也应了解疾病的诊断与检验标本采集的要求，确保有效采集合适的标本并及时送检，使患者得到准确的检验结果；检验人员对收集到的标本按要求进行检查并及时将检验结果传送到临床科室，辅助疾病诊断和治疗方案制定与观察。

（三）护士与影像人员

护士与影像人员在检查准备和应急处理上有密切联系。护士应严格按照影像学的检查要求做好准备工作，提前预约检查；检查过程中出现突发状况时，与影像人员、医生做好配合，及时处理。影像人员按要求对患者进行检查，并及时将检查结果传送到临床科室。

【人文护理启示录5-4-2】 医技护合作培训

护理案例

近年来，关于影像造影对比剂不良反应的报道日趋增多，轻者影响患者的身心健康，重者危及患者的生命。针对这类情况，以往传统的应急事件培训模式是医生、技术人员和护理人员分开培训，只注重急救理论和单项操作的培训。而放射科检查室环境特殊，在检查者发生对比剂过敏反应时，医生与技术人员往往对现场急救设备不熟悉，在实施救治时处于被动地位，护士则根据经验仅能实施简单的处理，医技护现场配合慌乱无序；由于分工不明、法律意识淡薄，若与急诊沟通不及时，则容易错过最佳救治时机，给患者的生命造成威胁。重庆医科大学附属永川医院放射科从2013年开始，组织放射科医生、技术员及护士共同合作，实行"对比剂不良反应"的抢救培训。在科主任、护士长的领导下，挑选科室2名医生、4名技术员和3名护士组成急救培训小组，在经过理论知识、急救技能及设备使用方法培训后，集体讨论及现场模拟，确定对比剂不良反应的防治流程。将科室成员分组，每组均包含医生、技术员及护理人员，合作配合进行反复模拟演练，对流程进行梳理、改进优化，直到全部成员熟悉掌握。通过规范的抢救流程、合理的人员分工，大大提高了放射科"对比剂不良反应"的抢救能力，培养放射科工作人员的应急能力及岗位胜任力。[7]

案例讨论

　　这是"医生、护士、技师紧密合作培训获益"的案例。传统的医技护分开培训，每人只关注自己擅长的专业领域，不利于急救意识的建立和综合应急能力的培养。本案例中，影像科利用医生、技术员、护士三合一的培训模式，以团队的方式制定规范有效的抢救流程；通过集体学习和多次演练，发挥各个专业的优势，取长补短，明确团队成员的职责，抢救流程清晰；术业有专攻，医生、技术员、护士熟知抢救要点及沟通程序，在抢救中各司其职，忙而不乱，大大提高了放射科医务人员的理论知识和急救技能，培养了放射科团队协作精神，更重要的是提高了对比剂过敏患者的救治成功率，保障了患者的安全。医技护合作培训模式增强了放射科团队凝聚力，有利于团队协作精神的培养。

思政小结

　　团结就是力量，团结协作不只是一种解决问题的方法，更是一种道德品质。它发挥着"$1+1>2$"的作用，体现了人们的集体智慧，是从古到今社会生活中不可或缺的一环。在日常学习和工作中，不管是护士、医生、技术员还是管理人员，都应相互支持与配合，明确自身工作任务和共同目标，顾全大局，尊重他人，虚心诚恳，积极主动协同他人搞好各项事务，共同为守护人民健康献出自己的力量。

二、护士与管理服务人员之间的关系叙事

　　医院管理部门是保障医院各项工作正常运行的重要部门，包含行政管理、后勤管理两个部分。科学的管理模式是提高医疗活动质量的重要保证。管理部门通过制定各项决策、对各科室的物资调配、后勤供应和设备维护，保障医疗护理活动有条不紊、顺利开展。护士与管理服务人员之间是平等的，应相互尊重，共同协作。

（一）护士与行政管理人员

　　自觉尊重，理解支持。护士要尊重行政管理人员，树立全局观念，既要如

实反映临床第一线的实际需要，协助行政管理人员解决现实问题，又要支持行政人员代表医院作出的合理决策。各级行政管理人员要树立以人为本，切实为临床医护工作服务的思想，支持、帮助、配合医护人员完成工作，维护一线医护人员的正当权利和合法利益，在临床医护设施用物更新、人力资源配备和排班、继续教育专业培训等方面为临床一线着想。

（二）护士与工勤人员

尊重理解，珍爱劳动。工勤工作包括提供物资、保养和维修生活设施与仪器设备、保持医院环境清洁卫生等，是医院工作的重要组成部分，也是各项医疗护理活动正常进行不可缺少的环节，是提高护理质量的保证。护士要充分认识工勤工作的重要地位，尊重工勤人员，珍爱他们的劳动成果。工勤人员要树立为临床一线服务的思想，共同为提高医院服务质量而努力。

【人文关系启示录 5 - 4 - 3 】 后勤不靠后， 保障冲在前

护理案例

医护人员"前线冲锋陷阵"，离不开后勤人员"保驾护航"。8 月 23 日下午五点，眼科二病区、眼科四病区、眼科七病区实行紧急医疗服务，总务科收到通知后，立即联系科室护士长，统计科室患者、陪人、医护人员和保洁的人数，安排食堂准备工作餐。总务科维修组及配电室工作人员加班加点打包饭菜，用板车及三轮车挨个科室进行配送，配餐完成后已经将近晚上八点。眼科二病区和眼科七病区护士长致电需要采购日用品，总务科立即派人员采买，及时送达。[8]

案例讨论

这是一个"医护与后勤紧密合作"的案例。面对各种各样的疾病，医护人员是冲在前线与疾病对抗的战士，而后勤人员则是在大后方如钢铁般坚守的卫士。在来势汹汹的一切医疗险情面前，不管是前方"冲锋陷阵"的一线人员，还是后方"保驾护航"的医院医技、后勤人员，他们是命运共同体，更是责任共同体。大家众志成城、精准施策，各司其职，共同战斗，只为打赢每一场"医疗战役"，共同为人民健康贡献自身力量。

思政小结

他们不是医者，不能救危难于生死，但是有他们在，让"冲在医疗前线的战士"吃饱、穿暖、安全，正是有他们，"白衣战士"才能无后顾之忧。有一分热，发一分光，萤火汇聚成星河，照亮黑夜。

参考文献

［1］百度文库. 神经内科护患温馨小故事短篇［EB/OL］.（2022 – 03 – 28）［2023 – 10 – 20］. https：//wenku. baidu. com/view/16aa2f3aa000a6c30c22590102020740be1ecdb9?aggId = undefined&fr = catalogMain_ text_ ernie_ recall_ feed_ index%3Awk_recommend_ main_ graph&_ wkts_ =1721957158991.

［2］潇湘晓雾. 生命的角色［EB/OL］.（2022 – 04 – 01）［2023 – 10 – 20］. https：//zhuanlan. zhihu. com/p/491556249.

［3］伍天章. 生命困惑与选择：医学伦理学学习指导及案例分析［M］. 广州：广东人民出版社，2004：10.

［4］仇家兴. 两名护士因打架上热搜！背后却有着更深层次的原因［EB/OL］.（2022 – 08 – 30）［2023 – 10 – 27］. https：//mp. weixin. qq. com/s/FNbamoikqHC55 – AoeIO9LA.

［5］郭琳，王宝华. 手术护士创新改进　医护团队高效协作［EB/OL］.（2021 – 09 –04）［2023 – 12 – 22］. https：//mp. weixin. qq. com/s/4WV5g1oOOGPSva_ Jl3515w.

［6］凯华律师团队. "护士对患者病情观察不到"进而产生医患纠纷的案例［EB/OL］.（2022 –05 –07）［2023 – 12 – 22］. https：//mp. weixin. qq. com/s/4X8xQvAkMfJs 4D46wIYBlQ.

［7］王霞，周容，刘吉芳. 医技护合作培训模式在放射科对比剂不良反应抢救中的应用［J］. 海南医学. 2015，26（16）：2487 –2489.

［8］西安市第一医院总务科. 后勤不靠后　保障冲在前［EB/OL］.（2022 –08 –29）［2024 –01 –08］. https：//mp. weixin. qq. com/s/Qd_ Rax10nTPocXHWEh XPag.

第六章　临床护理叙事

第一节　基础护理中的护理叙事

基础护理是运用护理学的基本知识和基本技能，满足患者基本需要的一系列护理活动。基础护理是护理工作的主体，也是临床各专业护理的基础，是"以患者为中心"这一护理理念的具体体现，主要包括生活护理、病情观察治疗的基本护理操作等。基础护理对于促进患者康复、提高危重症患者救治成功率、降低病死率等至关重要，是每位护士必须掌握的基本功。基础护理工作质量是衡量护理服务优劣的重要标准之一，而护士的道德境界更是决定基础护理工作质量的关键。因此，基础护理伦理要求护士具备良好的职业道德和职业情感，掌握护理学基本理论和技能，加快患者恢复健康进程。

基础护理是护理工作中具有共性的技术与生活服务，具有时序性与周期性，周而复始的循环运转，保证满足患者最基本的需要。护理过程中关注人的整体性及护理的整体性，一方面体现在患者是具有生理、心理、安全、尊重等基本需要的整体；另一方面体现在基础护理与患者整体诊疗方案密不可分，协调统一。

一、专业认同，奉献爱心

【人文护理启示录6-1-1】 护士小张的细心和爱心

护理案例

某呼吸科住着一名昏迷合并坠积性肺炎的李阿婆，阿婆无法自行咳痰，需要人工吸痰，但是阿婆住院四天以来，一直持续发热，该有的治疗都进行了，却不见好转。护士小张刚刚结束监护室的规培轮科，被分配到呼吸科轮转，这天她上护班，需要完成整个病区的基础护理，包括口腔护理。小张见阿婆无法配合，于是她借助开口器，为阿婆实施口腔护理。打开阿婆嘴巴的一瞬间，小张愣住了，上颚、舌面、口腔都覆盖着厚厚的痰痂及痰液。常规的护理根本擦拭不干净口腔，于是小张让阿婆的儿子配合固定住阿婆的头部，她借助湿纱布及手套徒手取痰痂。小张动作专业娴熟，将痰痂一点点轻轻地从阿婆口中取出来，最后再用干净的棉球及纱布清理干净阿婆的口腔。看到厚厚的、黄黄的痰痂从阿婆嘴里取出，她的儿子连忙拉着护士的手道谢："谢谢您姑娘，真的太感谢啦，您的细心、爱心和专业才能换来我妈妈的舒适。"后来和其他护士沟通才知道，因临床工作繁忙，很多时候口腔护理草草了事，再加上阿婆昏迷，不能主动吐痰，痰液积聚在口腔，久而久之就形成厚厚的痰痂，滋生细菌，人工吸痰的时候口腔菌又坠入气道，加重感染，导致反复发热。知道这个原因后，护士加强对阿婆的口腔护理，很快阿婆的症状得以控制，病情渐渐好转，不久就顺利出院了。

案例讨论

这是临床中基础护理工作的一个缩影，基础护理工作占护士每天一半以上的工作量，工作平凡但意义重大，而生活护理是基础护理工作中的重要组成部分，包括患者从入院到出院过程中的环境安排、清洁卫生、睡眠护理、排泄护理等服务，是护士帮助患者维持基本生理需要的必备技能。案例中的护士小张有一双善于观察的眼睛、一双灵巧的手和一颗乐于奉献的心，在她身上体现了基础护理的专业价值，在平凡中孕育伟大。

思政小结

护士应树立正确的观念，认识到基础护理对保证患者生命安全的重要作用，坚定职业信念，尊重生命，无私奉献。由于基础护理工作具有周期性的特点，有时某些操作每天都会重复多次，不可因熟悉而疏忽，因反复操作而懈怠，更不可以由毫无护理专业知识的家属或陪护代替完成。案例中前面的护士因为工作繁忙而对患者的基础护理敷衍了事，这种不负责任的态度与行为，有可能会影响患者的恢复，甚至危及患者的生命安全。

二、认真负责，审慎耐心

【人文护理启示录 6 - 1 - 2】　疏忽导致的夜班悲剧

护理案例

那是一个寒冷的冬天，小李是某医院心内科病房的护士，工作有 4 个年头了。那天小李上夜班，她仗着自己年轻，想着熬夜对自己来说没什么影响，所以白天她就约了几个朋友逛街吃饭，也没怎么好好休息，想着晚上快点把工作完成，空闲时也可以在护士站休息一下。小李按照往常一样麻利地将夜班的工作有条不紊地完成了，并按照护理级别定期巡视病房。漫漫长夜着实让她熬得难受，天空渐渐褪去墨蓝，迎来了黎明的曙光。辅助夜班的护士王姐是个资深老护士，由于年资深经验足，护士长就安排她上辅助夜班，夜间有突发情况可以协助夜班护士一起处理。清晨六点王姐开启了晨间护理工作，当王姐来到病房时，发现赵伯睡得很沉。赵伯年纪大，睡眠一直不好，一点声音就会醒。王姐敏锐地察觉到不对劲，立马走到床边观察，发现赵伯心跳、呼吸已经停止了，王姐立即实行心肺复苏，可是最终还是没有抢救过来。赵伯的突然离世让儿子接受不了，质疑夜班护士巡视不到位，强烈要求调取监控，让院方给个说法。经过调查发现，小李在夜间是按照级别要求定期巡视患者，但是她自述由于自己白天没休息好，晚上又累又困，巡视的时候只是看到患者睡在床上，就匆匆离开去了下个房间巡视，却没有仔细观察患者情况，以至于赵伯有突发情况也浑然不知。

案例讨论

案例中的护士小李虽然按照要求巡视病房，但是为了节省时间、精力而将操作规程随意简化，导致患者出现突发情况却未能及时发现。近期媒体平台流传这样一个视频：急诊科一位留观老者心电监护显示心率每分钟 70 多次，旁边的护士认真审视心电图，敏锐地发现这不是患者的真实心率，立即展开心肺复苏，赢得了抢救时间，将老人从死亡线拉回。很多时候及时的发现与抢救得益于护士的认真负责，为患者赢得宝贵的抢救时间。

思政小结

护理既是一门科学，又是一门精细的艺术。在临床护理过程中，护士应严格遵守工作规程，集中思想，认真执行各项制度，时刻将患者生命安危放在心上，关注患者生理、心理变化，满足患者需求，尽力为患者创造一个安全舒适的医疗环境。在护理工作中，护士一定要时刻提醒自己患者的生命无小事，更要认识到基础护理质量关系到患者的健康，因此，务必审慎耐心地对待每一项工作。

三、敬业爱岗，服务暖心

【人文护理启示录6-1-3】 床位调整与理解

护理案例

今天护士小李带着实习生为48床的王阿姨做雾化治疗。护士小王带着一位阿姨新入住隔壁47床，她老伴提着生活用品跟在后面。他们一进来，小李就听到叔叔说："怎么是靠墙的床，姑娘，你看那个49床是靠窗的，我们能不能住49床啊？"这原本是个双人房，但是一到这个季节呼吸科患者爆满，只能加床，常规病床1.2米宽，但是房间空间本来就不大，加床宽也就不到1米。小王向患者家属解释道："叔叔，今天49床也新收了一个患者，等会就到了，床位不是我说了算，你跟我说没用啊！"叔叔一听就很生气，和护士争辩起来。小李连忙拉开两人，让小王先去忙其他工作。小李耐心地问道："叔叔，你看47床位置很宽，又有独立的床帘，方便阿姨休息，您晚上陪护也方便啊，为什么执意要换床呢？"叔叔激动地说："护士你不知道，我老伴是慢阻肺又有哮喘，因为这个病我们花了不知道多少钱。我老伴一到相对密闭、空气不流通的地方，她就发作。这次因为慢阻肺合并感染进来住院，但要是哮喘再发作我们开销又大了，真的压力太大啦！"原来是这样。小李说："叔叔，床位确实不是护士可以随意调动的，这个还要和医生商量，我等会去和阿姨的主管医生说一下，看能不能趁着49床患者还没到给您调整一下。"正说着主管医生过来询问病史，小李就把情况和医生说了，医生同意了。叔叔激动地拉着小李的手说："谢谢您，护士，您真是一个好人。"

案例讨论

在实施基础护理时，护士应树立以患者为中心的护理理念，提供全面周到的优质护理，提高护理服务质量。案例中，患者易受空气不流通等因素诱发疾病，再加上疾病反复，家庭经济压力大，家属出现担心与焦虑情绪。护士小李能够认真倾听、了解患者的需求，理解和尊重患者，关心体贴患者，耐心做好解释工作，使患者感到舒适、有安全感，负面情绪得到缓解，问题得到解决，同时也利于患者康复。

思政小结

护士的敬业精神是做好基础护理的前提，临床护士只有热爱自己的护理专业和护理岗位，对患者具有高度的同情心，才能在基础护理中尽责尽心。在为患者实施基础护理时，护士应培养同理心，想患者之所想，一切从患者的利益出发，严格要求自己，认真落实每项护理措施，不能仅限于完成任务，更不能应付了事。

四、钻研业务，增强信心

【人文护理启示录6-1-4】　护士小石的发明

护理案例

22岁的护士小石从某医学院的护理学专业毕业后，进入广州某医院做了一名护士。小石入职后按照规培护士轮科计划，轮转到胸外科病房。她在临床发现胸外科气管手术患者术后需要较长时间取颈部前屈位，因这种手术基本上采用下颌与胸骨上窝处皮肤缝线连接，同时用骨科常见的颈部固定器（即颈托）套于患者颈部减轻患者的颈部后仰动作。每天上班，主管医生及护士都需要交接患者的颈部伤口情况。细心的小石发现，骨科的颈托属于泡沫结构，材质坚硬，颈部伤口前面没有任何的观察窗口，颈前及脑后的支撑部分过长，正好卡在患者缝线处，每次观察伤口都要拆开颈托，即使动作再轻柔也会增加患者的不适感及疼痛感，并且，这样操作既影响效率，又增加了感染风险。冬天还好，但是像广州夏季闷热，如果长时间地捂住伤口，不利于伤口愈合，汗液的浸入也会增加伤口感染的风险。小石想，能不能发明一个前面有观察窗并且通过左右及后面的三角起到支撑作用的颈托,这样既减轻患者的不适感又便于观察患者的伤口情况,同时提高了透气性,促进伤口愈合。后来小石自购了一个颈托,在此基础上进行裁剪及改良。经过一周的努力,一个新型颈部固定器就成形了,她利用业余时间构思画图,再利用动画制作,初步完成装置设计稿,并顺利申请了专利。后来小石将成果转化投入临床使用,真的解决了之前气管手术术后颈部固定器导致的各种问题。

案例讨论

案例中的护士小石在日常工作中将临床医疗用具进行改良,使基础护理用具的使用功能多样化和人性化,减轻医护的工作负荷,提高工作效率,减少患者的不适感,促进患者的康复。护士在为患者提供基础护理服务的过程中,要经常分析自身不足,不断进行理论学习与实践锻炼,促进自身能力的提高,从而增强为患者提供优质护理服务的信心,不断提升护理服务质量,提高患者满意度。

思政小结

随着医学和护理学的迅猛发展和人们对健康的越发重视,基础护理的内容和标准也在不断发生改变,护士要不断加强专业知识技能的学习,了解临床医学及护理学的新进展,掌握新知识、新技术,在日常工作中善于发现问题,开拓思维。

第二节 急危重症的护理叙事

急危重症护理是以挽救患者生命、提高抢救成功率、减少伤残率、提高生命质量为目的,对急危重症患者实施抢救护理与科学管理。急危重症患者的抢救在医学领域中占有重要地位,急危重症护理学已成为一门独立的学科。由于这类患者疾病具有突发疑难、危重多变性的特点,随时可能出现生命危险。因此,对急危重症护士的伦理素养提出了更高的要求,能否对急危重症患者做到及时、准确、有效的抢救,不仅关系到患者的生命安危,也关系到医院管理水平和医护人员整体素质、技术水平、临床经验的评价。急危重症患者抢救的特殊性,决定了急危重症护理具有任务的紧急艰巨性,风险的不可预知性,护患沟通的复杂性等特点。因此，对急危重症护理具有争分夺秒、冷静果断、技术精湛、灵活应变、同情理解、及时沟通、高效施救、协同合作的要求。

一、争分夺秒，冷静果断

【人文护理启示录6-2-1】　术后细心的观察与处理

护理案例

患者田叔行心肺联合移植术后，顺利转入监护室治疗，术后拔除气管插管，予无创通气。移植组专科护士小李按照每天的工作习惯，在医生查房前进行护理查房。术后第三天，小李来到田叔床旁，发现田叔精神疲倦，呼气较之前费力，查看末梢血氧指数92%~94%，查看动脉血气结果较之前明显下降。田叔忧心地问小李："我是不是发生了排斥反应？"同样的问题也第一时间出现在小李脑海中，她一边安慰患者，一边沉着冷静地开始寻找证据，进行辨别：①患者主诉呼吸费力，末梢血氧下降，血气氧合下降。鉴于值班医生已调大了呼吸支持力度，可以排除由拔除气管插管，呼吸支持力度不足引起。②查看感染指标：患者无发热，查看前一天气管镜检查结果分泌物不多，感染指标PCT，白细胞变化不明显，排除感染的可能。③当日胸片：双下肺渗出较之前增加，胸液突然较之前增多。当日心脏彩超结果也较之前异常，查看BNP结果较之前明显升高。小李记得之前看过相关的文献，她有个大胆的怀疑——患者可能发生了排斥反应。于是，小李立即告知本组医生，然后由医生进行沟通，当天给予甲强龙冲击，夜间复查田叔血气结果发现较之前明显升高。

案例讨论

案例中，小李通过对田叔的病情变化，观察各项检测化验指标和数据以及各类影像学结果，果断冷静地做出判断，及时通知医生，尽快采取治疗和应对措施。可以看出，小李有丰富的专业底蕴，能够沉着冷静地思考求证，最后准确地识别排斥反应，帮助田叔脱离危险。但是，要注意果断不等同于武断贸然行事，要沉着冷静、全力以赴地救治患者。

思政小结

在为急危重症患者提供护理的过程中，护士作为最直接、最主要的人员，必须有敏锐的观察力。急危重症患者的病情危重复杂多变，分分秒秒都关系到患者的生命安全，甚至影响预后，这就要求护士必须拥有敏锐的洞察力，及时准确地发现病情的变化，抢夺救治时机，提高抢救的成功率。

二、技术精湛，灵活应变

【人文护理启示录 6 - 2 - 2】 食管癌术后出血：一次措手不及的抢救

护理案例

食管癌术后最易发的就是支气管食管瘘，但是这次遇到的案例却让人措手不及。外科医生都是在忙完一天的手术后查房换药，这是他们每天的工作节奏。廖叔食管癌术后第七日，医生查房后需要为他渗液严重的伤口换药，于是他在医生的陪同下来到治疗室躺在治疗床上换药。没过多久，只听医生大喊"护士快来，患者出血"。小陈是当晚值班护士，工作两年，刚刚结束半年监护室轮转回到病房上班。听到医生呼叫，"涉世不深"的小陈立马启动抢救模式，推抢救车，呼叫同班护士准备吸痰机、心电监护仪、除颤仪，并预判性地将二值护士呼叫到位。当二值护士来到现场，发现小陈已经将两条静脉通路准备完毕，很熟练地配合医生抢救，同时一直不停地吸引着口腔和鼻腔的血液。"这样不行，口鼻腔同时出血，一台吸痰机吸引不够，阿姨，再推一台吸痰机。"二值护士冷静淡定地说道，"注意负压吸引的间替性，同时注意氧气供给，保证血氧，注意监测生命体征和神志变化。"二值护士和小陈默契地配合负压吸引及氧供。另外一名护士配合医生完成药物治疗的同时，听从二值护士的指挥。血还是止不住，只能进行手术探查。吸痰机没有储电，转运途中如何保证负压吸引避免窒息？"阿姨，去拿几个一次性喂灌器（为胃管患者注食注药的注射器，一般为 50mL），"二值护士斩钉截铁地说，"我配合医生完成转运，小陈，你和小李处理后续工作。"二值护士和医生紧急将患者送到手术室进行手术探查。

案例讨论

案例中，护士小陈利用娴熟的专业技术操作配合医生完成抢救，预判性地寻求团队帮助，二值护士到场后沉着冷静地分析形势，在复杂多变的情况下迅速地处理突发事件。如果护士专业理论知识不全面，专业技术不熟练，都有可能影响抢救成功率。因此，护士必须具有孜孜不倦的学习精神，在工作中坚持理论联系实际，主动学习急危重症护理新知识、新业务和新技能，熟练掌握各项操作技术和各种仪器的使用，不断提高自身专业素养，增强分析问题和解决问题的能力。面对高度紧张、复杂多变、快节奏的工作局面，灵活应变能力是急危重症护士必须具备的一项重要能力。由于急危重症患者就诊量、就诊时间等不确定因素多，不可预知性强，护士平时应加强应急训练，增强应变能力，随时处于应急待命状态，在突发情况下做到快速反应。

思政小结

急危重症患者的护理单元集中了医院最先进的治疗、护理和监护技术，配备了先进的仪器设备。急危重症护士应具备较高的业务素质，才能胜任此岗位。随着科学技术的迅猛发展，医疗理论及治疗技术也得到了不断更新，对护士也提出了更高的素质要求。

三、同情理解，及时沟通

【人文护理启示录6-2-3】 监护病房中的危机

护理案例

某院呼吸科重症监护病房的呼吸机、监护仪的提示声"滴滴答答"地响着，临床护士也忙碌地穿梭在各个病床间。李阿婆因为慢阻肺缠身多年，一到转季的时候稍微不注意就合并感染气促加重。今年李阿婆呼吸困难的情况更糟糕，老伴和女儿贴身不离地守护着阿婆。

为了更好地观察病情，医生特地将李阿婆的床位调整到离护士站最近的位置。这个床位离护士站是挺近的，但是这个监护病房没有独立的卫生间，需要绕一段路才能到公共卫生间。对于监护病房的患者来说，尤其是呼吸困难严重的患者都建议在床上大小便，避免意外发生。

李阿婆从来没有在床上大小便过，本来住院环境的改变已经扰乱了她的排便规律，再让她在床上排便更别提多难受了。于是她让女儿陪她横穿护士站，抄个"近路"到公共卫生间解决。护士小张正在护士站认真地审核医嘱，当她抬头看到李阿婆和女儿时，李阿婆已经颤颤巍巍、气喘吁吁地来到护士站后走廊，小张立马说道："你们怎么可以走这里呢，这里是办公通道，非工作人员不能进入！"话音刚落，气促明显的李阿婆突然一口气没上来晕瘫在地上，女儿看到母亲瘫坐在地上，立马哭喊道："妈，你怎么了？你别吓我啊，快来人啊，快来人啊！"原本去热饭的李阿婆的老伴听到女儿的哭喊立马跑出来，看到老婆孩子的现状，他在护士站大吵大闹起来！护士小张被眼前一幕吓到，不知所措。医生和护士长闻声来到现场，马上拿氧桶、推轮椅，将患者安全地转移到床上，做了紧急处理，还好处理及时，李阿婆脱离了危险。

护士长先安抚好李阿婆的老伴和女儿，转身来到护士站询问小张事情的经过。"小张，你知道李阿婆稍微一活动就气促加剧，当然你处理医嘱认真是对的，但是你的位置是离李阿婆最近的，我们面对急危重症患者要眼观六路，耳听八方，观察细致，患者没吸氧的情况下突然离床，你看到第一时间应该是关注患者的安危，需不需要吸氧，需要什么帮助。病房制度是要遵守，但是也要注意沟通的技巧和时机啊！"小张点点头说："护士长，我以后知道要怎么做了。"随后，护士长针对这次李阿婆离床上厕所的问题，也向护士们强调全面、整体关注患者的同时也要注意关注细节和患者的需求。

案例讨论

案例中，护士小张为了执行病房管理制度，忽略对患者病情的观察及对患者需求的评估，同时未注意沟通的语气及技巧，导致患者在脱氧情况下出现呼吸困难加重而发生晕厥，家属因为患者病情突然变化出现情绪波动。同时，李阿婆入院后由于周围环境改变，导致各类生活习惯紊乱，再加上基于抢救与治疗护理需要，急危重症患者的护理单元一般相对封闭，危急的病情、周围病友的抢救及死亡、各类仪器的报警声……均可引发患者的焦虑或恐惧情绪。

护士要同情、理解患者，仔细观察，发现患者的心理需求，加强沟通，在实施各类操作前做好解释工作，操作时动作轻柔、语言温和。尤其是在进行会阴抹洗、尿管护理等需要暴露患者隐私部位的操作时，应注意使用屏风遮挡。部分患者由于气管插管等原因导致语言沟通不畅时，护士可采用写字板、卡片等非语言沟通方式了解，并及时满足患者的需求。病情紧急的情况下，争取在抢救间隙多次、分步向患者家属说明病情及预后，以取得家属的知情同意。如患者抢救无效死亡，要做好遗体护理和家属的心理安抚。

思政小结

护士应增强沟通意识，掌握高效沟通的技巧，理解患者及家属的焦虑、紧张情绪，及时将患者病情转告家属，协助医生做好患者知情同意告知，注意倾听患者及家属的诉求，耐心为其解惑。护士也要加强护理伦理学、心理学、社会学、法学等护理相关学科知识的学习，提高自身综合素质，正确处理急危重症患者护理中的相关问题。

四、高效施救，协同合作

【人文护理启示录6-2-4】 重症监护病房中的生死时速

护理案例

重症监护病房每天都上演着"时间就是生命"。某天下午两点，护士小赵帮助50床的阿婆进行吸痰护理，吸痰后一边擦拭着阿婆眼角的泪水，一边安慰着阿婆："好啦，婆婆，吸完痰，呼吸就顺啦！"突然听到隔壁床阿叔的心电监护报警，小赵立马跑过去，敏锐地看到心电监护波形是"室颤"。此时患者已经昏迷了，小赵立马按铃呼叫的同时，快速暂停鼻饲泵饮食、放低床头，撤去枕头，拔下气垫床，立即进行心肺复苏，动作娴熟，一气呵成，"不好意思，家属，您先别着急，也麻烦您回避一下，谢谢！"小赵一边做心肺复苏一边气喘吁吁地安慰家属。这边听到呼叫的组长王姐立马推抢救车到床边，将家属安置到病房外，边说边把床帘拉上，并快速拿出球囊，接上氧气进行人工通气。王姐在来之前已经通知了值班医生，医生到场之前，小赵和王姐尽最大努力挽留阿叔的生命。"王姐，阿叔突然室颤会不会是误吸后窒息导致的？我刚过来的时候发现床头被人调低了。""有可能，帮他吸一下痰看看。"就在此时，医生和另外一名护士也到场协助抢救，医生交替按压，同时下达口头医嘱"肾上腺素1mg静注"。小赵立即帮助阿叔吸痰，痰液中带着黄色营养液。另外一名护士复述"肾上腺素1mg静注"后立即执行。就在大家紧张万分的时刻，心电监护上跳出了正常的波形。大家都松了一口气，阿叔渐渐地恢复了意识。经过和家属沟通得知，阿叔的儿子第一天陪护，不知道鼻饲体位要求，想着老人家天天半卧睡得太辛苦，于是悄悄地把床头摇低了。还好抢救及时，才让阿叔只是在鬼门关前走了一圈。后续小赵又针对注意事项和家属详细地说了一遍，家属感激万分。

案例讨论

在这个案例中可以看到急危重症患者病情紧急，需要多人同时施救，这离不开护士小赵和王姐彼此良好、默契的配合。在医生未到场的情况下，护士分工合作明确，急救流程清晰，在整个抢救中，各司其职，有条不紊，避免重复错乱及延误抢救时机。此外，急危重症患者病情复杂，常累及多个系统的脏器，需要不同专业的医护人员共同协作。若遇到抢救时静脉穿刺困难，可请麻醉科医生进行深静脉置管或穿刺。

思政小结

在急危重症抢救过程中，要求护士具备团队意识，护士之间以及与其他医护人员之间要精诚协作，互相尊重，互相学习，相互沟通，主动配合。另外，务必注意不要在患者面前互相指责，推脱责任，进而影响护理工作；要齐心协力保证患者的医疗护理计划准确、及时地实施，使救治获得成功。

第三节　手术的护理叙事

围手术期是指患者自确定手术治疗之日起至与手术有关的治疗基本结束的一段时间，分为手术前期、手术期和手术后期三个阶段（临床简称术前、术中、术后），手术则是围手术期的中心环节。因手术会带来新的创伤，故围手术期护理也具有其特殊性。

手术是治疗疾病的一种有创性治疗方法，医护人员需在最优化的原则下，综合考虑患者个体特征、病情进展等情况，通过对近期疗效与远期效果的预判、局部损伤与整体效果的权衡，全面细致地考虑问题，严格缜密地确定手术方案。

在围手术期各阶段，护士要主动了解、全面评估患者的基本情况，充分了解手术方案，细致观察病情，做到围手术期各阶段衔接紧密，加强团队协作，为患者提供全程、整体、安全的围手术期护理。

围手术期的护理质量是手术成功的有力保障，也是手术成功的重要环节之一，直接影响到患者的预后和康复。这就要求护士以护理伦理学原则为指导，通过扎实的理论基础、娴熟的业务技能，积极控制和应对各种风险，最大限度地降低手术对患者的创伤。

一、术前护理叙事

术前护理是指从患者入院到手术开始前的护理过程，是保证手术顺利进行的基础，护士要根据医嘱协助患者做好各项术前心理和生理的准备工作。

【人文护理启示录6-3-1】 病房里的术前宣教

护理案例

【案例一】

张阿姨入院后第三天，已完成各项入院检查，准备于次日在全麻下行左乳腺癌根治术。护士小李已经为张阿姨做完术前备皮，正在对其进行术前宣教。张阿姨是一位大学老师，对自己的疾病认知较为积极正面，心态良好。

护士小李："张阿姨，术前备皮这就完成了，我现在给您讲讲术前的注意事项，您先听一听。这里还有健康宣教图册，里面有术前准备物品和注意事项，我讲完后您再看一看，我一会再把术前宣教的材料给您送过来。"

张阿姨："小李，我想问问你啊，我之前做的乳腺穿刺结果刚回来了，说是浸润性导管癌还是啥的，没记清楚，反正是恶性的保不住了，我一琢磨我也是五十多岁的人了，也不想保乳，我觉得根治挺好的，这样我也放心，我老公和孩子都希望我能切干净。你能先给我说说这个手术到底是怎么做吗？我刚没好意思问大夫。"

护士小李："嗯，这是挺难回答的问题，具体还要看术中冰冻的结果。我简单给您介绍一下根治术吧，一般是乳腺切除加上腋窝处的淋巴结清扫，涉及是否保留胸大小肌，待会我给您做完术前准备，田主任会找您进行术前谈话的，他会就您的情况具体跟您讲适合做什么方案以及麻醉风险等一系列内容，您是大学老师，对您来说理解起来应该不难，到时候您就明白了。"

"这样啊，"张阿姨若有所思地想着，"那我应该全麻吧？"

护士小李："嗯，根治术是需要在全麻下进行的，所以我要跟您说，您要配合我们做术前准备。"

张阿姨："嗯，好嘞，这个才是主要的。我以前生孩子时就是全麻剖的，有经验了。"

护士小李："大致上应该是差不多的，还是需要术前禁食的，明早起来我帮您把您的长头发梳一梳，梳成两个大麻花辫放在两边，这样比较方便。"

张阿姨："还要梳两个麻花辫？"

护士小李："是啊，咱做完手术是需要平躺的，梳成两个麻花辫放两边省得硌着头，还干净利落。我一会再给您送一套新的病号服过来，明早咱穿上新的病号服去手术。"

张阿姨："好的。虽然我心里明白手术会顺利，但其实吧，我还是觉得挺紧张的。"

护士小李："嗯，肯定的。这样，您先去跟田主任做术前谈话，等您谈完了我看时间也差不多该给大家做放松训练了。到时我叫您一起，大家一起听听音乐放松放松，和大家一起聊聊天，交流交流经验，就不会觉得那么紧张了。"

张阿姨："嗯，行。那我先去谈话，你先忙。"

护士小李："好的，我一会过去找您。"

【案例二】

在普外科病房里，护士小曼正在为次日做腹腔镜手术的张阿姨进行术前宣教。"姑娘，明天的手术要花多少钱呀？"还没开始，张阿姨就迫不及待地问小曼手术费用的问题。小曼说："腹腔镜手术一般在 4 万~8 万元。"张阿姨觉得农村一年收入才五六万元，做个手术都搭进去了，现在医院收费太高。小曼答复说："医院也是有投入的嘛，所以就会有收费。"

小曼接着读完术前准备和注意事项，转身就要走。张阿姨说："护士，你读得太快了，我什么都没记住，而且我现在特别不舒服，头晕眼花，会不会影响我明天手术呀？"小曼说："就这么点东西都记不住吗？这张宣教单你拿着仔细看看吧！刚刚量血压了吗？"张阿姨道："下午 2 点量血压好像是 160/100mmHg 吧，医生给开了降压药，但还是不舒服，可能和我昨晚一直担心手术所以没休息好有关吧，护士，你说会不会影响……"小曼答道："不就是个微创手术，有什么可担心的！况且是我们主任主刀，他可是腹腔手术的专家！血压这么高，过半小时后叫我们再量一次。今天一定要早点休息，别胡思乱想，高血压是会影响手术的！"小曼不耐烦地打断张阿姨，说完就走了，张阿姨一个人在病房里越想越害怕，偷偷地抹起了眼泪。

案例讨论

　　手术是治疗疾病的重要手段，但手术与麻醉对机体造成的伤害会加重患者的心理负担，同时接受手术治疗的患者及家属容易产生不同程度的心理问题。手术方案确定后，患者往往会出现情绪上的波动，既盼望尽快手术来解脱疾病带来的痛苦和压力，又惧怕手术带来的疼痛和损伤，从而产生焦虑、恐惧、烦躁、紧张、不安等心理或行为上的表现。上述两个案例中，两位护士的做法截然相反。

　　案例一中的护士小李根据医嘱协助张阿姨做好各项术前心理和生理的准备工作。虽然手术方案选择属于医生的工作范畴，但护士小李对此有充分的了解和认同，协助医生为张阿姨做好术前准备和健康指导，通过介绍手术相关知识，耐心解答患者疑问，消除患者顾虑。小李尊重、关爱患者，耐心细致地做好术前的相关准备，包括梳辫子这种细节，切身地从患者角度出发，考虑周全。同时，她还通过肢体放松训练和音乐放松疗法分散患者注意力，消除患者紧张情绪，帮助患者以乐观稳定的情绪和平静的心态接受手术。

　　而案例二，首先针对患者提出的手术费用的问题，护士小曼应该有针对性地应用自己所学的专业知识向张阿姨解释收费的用途，如手术过程中的医疗器械等成本很高，解释时语言要通俗易懂。另外，手术治疗可以延缓疾病进展，不仅减轻患者痛苦，也会节约更多的治疗费用，解释的同时要对阿姨的真实想法和困难表示理解，而不是寥寥数语，应付患者。其次，在宣教内容方面，小曼首先要学会人文关怀，理解张阿姨由于医学知识缺乏，不能完全理解宣教单中的内容，且由于对手术恐惧而影响睡眠。对于术前准备的内容，小曼应该用通俗易懂的语言向张阿姨讲述，而不是照着宣教单读。当张阿姨表示她对手术感到恐惧时，小曼不应该不理解患者的恐惧情绪，责怪她胡思乱想，影响睡眠，这种做法不仅不能帮助患者缓解紧张情绪，反而加重其焦虑。小曼应该对此表示理解，并利用自己的专业知识消除患者的顾虑，从而促进其睡眠。我们通过案例可以看出，小曼并没有真正地尊重和关爱患者。

思政小结

　　从两个案例的鲜明对比可以看到，护士要关注、尊重、爱护患者，满足患者的心理需求，调节患者心理与情绪，减轻紧张与顾虑，做好充分的术前准备，熟悉手术方案，确保知情同意，协调好医护患及家属之间的关系，进而保证手术顺利进行。

二、术中护理叙事

术中的护理是指患者从被送至手术室到从手术室返回病房或重症监护室期间的护理，术中的护理是手术顺利进行的有力保证，这对护理技术和护理道德提出了更高的要求，手术室护士应为患者提供最佳的手术环境。安全、肃静、舒适的环境是手术顺利开展的前提条件，护士应保持手术室清洁和温湿度适宜，对待患者要语言温和，动作轻柔，理解关心患者，耐心指导和帮助患者配合手术。患者因手术麻醉失去感知，不能用语言表达需求，没有保护自己的能力，手术室护士要加倍体贴患者，密切观察病情，注重细节护理，这是术中护理伦理要求的重要内容。手术是外科医生、麻醉师、器械护士、巡回护士等手术团队成员共同完成的一项协作性技术活动，任何一台手术都离不开医护人员的密切配合与团队协作。此外，护士要保证充分的沟通和信任，理解家属心情，保持和蔼态度，耐心回答患者提出的问题，并给予必要的解释，以消除他们的忧虑与不安，但对于患者及家属提出违背技术常规和医疗原则的要求，护士应予以拒绝并加以解释。

【人文护理启示录6-3-2】 一块纱布引发的两种结局

❤ 护理案例

【案例一】某日深夜，医院的手术间正在进行一台十分复杂的开腹手术。患者出血量较多，在医护人员的齐心努力下，手术终于要结束了。关腹前器械护士小张与巡回护士反复清点，发现少了一块手术纱布。此时，主刀医生已经开始缝合腹部切口，表示没有将纱布留在患者腹腔，让两位护士继续在体腔外寻找。小张认定纱布在患者腹腔内，坚持要医生停止缝合。在小张的坚持下，医生们停止了缝合，并最终在腹腔深处找到了那块纱布。事后，主刀医生对护士小张诚恳地致歉，并对她的行为表示赞许。

【案例二】赵某在出差途中遭遇车祸身受重伤，多处骨折，情况紧急。当时被就近送往甲医院进行紧急抢救，在伤势稳定后，该医院为赵某进行了腿部手术，术后依旧在该医院治疗。但随着时间推移，赵某的家属和赵某本人发现，经过手术的左腿切口长期难以愈合，为了防止病情恶化，赵某先后到乙医院和丙医院分别进行了清创术和伤口检查。而当赵某在丙医院进行伤口检查时，该医院发现，在赵某的左腿伤口里，有一块当初手术时没有取出的普通纱布。由于赵某先后在三家医院进行过相关的治疗，纱布的归属问题就成了本案的争议焦点。首先，为赵某进行伤口检查的丙医院被排除了，因为赵某在这家医院没有接受任何手术治疗。乙医院举出了确凿的证据证明纱布不是其医院所有：一是医院对赵某进行手术，有清楚的手术器械记录，在"手术室护理记录"上，纱布数量在手术前后相符，"纱布数量核对无误"的护士长签字清楚地记录在案。另外，这家医院在赵某来医院进行手术前几个月的时候，就已经不再使用这款普通纱布，而是改用更容易查找的显影纱布，后者即使遗留在患者体内，医生也可以通过专门设备很快将其查找出来。而与乙医院相反，甲医院不但在赵某手术的时候使用的是普通纱布，而且在保留下来的给赵某进行手术的手术记录和器械清单上，竟没有记载手术当时的器械、纱布等使用数量的核对情况，也就是说，在甲医院里，医护人员很有可能在手术结束后，压根就没有对手术器械和纱布进行清点。司法部门的损害鉴定结论显示，赵某的损害在当初遇车祸后属于 8 级伤残，但由于甲医院的过错，使赵某在长达 4 年的时间里，承受了更大的痛苦，赵某的伤残等级已经由原来的 8 级发展到了更加严重的 6 级。根据我国有关医疗事故损害赔偿规定和相关法律法规，某市区级法院裁定甲医院赔偿受害人赵某损失共计 252 458 元。另外，一旦赵某今后因为这一医疗事故，身体出现其他直接损伤，该医院还将继续承担相关的医疗费用。

案例讨论

在案例一中，我们可以看到器械护士小张在与巡回护士清点手术物品时，发现少了一块纱布，她严格遵守手术物品清点制度，在她的认真与坚持下避免了一场医疗事故的发生。而案例二中甲医院给患者进行手术的手术记录和器械清单上没有记载手术当时的器械、纱布等使用数量的核对情况，在护理文书书写中存在无手术核查记录、记录不完整、漏记等问题，严重违反了病历书写相关规定和诊疗护理常规规范，同时，也涉及医院手术安全管理问题，违背了手术安全核查制度和手术物品清点制度，对赵某造成了直接的身体损伤及长达 4 年的痛苦。一块纱布，不同结局。

手术室护理工作中的每一个细节都与患者的生命息息相关，任何疏忽与过失都有可能给患者造成不可挽回的损失。器械护士与巡回护士严格执行手术物品清点制度，在手术开始前、体腔关闭前、体腔关闭后、缝合皮肤时，共同清点核对手术器械敷料等台上用品，做好记录，不可出现任何疏漏，防止手术相关物品遗留在患者体内，这是防止手术事故发生的重要措施。

思政小结

手术室的很多工作需要护士独立执行和完成，因此敬业、慎独精神在手术室护理工作中十分重要。手术室护士应培养慎独理念，严格执行各项规章制度，自觉维护患者利益，确保手术室护理的安全和质量。

三、术后护理叙事

术后护理是指从手术结束后到患者出院期间的护理。手术结束并不意味着手术治疗的终结，此时患者因麻醉、手术创伤处于高风险状态，需要严密的病情观察和全面的照护，术后护理对于患者的恢复和预防并发症等方面起着重要作用。因此，此阶段的护理任务非常艰巨、繁重。在术后护理中，护士应严密观察，勤于护理，减轻患者的痛苦，促进患者的康复，并给予患者相应的健康指导及充分的告知。

【人文护理启示录 6 - 3 - 3】 术后躁动的人文应对

护理案例

76 岁患者王伯，因食管癌行食管癌根治术。由于患者有心血管相关的基础病，为保障王伯的生命安全，术后收入 ICU 进行密切观察与救治。术后王伯身上留置了胃管、十二指肠管、胸腔闭式引流管、尿管、颈部深静脉导管等多种管道。王伯麻醉过后神志清醒，但由于各种管道给他造成了各种不适及疼痛，他较为烦躁，多次试图拔除身上的管道。但是术后留置的管道主要是用于临床治疗及观察王伯术后的情况变化的。为方便临床工作，减少意外脱管给王伯带来的伤害，保障王伯的生命安全，护士小刘用宽绷带对王伯腕部及双足进行约束，但是他对约束很不适应，小刘向王伯进行了解释说明，但是他还是表示很抗拒。家属探视时，王伯见到女儿后哭诉着自己的各种不适及痛苦，女儿见状心疼不已，对此极为不满、大吵大闹，叫嚷着护士剥夺了王伯的人身自由，认为是护士虐待她们的父亲并表示要投诉。

案例讨论

案例中的王伯在术后恢复期出现躁动现象，而此阶段患者体内留置各种管道，容易出现意外脱管或拔管，临床称之为非计划性拔管。非计划性拔管会给患者术后恢复带来极大的风险，有时甚至需要再次手术置入导管。术后的躁动甚至会造成坠床的发生，导致患者骨折或软组织损伤。因此，护士一般会在术后躁动的患者肢体上使用约束带进行制动。但约束带的松紧度需要护士进行合理的评估，过紧容易造成肢体损伤，过松起不到约束的效果。案例中，患者的家属对约束带的使用产生怀疑及不满，认为护士将患者强行捆绑，缺乏人性化照顾。

思政小结

护士在使用约束带前，要考虑是否对患者及家属进行耐心的解释及宣教，是否征得患者和家属的理解同意。只有让患者和家属意识到发生非计划性拔管和坠床等情况给术后患者带来的风险以及采取阶段性约束的必要性，取得患者和家属的同意及理解，才能避免术后肢体约束带来的伦理难题。同时，护士也要考虑如何能够合理、安全、人性化地对术后躁动患者进行约束。

第四节　人类辅助生殖的护理叙事

在生殖中心全流程管理的各个环节中，护士承担着包括患者就诊管理、医疗助理、执行治疗医嘱、心理疏导与干预、各类人类辅助生殖手术配合等众多重要职责，护士在人类辅助生殖技术应用中必须遵循以下护理要求。

一、有利于患者

医护人员有义务帮助患者理解辅助生殖技术的治疗方法、利弊及风险。对实施人类辅助生殖技术过程应有详细的记录，并获患者及捐赠者的书面知情同意。未征得患者知情同意的情况下，不得对配子和胚胎进行任何处理，禁止与之相关的买卖行为。

【人文护理启示录 6-4-1】　辅助生殖，谁来买单？

护理案例

小玉 2015 年结婚以来一直未能怀孕。随着年龄增长，她开始接受各种调理身体的方法，甚至通过各种途径寻得了"秘方"。"那几年没少吃难以下咽的药和接受各种治疗，但是一直没怀上。"后来，小玉从王医生处得知是自身染色体的原因，能够正常怀孕概率非常小。而小玉带着成为一位母亲的执念，2022 年 1 月在王医生的帮助下开始接受试管婴儿技术治疗。由于染色体异常，小玉选择了第三代试管婴儿技术，共培育了 6 个胚胎，连续做三次尝试，均以失败告终。医疗费用支付方式是自费，家庭支出全靠丈夫一人收入撑着，除了精神压力很大之外，两人也倍感经济压力大。就在两人决定放弃继续进行试管婴儿技术治疗时，小玉婆婆从邻居陈某处得知，某私立医疗机构有正常的卵子提供，小玉便和丈夫商量去陈某推荐的私立医疗机构试试。在进行试管婴儿辅助生殖的过程中，医疗机构要求小玉夫妇签订协议，协议中明确写到须给参与实施辅助生殖技术的医生和护士分别支付劳务费，并且按供卵的数量直接对供者给予补偿费。小玉与供者联系后发现，对方是刚大学毕业的年轻女孩，于是小玉夫妇便停止与该医疗机构签订协议并起诉该医疗机构。经调查，该机构长期从事买卖供卵并从中牟利。经历这件事后，小玉和丈夫决定回到一开始的医院再试一次，值得庆幸的是，这一次小玉夫妇终于得偿所愿拥有了自己的孩子。[1]

案例讨论

不孕不育发生率逐年上升，多次求子不成的家庭在经济和心理方面都承受着巨大的压力，这些夫妻求子心切的心理特点让不少违法犯罪分子有利可图。本案例中，私立医疗机构企图利用小玉夫妇对孩子的渴望引诱其签订违法协议，在这一事件中，虽未提及护士所充当的角色，但是护士作为辅助生殖技术实施中不可缺少的一员，必定会参与其中，并且该医疗机构出具的协议中明确提及需要支付给护士一定的劳务费，可见，该医疗机构的护士会从中牟利，这不符合有利于患者的原则。人类辅助生殖技术的保密原则包括互盲原则、对使用人类辅助生殖技术的所有参与者实行匿名和保密的义务。《人类辅助生殖技术管理办法》第三章第十六条要求实施人类辅助生殖技术的医疗机构应当为当事人保密，不得泄露有关信息。但由案例可知，小玉与供者取得了联系并得知供者的具体信息，明显违反了保密这一原则及《人类辅助生殖技术管理办法》的规定。

本案例中，医疗机构的协议中明确写了患方需要按供卵的数量直接向供者支付补偿费用，违反了人类辅助生殖技术中"严防商业化"这一原则，该原则明确要求必须严格掌握适应证，不能受经济利益驱动而滥用人类辅助生殖技术，供精、供卵禁止买卖。

思政教学

教师可通过引导学生分析本案例中护士违反伦理的行为，加深学生对人类辅助生殖技术中有利于患者、社会公益、保密和严防商业化原则的理解。非医疗目的注射促排卵相关药品会对身体造成极大危害，尤其是对生殖系统，要告诫学生爱惜身体，避免上当受骗，切勿涉足其中；也可以用于辅助生殖中心新入职护理人员的岗前培训教育；还可用于与患者进行谈话时对患者进行知情同意告知及讲解，防止其上当受骗。

二、知情同意与保密

知情同意包括互盲原则、对使用人类辅助生殖技术的所有参与者实行匿名和保密的义务。医护人员有义务告知捐赠者不可查询受赠者及其后代的一切信息，并且要签署书面知情同意书。人类辅助生殖技术必须在夫妇双方自愿、同意并签署书面知情同意书基础上才能实施。护士应帮助符合实施人类辅助生殖技术条件的夫妇了解本项技术的实施程序、可能风险以及降低风险发生的措施等。接受人类辅助生殖技术的夫妇在任何时候都有权力提出中止本项技术实施，且不会影响其今后所接受的治疗，医护人员须认真完成患方及其已出生的孩子随访。

三、保护后代

从事辅助生殖技术相关工作的护理人员有义务协助医师告知拟接受辅助生殖技术治疗的夫妻，通过人类辅助生殖技术出生的后代与自然受孕分娩的后代享有同样的法律权利和义务，他们对通过本项技术出生的孩子负有道德和法律上的权利和义务，有义务避免人类辅助生殖技术对后代产生严重的生理、心理和社会损害。不得协助医师实施近亲间及任何不符合道德的精子和卵子辅助生殖技术、代孕技术、胚胎赠送助孕技术、以生育为目的的嵌合体胚胎技术及以治疗不育为目的的人卵胞浆移植和人卵核移植技术。

【人文护理启示录6-4-2】 拐卖双胞胎婴儿，被判处有期徒刑

护理案例

小花和丈夫多年不孕不育，尝试了多次体外受精等辅助生殖技术，终于在34岁时如愿怀上了宝宝，孕期一直由副主任医师林某为其产检，由产科诊室护士李某为其进行胎监。但令小花和家人无法想象的是，林某伙同护士李某等人通过修改B超单、言语隐瞒等一系列行为，向产妇及其家人隐瞒了产妇怀的是双胞胎。小花看到自己日渐长大的肚子，发现其腹部要比其他同孕周的孕妇要大很多，到孕后期，小花已经无法独自行走，多以卧床休息为主。小花询问林某为何其腹围要比其他孕妇大那么多，是否怀的是双胞胎，医师告知其只是羊水多，待小花生产后，林某及李某等人秘密将其中一名婴儿卖给他人，并且已经提前收取了对方支付的定金。所幸，婴儿在送出医院前被发现，林某及李某等人被小花一家告上法庭。本案涉及的判决文件截图在社交平台流传，据这份文件，副主任医师林某及护士李某等人犯拐卖儿童罪，被判处有期徒刑。[2]

案例讨论

这是一起医生和护士违反《中华人民共和国刑法》（简称《刑法》）和人类辅助生殖技术伦理原则的案例。本案例中，林某及李某等人违反了辅助生殖护理伦理中的有利于患者、知情同意及严防商业化原则。林某和李某等未如实告知孕妇其怀有双胞胎的事实，在孕妇怀疑自己怀的是双胞胎时，林某仍谎称孕妇只是羊水过多，利用自身职位之便隐瞒孕妇小花怀有双胞胎的事实，违反了患者的知情同意原则，侵犯了孕妇及其家人的知情权；将双胞胎其中一个作为商品予以售卖，违反的是有利于患者的原则，并触犯《刑法》第二百四十条中的拐卖儿童罪。而护士李某虽然是从犯，但是其行为有促进林某的犯罪事实，同样不可饶恕。本案例中虽售卖新生儿未遂，但案件已体现出了林某及李某等人将生命作为商品售卖的行为，违反了严防商业化的原则，将生命视同儿戏，着实让人震惊。对于经历整个辅助生殖技术过程及内心渴望和爱孩子的母亲来说，失去孩子将会是对身体和心理极大的伤害。本案例中的护士本应是帮助患者的天使，却在利益的诱惑下成了协助医生做出如此可怕且荒谬之事的魔鬼，不仅有违伦理，而且触犯法律。本案例可作为众多辅助生殖中心护理工作者的一种警醒，人类辅助生殖技术专业性非常强，属于特殊的诊疗护理范畴，

护士在辅助生殖技术实施过程中往往不起主导和决定作用，但是需要时刻对生命存有敬畏，不得利用职位之便在其中谋取利益，不能做出任何伤害患者及其后代的事，更不能以任何理由践踏人性的尊严和跨越法律的底线。

思政教学 ╋··

通过理论讲解结合案例分析，让学生敬畏生命，尊重生命，严守法律底线，可引导学生分析和讨论医生的治病救人使命和法律责任，也可以用于辅助生殖中心新入职护理人员的岗前培训教育。

四、社会公益

不得协助医师对不符合国家法律法规的夫妇和单身妇女协助实施人类辅助生殖技术、非医学需要的性别选择、生殖性克隆技术、将异种配子和胚胎用于人类辅助生殖技术以及各种违反道德的配子和胚胎实验研究及临床工作。

【人文护理启示录6-4-3】 代孕引发的抚养权争夺战

护理案例

陈某和黄某于2017年初确定恋爱关系，随后有结婚打算，但陈某由于自己身体条件、工作等原因，于2018年3月份与王某签订协议并开始实施代孕。王某接受辅助生殖的全程，陈某和黄某除了取卵与取精时出现外，其余时间从未在辅助生殖中心出现过。2018年11月，陈某和黄某两人领证成为合法夫妻。至2019年6月，黄某被发现婚内出轨，在此期间，黄某一直接受陈某给予的每月5万元的生活费过日子。2019年初两人通过代孕生产的儿子出生，但陈某直到将黄某诉诸法院，声称都还没有见过孩子。

法庭上，陈某展示出黄某出轨的各种图文及视频证据，要求黄某净身出户，并争夺孩子的抚养权。而黄某展示出了一段录音，录音中包括了女方及女方父母频频提出将孩子送人，女方说"孩子送人是好事情，其实是满足了没有孩子家庭的遗憾，这个错误至少可以让双方的压力都没有那么大，至少做了一件好事情"等内容。黄某认为陈某一方并不适合抚养孩子健康成长，而自己的父母均刚刚退休，自己的收入也足以抚养一个孩子，加上他的工作不算忙，有双休和法定节假日，可以陪伴孩子长大成人。最终法院判决孩子的抚养权归黄某所有。陈某称，在实施代孕前，医生和护士均未曾告知不可将孩子送予他人抚养，也不知道代孕在中国是不合法的，基于此，陈某起诉为其实施代孕的某私立医疗机构。

案例讨论

　　该医疗机构辅助生殖中心参与代孕实施过程的相关医护人员虽然未在案例中特别提及，但本案例中，护士是完成代孕过程不可缺少的人员。我国《人类辅助生殖技术管理办法》中的第二十二条第（二）点明确说明：开展人类辅助生殖技术的医疗机构有实施代孕技术的属于违反该管理办法，有关责任人予以行政处分，构成犯罪的，依法追究刑事责任。

　　本案件中，陈某称在实施代孕前，医生和护士均未曾告知不可将孩子送予他人抚养，也不知道代孕在中国是不合法的，由此可以知道，该机构的医生及护士未尊重患者的知情同意权，违反了人类辅助生殖技术中的知情同意原则。另外，通过人类辅助生殖技术出生的后代与自然受孕分娩的后代享有同样的法律权利和义务，他们对通过该技术出生的孩子负有道德和法律上的权利和义务。对于这一点，护士应协助医生对患者告知且需要帮助患者明白他们通过辅助生殖技术生育的孩子是自然人，与自然受孕分娩的后代享有同样的法律权利和义务，不应该被弃养，弃养行为既违法也不符合伦理及道德要求。基于此，该医疗机构的医护人员违反了保护后代这一原则。

　　还有一点，在实施代孕时，陈某和黄某尚未领证成为合法夫妻，根据人类辅助生殖技术社会公益原则要求，护士不得协助医师对不符合国家法律法规的夫妇和单身妇女实施人类辅助生殖技术，由此可知，护士违反了社会公益这一原则。

思政教学

　　教师可引导学生讨论案例中隐藏的医护人员所涉及的医学伦理问题，也可以引导学生讨论护士在医生实施人类辅助生殖技术时需要牢记的伦理及法律要求，让学生明白代孕在中国不合法，并教育学生要提高警惕，爱惜身体，不可涉足其中。本案例也可以用于辅助生殖中心新入职护理人员的岗前培训教育。

五、严防商业化

严格掌握适应证，不能受经济利益驱动而滥用人类辅助生殖技术，供精、供卵禁止买卖，但是可以给予捐赠者必要的补偿。

【人文护理启示录 6 - 4 - 4】　产科退休护士涉嫌拐骗试管婴儿

护理案例

由重庆北开往成都东的高铁上，乘警接到旅客报警，称邻座两名女子怀中的婴儿一直在哭闹。婴儿约三个月大，两名女子只给婴儿喂食奶粉，旅客怀疑两名女子有问题。列车乘警和列车员上前了解情况。两名女子一个比较年轻，一个稍年长一些，两个人看起来并不熟悉。由于她们说话支支吾吾，就连孩子父亲的生日是哪一天都说得不一样，乘警有所怀疑，遂向成都东站派出所报告了相关情况。列车到达成都东站后，派出所民警已在站台等候。当民警再次询问中年女子"这个孩子是怎么来的"，此时中年女子又称是"我在马路边捡的"。事实上，因其儿子、儿媳无法生育，2021 年 8 月初，这名中年女子李某观察女婴发育正常，便准备坐火车将孩子带回老家自己养。为避免路上引人怀疑，李某特意雇用了年轻女子张某随自己一起搭伴儿走一段。事发后一周，记者从成都铁路公安局获悉，目前，李某因涉嫌拐骗儿童罪已被成都铁路运输检察院批准逮捕，被拐骗的婴儿则被送往福利院。经查，李某曾经是一名产科护士，退休后被广西壮族自治区某民营医院聘为妇产科护士长。2021 年 5 月，李某在协助医师给一名通过辅助试管婴儿成功怀孕的陈某违规做引产手术。陈某通过询问李某得知孩子是女孩，因其丈夫意外去世，婆家重男轻女氛围严重，认为无法靠自己养活孩子，于是选择瞒着婆家将孩子引产。李某发现引产下来的女婴还有生命体征，但李某及医师没有告诉陈某婴儿还活着，而是私自将女婴带回住地进行喂养，直至在乘坐高铁时被发现。[3]

案例讨论

本案例是一起拐卖儿童违反犯罪及违反人类辅助生殖技术护理的伦理要求中的保护后代原则案例。本案例中，李某违反法律及伦理原则的行为有以下几点：

第一，李某告知陈某其所怀胎儿为女孩，并协助医生给陈某进行违规引产，该行为违反了《中华人民共和国人口与计划生育法》（简称《人口与计划生育法》）第五章第三十九条中的"严禁利用超声技术和其他技术手段进行非医学需要的胎儿性别鉴定"。

第二，李某协助医生为陈某违规引产，不仅违反了《人口与计划生育法》第五章第三十九条中的"严禁非医学需要的选择性别的人工终止妊娠"，还违反了人类辅助生殖技术伦理要求中的保护后代原则。

第三，陈某通过辅助生殖技术出生的后代与自然受孕分娩的后代享有同样的法律权利和义务，而李某却协助医生为陈某对胎儿进行引产，引产后发现孩子尚有生命体征，未告知陈某，而是选择自己抚养，企图带回给自己的儿子和媳妇抚养，这些行为违反了人类辅助生殖技术伦理要求中的保护后代原则。

第四，李某擅自将孩子带回住地喂养并企图带回老家这一行为，虽然没有对孩子造成身体上的伤害，但其行为属于拐骗不满 14 周岁的未成年人，脱离家庭或者监护人，已触犯我国《刑法》第二百六十二条中的拐骗儿童罪。

思政教学

教师可通过讲解本案例，加深学生对保护通过人类辅助生殖技术而出生后代权益的理解，也可用于《人口与计划生育法》中第五章第三十九条及《刑法》中第二百六十二条的教学。

第五节　器官移植的护理叙事

护士在参与器官移植过程中必须严格遵守以下护理要求。

一、患者利益至上

护士必须把是否符合患者健康利益作为首要标准，避免让患者承担不适当的风险、遭受不必要的损害。

二、尊重和保护供体原则

人体器官移植的捐献者应得到尊重和保护。禁止护士协助医师实施可能危及捐赠器官供体生命的手术。

【人文护理启示录6-5-1】 捐肾救子风波

护理案例

5年前，郭某年仅20岁的儿子小郭患上肾衰竭。留给他的只有两条路：要么接受肾移植，要么终身透析。为了省下十几万的费用以及不确定的排队时间，郭某将自己的一颗肾脏捐给了儿子。去年，移植的肾脏失去功能，其年近六旬的父亲郭某又提出捐肾的申请。考虑到第二次移植复发肾衰竭的可能性比较大，今年4月初，医院伦理委员会经过权衡，以10票反对、1票同意的结果否决了捐肾申请。这也意味着，感人的亲情最终要让位于医学伦理和理性。

该院器官移植伦理委员会由13名专家组成，其中有6名医务管理方面的专家，神经内科、神经外科、心血管内科、药学、护理方面专家各1人，另外还有一名律师兼大学伦理学副教授。专家组成员的构成体现的是从社会、第三者角度而非移植医生的角度，以此去判断移植对家庭是否有利、对社会是否有利。护理专家认为，父亲虽然年纪较大，但是已经失去了一颗肾脏不能再失去另外一颗肾脏，否则就是用父亲的生命换患者的生命，这不符合伦理要求。另外，若患者接受了郭某的另外一颗肾脏，郭某今后的生活质量将会非常受影响，当二次移植肾脏失去功能时，这个家庭将会承受加倍甚至更大的经济和精神压力。[4]

案例讨论

本案例中，郭某在捐献一颗肾脏给儿子5年后，儿子再次发生了肾衰竭，郭某想捐献另外一颗肾脏给儿子，未得到医院伦理委员会的支持。护理专家的建议涉及了以下器官移植护理伦理相关思考。首先，已经失去了一颗肾脏的郭某若再次捐献剩余的肾脏给儿子，郭某将不再有肾脏，肾脏所具有的排泄、代谢、内分泌等正常的生理功能将无法保证，郭某不可避免地直接进入透析阶段，从这一点考虑，是用郭某的生命和生存质量换其儿子的生命和生活质量，这明显违反了尊重和保护供体原则，也不符合患者利益至上的原则。其次，第二次移植复发肾衰竭的可能性比较大，无异于饮鸩止渴，这意味着，如果郭某把剩余的一颗肾脏移植给儿子，而肾脏再次发生肾衰竭，这个家庭面对的将是灾难性的打击，郭某及其儿子同时透析，将会给家庭带来巨大的经济压力和沉重的精神负担。

思政教学

　　教师可通过引导学生分析本素材中父亲捐献仅剩的一颗肾脏后可能引发的不良后果，加深学生对患者利益至上原则的理解，拓展学生对一个家庭中有两名透析患者所带来的社会问题的思考。

三、自愿、无偿、禁止买卖

　　器官捐献必须由捐献者及其亲属自主决定和无偿捐献，护士不可在其中牟利或促进受方和供方之间的交易。

【人文护理启示录6-5-2】　交叉换肾

护理案例

　　患者，男，44岁，既往有2型糖尿病、痛风、高血压病史，一直未接受规律治疗。由于从事销售行业，他常年参加应酬活动，吸烟和饮酒史长。10年前因"2型糖尿病、痛风、高血压病"进行体检时发现右肾萎缩，并且在北京某医院行右肾切除术，患者3年前因左肾萎缩导致终末期肾脏病开始进行血液透析治疗至今。患者希望做肾移植，所以2年前到广州市某三甲医院移植科就诊并排队预约肾源。由于目前患者自述已出现活动后气促、颈静脉怒张、全身浮肿等心衰表现，不能耐受透析治疗并且短时间内等不到合适的肾源，所以患者考虑进行亲属捐献肾移植。患者的兄弟姐妹经检查配型均不成功，或由于身体原因不适合作为供体移植。而患者姐姐的儿子王某今年25岁，在广州市打工，王某经检查配型合适后，计划将其中一颗肾捐给患者，而患者则向王某承诺手术以后办理病退，由王某接替其在单位从事的工作。该院人体器官移植技术临床应用与伦理委员会审查了该例亲体肾移植的基本情况后，又与患者、供者的亲属面谈，还分别与患者、供者进行了单独面谈，经讨论，伦理委员会认为供者与受者之间存在交换关系。供者年纪尚小，思维与思想尚不成熟，对风险及后果很可能考虑不周全，并且有肾病家族史，捐赠后会增加其罹患肾病的风险，对未来健康可能产生严重的影响，而且目前进行活体肾移植并不是患者唯一的选择，基于上述考虑，伦理委员会认为本次捐赠暂不符合捐赠条件，不支持本次亲属捐献肾脏手术。

　　患者妻子及王某急切地找到护士长述说担心患者不尽快完成肾移植手术会

有生命危险，并且愿意多出 10 万元完成手术，希望护士长可以帮忙说服科主任同意进行手术。护士长耐心将伦理委员会的意见用家属能听明白的语言向患者家属解释，并告知患者家属，医院及伦理委员会是以患者利益至上、尊重和保护供者为原则，任何医务人员均不可能在其中牟利。经过护士长耐心的解释，家属表示会继续等待肾源，并感谢医院对患者的关爱和护士长耐心细致的解释。[5]

案例讨论

本案例中，供者王某与患者之间并非无偿捐献，存在患者承诺让供者王某接替其在单位工作这一利益关系。虽然是亲属间的器官捐献，不存在买卖关系却有交换的性质，在利益的驱动下，其发生纠纷等问题的风险就增大。活体器官移植是采用一个正常人的健康器官挽救一个患者的生命，本身就是对健康的一种损害，应谨慎对待。家族中有肾病史，供者将肾脏捐赠给一个年长的患者，一旦捐赠的后果不好可能产生严重的影响，王某目前的捐献决定很可能是思想不成熟或者利益驱使的结果。医院本着对供者身体健康负责的态度，符合患者利益至上、尊重和保护供体原则。患者妻子及王某急切地找到护士长并表示愿意多出 10 万元来促成亲属捐献肾移植，护士长并未因此而动摇，器官捐献必须由捐献者及其亲属自主决定和无偿捐献，护士及其他医务人员不可在其中牟利，护士长的处理符合器官移植护理伦理中自愿、无偿、禁止买卖的原则。

思政教学

教师可以通过小组讨论的方式，引导学生思考亲属之间器官捐献可能存在的伦理问题，帮助学生理解患者利益至上、尊重和保护供体原则。

四、知情同意原则

在实施器官移植手术前，护士要协助医师充分地告知受者和供者治疗方法、风险、健康影响、可能并发症及处理措施等内容并取得书面知情同意。

【人文护理启示录 6 - 5 - 3】　坚持原则的医护人员

护理案例

9 岁男患儿 A，因某日下午 2 点摔倒，头部着地，家长没有放在心上，当晚 9 点出现呕吐，家长带孩子到医院，经过抢救无效死亡。患儿 B 小南是一名慢性肾衰竭患者，长期行血液透析治疗，近一个月来透析充分性不足，逐渐出现不宁腿综合征、睡眠障碍及癫痫、高钾血症、肾性贫血等并发症。患儿 A 和小南配型成功，护士小美及黄医生等人劝说家属把患儿 A 的肾捐献出来，以挽救另外一位患儿的生命，同时致电通知小南的父亲刘医生。此时，刘医生正在为一位脑外伤的孩子做手术。患儿 A 的母亲大骂医院没有及时抢救儿子，忽然晕了过去。患儿 A 的父亲认为医生是因为这个肾脏才不救他的儿子。他问起需要肾源的儿童家庭背景，黄医生无法告知，他激动地扬言要去查。黄医生的妻子赶来医院，说起小南的事情，告诉黄医生偷也要偷一个肾回来。护士小美劝说黄医生夫妇不要乱来，而刘医生也已完成手术赶到现场，明确表示不同意他们这样做。小南最终没有做成换肾手术。

半年后，小南的病情未见好转，此时一位小女孩因车祸去世，这位小女孩与小南配型成功，在主治医生的努力下，这位小女孩的父母同意捐献孩子的肾脏、心脏、肝脏及眼角膜，以拯救更多生命垂危的患儿。完成器官移除手术后，参与手术的医护人员向捐献者及其家属鞠躬以表示感恩和尊重。[①]

案例讨论

本案例中，患儿 A 经抢救无效死亡，护士小美配合医生们与患儿父母进行沟通，希望可以取得患儿 A 家属的同意，符合器官移植护理伦理中的知情同意原则，当患儿父亲想要了解接受捐献的患儿家庭信息时，黄医生等人拒绝透露相关信息，这符合保密原则。患儿 A 父亲痛失孩子不愿意接受，将愤怒转移至医护人员身上，坚决不同意捐献肾脏，此时沟通无效，不可强求，符合尊重和保护供体原则。而黄医生妻子等人竟企图瞒着患儿 A 父母窃取肾脏为小南进行肾移植，属于违反知情同意原则。虽然小南的病情已经很严重，不进行肾移植手术随时有生命危险，但护士小美的想法和刘医生一样，不同意黄医生等人违反法律和器官移植伦理给小南进行肾移植手术，同样是坚持尊重和保护供体原则。

---

① 根据电视剧《心术》改编。

思政教学

教师可通过引导学生讨论分析案例中各个医护人员的行为和观点中的问题及正确的处理方式，帮助学生理解知情同意原则和保密原则，明确护士在器官移植护理中的法律责任。

五、保密原则

医护应当对人体器官捐献人、接受人和申请人体器官移植手术的患者的个人资料保密。供受双方资料应该做到"互盲"，更不能对社会和他人公开。

【人文护理启示录6-5-4】 坚守移植的保密规定

护理案例

患者，女，32岁，因"维持性腹膜透析10年，拟行肾移植术"入院，入院后完善术前检查及准备，拟接受尸肾移植。患者在网上看到部分肾移植患者术后罹患感染性疾病，可能与供体生前感染有关，担心自己接受了肾移植后也患上感染性疾病，于是找到管床护士小曾想了解即将接受的供体肾情况。基于保密原则，小曾未向患者透露与供者相关的任何信息，并向患者耐心解释肾移植术后会进行严密监测，包括肾脏功能和其他身体状况，请患者放心。患者又向小曾询问供者的家庭情况及家人信息，希望将来康复后对捐献者家属进行感谢，小曾均未透露任何相关信息。

案例讨论

本案例中，患者出于对自身安全的考虑向管床护士了解供者个人信息时，护士严格遵守保密原则，未向患者透露供者的任何个人信息，这不仅是对已逝者的尊重，也是对失去亲人的家庭的保护。

思政教学

教师可通过讲解保守医密原则的理论，结合本案例，帮助学生理解临床护理工作中，面对患者及其家属迫切的询问时应如何应对，帮助学生明白保护供者隐私也是对供者及其家庭的保护。本案例也可用于器官移植病区新入职护理人员的岗前培训教育及伦理培训。

六、公平、公正、公开原则

在器官资源短缺、供求极不平衡的情况下，器官分配的公平、公正、公开尤为重要。

【人文护理启示录6-5-5】 心脏移植风波

护理案例

捐献者为男性，47岁，身高174厘米，体重72公斤，体重指数为23.8 kg/m²，血型为O型。因大量饮酒后呕吐而窒息，导致心搏骤停，经心肺复苏后收入重症监护病房，积极抢救后病情无好转，深昏迷，格拉斯哥昏迷评分为3分，双侧瞳孔散大，自主呼吸消失，各种反射消失，依靠机械通气及体外膜肺氧合（ECMO）维持基础生命体征，并出现渐进性无尿，拟诊为脑死亡。请神经外科及神经内科医生会诊，根据多项客观指标拟判定为脑死亡。家属充分理解病情后决定放弃抢救治疗，并签署了"终止抢救治疗申请"，科室立即上报医院伦理委员会，启动心脏死亡器官捐献程序。心外科护士小孙的父亲是一位扩张型心肌病患者，目前在心外科住院，经专家组病情讨论后预判小孙的父亲生存期约为一年。经检验，确定捐献者与小孙的父亲配型成功，小孙的父亲已完善术前准备，拟去往手术室等待移植。在此期间，经检查，拟移植的心脏曾出现实质性病变，不符合移植要求，暂无法完成移植手术。后来经过科室医师团队对移植心脏的治疗，该心脏恢复至满足移植的条件，但基于程序要求，该心脏信息需要重新进入器官移植系统进行登记，在登记完成后不久，该心脏被匹配给了另外一位生存期不到一周的患者。小孙对此很难过，护士长找到小孙，了解其想法，希望小孙可以理解。小孙直言希望心脏可以继续给父亲移植，但是目前看来很难，并表明她作为一位心外科的护士，明白目前另外一位患者比父亲更需要那颗心脏。三个月后，小孙的父亲等到了另外一位捐献者，并成功完成了移植手术，术后康复良好。①

---

① 根据电视剧《关于唐医生的一切》改编；周志刚，李超，李立，等. 心脏死亡器官捐献工作程序报告一例 [J]. 中华器官移植杂志，2012，33（7）：438-439.

案例讨论

本案例中，供体患者尚年轻，因饮酒过量而意外去世，对于家人来说是难以接受的事实，在这种情况下，劝说患者家属接受患者死亡是不可避免的，还要劝说患者家属同意患者捐献其器官，虽然这一过程没有在本案例中提及，但这也是必须完成的阶段。只有完成上述阶段，才能够进入下一步的器官移植阶段，这是知情同意原则所要求的。在中国乃至全球范围内，心脏衰竭等待移植的患者远多于供体数量，目前的医学发展现状尚不能弥补供需之间的差距。本案例中，一开始护士小孙的父亲幸运地等到了一颗尸心供体，但因供体本身的问题而不能按计划完成移植。虽然后来这颗心脏被抢救至满足移植条件，但在器官资源短缺、供求极不平衡的情况下，该心脏被匹配给了另外一位生存期更短的患者。虽然无法按预期移植给小孙父亲，但这符合器官移植伦理原则中的公平、公正、公开原则。对于小孙及其父亲而言，得而复失比一开始没等到更让人难以接受，但小孙深知极度短缺的供体资源只能给最需要的人，作为一名心外科的护士，小孙即便再不情愿，也明白这需要遵守器官移植程序，阻碍程序并不能让父亲因此而获得该心脏供体。庆幸的是，小孙的父亲后来也获得了心脏移植的机会，恢复良好。

思政教学

本案例旨在帮助学生理解在器官资源短缺、供求极不平衡的情况下，公平、公正、公开的伦理原则尤为重要，医学伦理原则及相关法律法规的存在是为了维护秩序，免受个人情感及意愿的干扰。教师可通过转换案例中护士小孙的身份，假设小孙是生存期不到一周患者的家属，帮助学生树立对器官移植相关程序及法律要求的正确认识。

第六节　安宁疗护服务中的护理叙事

安宁疗护可以帮助患者实现安详离世，助推生命全周期的圆满，使人道主义精神进一步得到发展、升华和完善。安宁疗护不仅仅关怀临终患者，亦把家属、亲人作为关怀对象，蕴含人道主义精神。安宁疗护强调临终患者仍应活得有尊严和安宁，与尚存伦理争议的安乐死相比，安宁疗护更加注重患者本身的感受，采用姑息疗法，以期在生命最后阶段帮助患者有尊严地、平稳地、无痛苦地"优逝"，同时关注家属的照护，体现的是注重生命价值的意义。

在中国，人们避讳谈论死亡，逃避死亡，受传统讳死文化的影响，临终患者及其家属多数会回避死亡教育，但临终患者在医疗诊治过程中应享有知情同意权。医护人员是否对患者进行疾病的告知，需衡量患者心理承受能力，与家属共同商议。本着对患者负责的原则，在治疗疾病无果的情况下，在家属陪同下，医护人员在隐私的环境中，使用患者可理解的语言和恰当的方式进行告知。隐私边界是我国临终患者最重要的尊严问题之一，因此，护士在护理临终患者时应注意身体的隐私、私人空间的需求以及患者信息的保密性。对于仍有继续其人生任务的临终患者，尽量满足其需求，对于无法满足的需求，应耐心解释，帮助患者接受。道德品质好与坏的评价会影响个人临终尊严感，因此，护士在与患者交流时应避免使用批判性语言。病耻感是一种心理痛苦，与自豪感相对应，是患者由自己患病而体验到的自卑与羞耻，护士应帮助患者认识到疾病与死亡是人不可跨越的事，帮助患者接受生命终究会逝去的事实。

一、理解临终患者的心理

对患者的异常心理和行为应予以包容，认真倾听，有效沟通，细微关怀，帮助其消除内心恐惧，保持内心宁静。

【人文护理启示录6-6-1】 注意临终工作的言语

护理案例

患者，男，42岁，未婚，因"腹痛、腹泻1周"，2022年12月1日夜晚9点，患者在其母亲陪同下，直接到住院部消化外科病区门口要求住院，病区护士询问患者姓名，建议患者可先到急诊看医生，患者家属表示其年迈，无力搀扶患者到急诊，且由于夜晚普通门诊入院处已下班，护士建议患者家属尽快到急诊就诊以便可以尽快办理住院手续。患者母亲说要回家拿患者身份证及医保卡，离开后两小时未返回，患者之前已在该病区住过一次院，医生通过查看患者以往病历资料查到其母亲电话，但反复拨打均提示关机，值班医生逐层向上级反映患者情况，考虑到患者穿着单薄，值班护士为患者送去陪人床及被褥。当天晚上患者母亲未返回医院。第二日，患者母亲到达病区，在护士指导下按要求为患者办理住院手续。患者入院当天晚上血压下降难测出，大动脉搏动弱，四肢冰冷，神志呈嗜睡状，大小便失禁，经多巴胺组液、羟乙基淀粉注射液、生理盐水等药物扩容和升压治疗后，患者血压回升至正常范围，于第二日转入 ICU 进一步治疗。经一段时间治疗，患者病情转稳定后转回普通病区继续治疗。患者从 ICU 转回消化外科病房后，其母亲未曾出现，由专业陪护照顾患者，患者确诊为十二指肠溃疡穿孔，化脓性腹膜炎，予手术治疗。住院第14 天，患者出现反复高热、咳嗽、气促，胸部 CT 提示患者肺部炎症严重，炎症部位面积占比接近 80%，新冠病毒核酸检测阳性。住院第 15 天，患者气促加重，从白天开始至夜晚血氧饱和度持续低于 85%，最低为 78%。值班医生白天致电患者母亲，未能接通，凌晨 3 点患者呼吸困难加重，血氧饱和度最高为 80%，再次致电患者母亲，患者母亲表示放弃抢救，但需要天亮以后才能到医院签字。值班护士 A 听到了以上对话。当患者出现胡言乱语时，值班护士 A 和 B 协助医生抢救患者。在患者床边时，值班护士 B 说患者家属的电话白天一直打不通，值班护士 A 说"已经打通患者母亲电话，不是说放弃吗"。此时值班医师轻拉护士 A 的袖子，提示其注意。护士 A 此时也感到自己言语有失，连忙说是自己听错了。患者住院第 16 天凌晨患者母亲赶到医院，与患者商量是回家还是在医院住到离世，随后签字放弃有创抢救措施，仅以药物维持基础生命体征。患者住院第 17 天死亡。

案例讨论

　　本案例患者一开始无家属陪同，无法办理住院手续，值班护士为患者提供陪人床和被褥，体现的是护士的人文关怀。患者在住院期间因新冠病毒感染致重症肺炎，呼吸功能严重受损，患者家属口头表示放弃抢救但未签署知情同意书。护士 A 在参与抢救患者时复述其听到患者家属口头表示放弃抢救的通话内容，未顾及患者感受，该行为违反了安宁疗护服务中的道德要求。听力是人最后消失的感官，而此时的患者未进入昏迷，完全有可能听到护士 A 的话。死亡对于众多人来说都是恐怖的和难以接受的，在中国传统文化中，人们都是倾向于避讳和逃避死亡的。也许护士 A 只是一时口快，并没有恶意，但根据安宁疗护服务中的伦理要求，护士应理解临终患者的心理，对患者给予细微关怀，帮助消除内心恐惧，保持内心宁静，护士 A 的言论可能会加重患者的不安和恐惧。

思政教学

教师可以本案例为反面教材，帮助学生思考在临床护理工作中，关乎死亡的言论需要谨慎。本案例可用于实习护生的临床教学，也可用于"消化系统疾病"中的"消化性溃疡"的教学或"急诊护理学"中"急腹症"相关内容教学，还可用于"人文关怀"课程教学，在讲授理论知识同时结合案例教学，帮助学生理解人文关怀的深层意义。

二、保护临终患者的权益

允许患者坚守自己的个人信仰，保留自己的生活方式，保护个人的隐私，参与治疗、护理方案的决定，在允许的范围内选择离世的方式等。

【人文护理启示录 6 – 6 – 2】 也许坦白病情更好

护理案例

患者，女，50 岁，因"腹胀、腹泻 1 周"收治入院。患者发病以来，精神尚可，睡眠尚可，乏力，食欲缺乏，经外院 B 超检查提示肝实质回声增粗，考虑肝硬化超声改变，腹、盆腔积液。入院后完善肝脏 CT，确诊为原发性肝癌，已无手术条件。患者丈夫担心患者知道自己病情后扛不住，要求医护人员隐瞒病情。医护团队出于尊重患者家属及考虑患者病情不稳定，未向患者阐明实际病情，护理团队在日常护理中尽量满足患者合理需求，及时为患者解决生理上的不适，疏解患者的负面情绪。患者是护士小田的小姨，某天，小田到病房看望患者，此时患者询问小田和丈夫自己是否患有肝癌，小田向患者解释是肝脏有硬化，还需要进一步确诊，希望患者好好休息，以安心静养为主。小田建议患者丈夫可待患者病情稳定后，全家人一起在家用患者能明白的语言向患者告知其病情，毕竟患者对自己病情有知情权，应尊重其选择剩下日子生活方式的权利。一个月后，患者病情趋于稳定，患者丈夫与患者父母一起，坦诚告知患者病情，最终患者在丈夫和其他亲人的陪伴下，安详地度过了生命的最后阶段。

案例讨论

本案例是一起如何帮助癌症晚期患者接受其患病事实及如何为患者及其家庭提供安宁疗护的案例。本案例中，医护团队应患者家属要求在疾病诊断初期隐瞒患者病情，这样的处理并非刻意违反患者知情权，患者的病情告知不急于一时，要本着对患者负责的态度，在衡量患者心理承受能力并与家属共同商议后决定，最后由家属以患者能接受的方式告知患者，保护其权益，帮助患者安然辞世，这不仅是对患者的关怀，也是对家属的关怀。

本案例中，护士小田充当着医护人员和患者家属的双重角色，而在现实中，很多护士确实可能同时兼任这两种角色，无法完全剥离。小田能够利用自己的专业知识，巧妙地回答患者的疑问，在不欺骗患者的同时安慰患者，并建议患者丈夫宜在其他家属的陪同下，在家中用患者能明白的语言告知患者病情，既尊重患者的知情权，体现安宁疗护服务中的道德要求——临终患者在医疗诊治过程中应享有知情同意权，帮助患者安详离世，体现的是安宁疗护的伦理意义。

思政教学

教师在讲解安宁疗护时可结合本案例，帮助学生理解安宁疗护的要求、临床价值，引导学生分析如何在临床中实施安宁疗护。教师可以通过小组讨论或案例演绎的方式，帮助学生理解安宁疗护的伦理意义及道德要求。

三、尊重临终患者的选择

安宁疗护强调临终患者仍应活得有尊严，护士要像对待其他可治愈的患者一样，平等地对待临终患者，尊重和尽可能满足其合理的需求，帮助其实现临终生活的价值。

【人文护理启示录6-6-3】 对患者选择的尊重

护理案例

患者，男，46岁，已婚。因"肝癌肝移植术后并全身多处转移"收入某综合医院肿瘤内科，预计生存期不足六个月。包含护士、医生、营养师在内的治疗团队使用患者可以理解的语言，在隐私的环境中向患者及其妻子解释患者的真实情况。应患者要求，治疗团队同意将尽最大努力治疗，尽量减少他的痛苦，增加舒适感。另外，患者表示，他不希望自己年迈的父母知道自己的病情，也不希望自己上高中的孩子放弃学习来陪伴。医务人员尊重了他的选择。患者希望在经济条件允许的情况下尽量地延长生命，但不希望通过没有生活质量的治疗来延长生命。治疗团队接受了他的决定，在疾病无法治愈的情况下给予姑息治疗。治疗和护理决策由治疗团队提出，在他和妻子商讨同意后，最终做出决定。整个治疗过程中，治疗团队采取了一切必要的治疗维护他的临终尊严，治疗过程中他没有出现无法承受的身体、心理和精神的痛苦，最终舒适安详地度过了生命的最后阶段。[6]

案例讨论

　　肝癌晚期预后不良，死亡率高，使得非常多患者在得知自身罹患肝癌后无法接受，心理防线瞬间被击破，而不良的心理状态很有可能会加速癌症的发展，甚至有些患者在得知自己罹患肝癌后选择了结束生命。因此，在何时告知患者其患有肝癌，需要综合考虑才能做出决定。本案例的患者为中年男性，属于一个家庭的顶梁柱，本案例由护士、医生、营养师组成的治疗团队，采用较为合适的方式向患者及其妻子告知其患病事实，体现了对患者隐私和知情权的尊重。了解患者内心的想法，理解其意愿，尊重患者的决定，基于姑息治疗，采取一切必要的治疗维护他的临终尊严，保护临终患者的权益，帮助患者得以舒适安详地度过生命最后阶段。治疗团队的做法符合安宁疗护服务中的伦理要求，满足患者对尊重的需要，患者走得有尊严也是对患者家属的慰藉，既是对患者进行临终关怀，也是对患者家属进行关怀，体现安宁疗护的道德意义。尊重患者的知情同意权，在隐私的环境中，使用患者可理解的语言和恰当的方式进行告知，尽量满足其需求，帮助患者接受生命终究会逝去的事实，属于临终患者的教育内容，符合安宁疗护的道德要求。

思政教学

　　护士作为与患者接触最多，也是最后一位照护患者及其家属的人，在安宁疗护中起着重要作用。如何帮助患者有尊严地、安详地走完人生最后一段旅程，是安宁疗护的重要内容。教师可通过理论讲解结合案例教学，运用情景演绎等方式让学生理解安宁疗护对临终患者及其家庭的重要意义，有助于学生今后进入临床工作时重视安宁疗护的临床价值。

四、控制临终患者的症状

　　安宁疗护强调安宁，尽最大可能让患者舒适，在生命的末期没有身体上的痛苦，注重精神平和，确保最佳的治疗效果进而达到最高的生命质量。

【人文护理启示录6-6-4】 完成患者最后的心愿

护理案例

患者，男，74岁，因"腹痛、腹胀2周"收治入院，入院诊断慢性心力衰竭、肝脏恶性肿瘤多发转移灶、贫血、继发性旁腺亢进。住院期间由妻子陪护，患者诉腹痛难忍，予芬太尼透皮贴剂止痛。入院第10天，患者出现血氧饱和度下降，血压下降，呈潮式呼吸，神志昏迷，主管医师向其妻子告知患者病情危重，其妻子表示放弃有创抢救措施，仅以药物维持治疗，签署相关知情同意书，并表示希望可以让两个儿子见患者最后一面。此时正值新冠抗疫攻坚阶段，经医护人员协调后，同意其两个儿子在护士陪同下先后进入病区与父亲做最后告别，告别期间拉起患者床帘，为患者与家人创造相对隐私的环境，患者在两个儿子告别完毕后，面目祥和地逝世。管床护士认真细致地为患者完成尸体料理，将填写好的死亡证交予家属，并指导家属注销患者户口的相关事宜。

案例讨论

安宁疗护强调安宁，尽最大可能让患者舒适，在生命的末期没有身体上的痛苦。本案例中肝癌晚期的患者腹痛难忍，予强止痛剂镇痛治疗以帮助患者缓解疼痛，满足控制临终患者症状的伦理要求。在临床上，处于终末期的患者，临床医师基于专业判断，在与患者家属充分讲解病情后，由家属决定是否给予有创抢救措施，并签署知情同意书，当患者家属决定放弃有创抢救措施并签署知情同意书后，医护人员的工作则以控制患者症状，实施临终护理为主。

本案例中，患者妻子希望可以让两个儿子见患者最后一面。在疫情防控期间，临床病区为了避免病区内患者感染新冠病毒，需要控制人员流动，而病区的人员，结合疫情防控制度，在政策允许的范围内满足患者家属见患者最后一面的要求，把家属也作为关怀对象，体现了人道主义精神。护士拉起患者的床帘，为患者与家人创造相对隐私的环境，维持环境安静，帮助患者从容欣慰、无所牵挂地逝世，体现的是安宁疗护服务中的伦理要求——帮助患者实现安详离世，推助生命全周期的圆满。

思政教学 ◆▪▪

本案例可用于临床护理带教中临终患者护理的教学，帮助学生理解临床护理中如何处理类似事件及帮助患者家属接受患者即将逝去的事实；帮助学生理解安宁疗护的要求、意义及价值。教师可通过小组讨论的方式，帮助学生理解安宁疗护与时事政策相结合来处理临床问题。

五、关怀临终患者的亲属

强调患者与家属之间的亲情与照顾，设身处地予以理解和同情，帮助其缓解伤感情绪。让生者坚强地继续生活，让逝者了无牵挂、有尊严地走完人生最后一段旅程。

【人文护理启示录6-6-5】 尊重家属意愿并为其提供情感支持

护理案例

患者，男，62岁，早上与妻子外出散步，在公园长凳处暂坐休息时突发意识障碍，妻子紧急呼叫120急救中心。5分钟后，医护人员到达现场，经判断患者心搏骤停，瞳孔散大，立即就地行心肺复苏术、建立静脉通路补液治疗及心电监测。急救车迅速返院，进入急诊抢救室继续予心肺复苏，气管插管，球囊辅助通气，静脉给予呼吸兴奋剂及肾上腺素，多轮心外按压后患者生命体征及意识未恢复，予上自动心肺复苏机，球囊辅助通气，继续予药物积极抢救。40分钟后患者生命体征及意识未恢复，大动脉搏动未触及，心电监测显示心电图呈一直线，瞳孔散大固定，四肢冰冷，血压及血氧饱和度测不出，应家属要求继续抢救到患者儿子和女儿到场。儿女赶到后一家人都在哭泣，患者儿子见患者胸廓凹陷无法自行回弹，要求停止自动心肺复苏机。经医师评估，下达医嘱停止自动心肺复苏机，患者家属签署纸质版放弃抢救相关知情同意书。护士为患者整理遗容和服装，擦净脸部分泌物，拉起床帘，让患者家属可以在独立空间中与患者说最后的话。

案例讨论

本案例发生地点在急诊抢救室，患者为一名心搏骤停患者，亲人的突然离世让家属难以接受。自动心肺复苏机比人进行胸外按压的力度更准确和持久，对于复苏失败，无法恢复自主呼吸和心跳的患者，其胸廓无法自行回弹，可能会在不断按压下凹陷。在患者持续没有生命体征时，患者家属要求继续复苏到儿子和女儿到场，患者儿子看到父亲下陷的胸廓，希望父亲走得体面一些，要求停止胸外按压，医护人员满足患者家属要求。这些行为虽然无法让患者恢复生命体征，但这是对患者家属的关怀。儿女为父亲养老送终，要见去世的父亲最后一面，是中国传统的理念。在家属放弃抢救后，护士为患者进行尸体护理，为患者与患者家属创造相对独立环境，是对患者的尊重和对家属的慰藉。

目前，猝死的发生率越来越高，急诊室是接收猝死患者最多的地方，如何对这一类患者及其家属进行临终关怀是急诊科护士需要直面的课题。

思政教学

教师可以通过分享本案例让学生明白安宁疗护不仅局限在癌症、慢性病终末期患者。教师可通过本案例的讲解让学生明白，急诊是见到死别最多的地方，即便是在紧急救治患者的急诊室也同样需要对患者进行人文关怀。本案例不仅可用于在校学生教学中，对于急诊科护士的继续教育也同样适用。

六、关注临终患者的教育

医护人员不但要提供医疗技术方面的安宁疗护，还需要对患者及其家属施以理性面对死亡的"辞世教育"，帮助他们树立"优逝"理念，理性对待死亡，尽量使临终患者及其家属从容欣慰、无所牵挂。

【人文护理启示录6-6-6】 最后的告别

护理案例

患者，女，42岁，因"胸闷、咳嗽、咳痰3天"入住呼吸内科，诊断为肺炎。入院后第3天咳嗽、咳痰加重，出现高热，最高39.5℃，急查胸部CT提示双肺炎症较前明显进展，患者血氧饱和度为78%，心率118次/分钟，血压下降至78/36mmHg，呼吸35次/分，转入ICU。转入ICU后患者出现心搏骤停，经积极抢救后患者恢复生命体征，予气管插管，去甲肾上腺素组液微泵入静脉升压治疗，经医师判断，予上体外膜肺改善氧合。患者在ICU救治期间，周一至周五均有家属探视半小时，探视期间，护士全程陪同，并为患者家属耐心、细致地解答护理相关问题。ICU治疗15天后，患者出现瞳孔不规则，予急查头颅 CT 提示小脑及脑干出血，返回 ICU 后，护士紧急呼叫医生抢救，患者出现心跳呼吸骤停，予心外按压后恢复窦性心律，复苏成功后，医生致电家属进行病情谈话，家属签署放弃胸外按压等治疗相关知情同意书。经评估，同意家属逐个进入 ICU 与患者告别，患者姐姐看到患者身上的管道，颈内深静脉置管连通多种药物，得知患者用了镇静药，看到目前患者心跳和呼吸都是正常的，便问护士能否将镇静药先停一下，她想和患者最后聊几句话，想听听患者的声音。护士解释道，患者目前病情危重，留置管道众多，气管插管时是无法说话的，使用镇静剂是为了患者安全，且暂停镇静剂患者很有可能会感受到疼痛，这些药物可以帮助患者缓解疼痛，帮助患者更安详地离开，也希望患者姐姐可以照顾好自己，勿过度伤心。患者姐姐开始啜泣，表示理解，希望妹妹可以安安静静地离开，忘记目前遭受的所有病痛。护士回到床边工作台，让患者姐姐可以与患者做最后告别。患者姐姐离开前向护士及医生鞠躬，并感谢医护人员的照顾。

案例讨论

本案例发生地点为 ICU，在 ICU 治疗的患者基本上都是病情危重，大部分患者需要依靠高级生命支持设备才能基本维持生命体征稳定，并且病情随时可能变化。ICU 设置病区内定期探视，由护士全程陪同并对患者家属的疑惑及时给予解答，不仅满足了患者家属对患者病情的关注，让家属减轻焦虑，也满足了患者本人对爱和归属的需要，同时有助于促进医患关系的和谐。高级生命支持设备虽然可以维持患者生命，但也会给患者带来痛苦，从护士对患者姐姐的解释中可以看出，使用镇痛治疗以控制临终患者的症状，减轻身体上的痛苦，是对患者的一种保护，对患者姐姐的安慰则是对临终患者亲属的关怀，帮助其理性面对患者死亡。

思政教学

本案例可用于急危重症护理理论和临床教学，也可用于临床实习护生多站化考核。教师在讲授"安宁疗护伦理要求"时，可引导学生分析和讨论在 ICU 中护士应该如何进行安宁疗护和人文关怀；也可以用于"护患沟通"课程的教学。教师可以组织学生进行情景演绎，以加强学生对良好护患沟通技巧的把握。

参考文献

［1］朱艳霞. 辅助生殖，谁来买单？［N］. 中国银行保险报，2022 – 06 – 16（康养）.

［2］亨通环保. 惊悚！副主任医师修改 b 超隐瞒产妇怀双胞胎，转手卖他人，被判 6 年［EB/OL］.（2022 – 12 – 10）［2023 – 01 – 20］. https://zhuanlan. zhihu. com/p/590828017.

［3］大江网. 妇产科主任拐骗婴儿乘火车，邻座察觉后报警［EB/OL］（2022 – 10 – 07）［2023 – 01 – 20］. https://mp. weixin. qq. com/s/TSBXLXxVYz7 mu21OWgqIJw.

［4］庞慧洁. 论医院伦理审查的法律监督［D］. 南宁：广西大学，2018.

［5］雷祎，董书，周洪柱. 从一例亲属捐献活体器官的伦理讨论谈起［J］. 中国医学伦理学，2009，22（6）：116 – 117.

［6］马丽莉，陈芷谦，郭巧红，等. 中华文化背景下临终尊严概念分析［J］. 中国医学伦理学，2021，34（11）：1503 – 1508.

第七章　公共卫生服务中的护理叙事

随着医学模式的转变和公众对卫生保健需求的增长，护理人员与社会的联系日益密切，护理工作从医院走向社区，由疾病护理走向全身心的整体护理，由个体护理向家庭及社区的预防、康复和保健护理发展。与此同时，护理人员在提供预防保健服务、社区卫生服务、家庭病床服务和应对突发公共卫生事件的过程中也面临一些新问题和新挑战，需要我们关注和思考。

第一节　公共卫生中的护理叙事

随着全球化进程的加速，公共卫生面临着前所未有的挑战。新兴疾病、环境污染、食品安全等问题时刻威胁着人们的健康。预防保健作为公共卫生的重要组成部分，旨在通过一系列措施提高人们的生活质量，减少健康风险。在这个过程中，伦理道德起着至关重要的作用。公共卫生与预防保健伦理旨在探讨如何在公共卫生实践中遵循道德原则，保护公众健康，维护社会稳定，促进可持续发展。要完成时代赋予的历史重任，公共卫生工作者不仅应具有扎实的专业知识和技能，还应具有高尚的道德品质和崇高的思想境界。

一、爱岗敬业，勇于奉献

"预防为主"是国家健康事业的重要方针之一，公共卫生工作直接关系到人民群众的生命健康与社会的和谐安定，影响一个民族的健康素质和子孙后代的幸福。公共卫生工作投资大、周期长、显效慢，是一项艰巨的战略性任务。公共卫生工作者因工作特性需要经常面临危险，例如发生传染病、突发公共卫生事件及自然灾害引发的公共卫生危害时，公共卫生工作者要深入疫区或灾区调查情况，常面临极大风险。与此同时，社会大众存在对公共卫生工作的不理解、不重视等错误思想，不尊重公共卫生工作者、不配合其工作的情况时有发生。这就要求公共卫生工作者热爱本职工作，爱岗敬业，排除万难，全心全意为人民健康服务。

二、实事求是，科学严谨

公共卫生工作关系到民众的生命健康、财产安全甚至千家万户的幸福安康，这要求公共卫生工作者以严谨认真的态度对待工作，绝不能粗心大意、欺上瞒下、弄虚作假。诸多警示性案例提醒公共卫生工作者工作时要科学严谨，秉承专业精神，切不可懈怠。重大疫情不得隐瞒，相关单位和个人要按照《中华人民共和国传染病防治法》规定，及时并如实上报疫情信息，采取措施防止疫情扩散，最大限度地维护民众生命健康与安全。

三、言传身教，尊重群众

深入开展广泛的宣传教育是公共卫生工作的重要内容。由于公共卫生工作的超前性，服务对象又多是健康与亚健康人群，因此人们常常觉得公共卫生知识离自己很远而不重视。这就要求公共卫生工作者面对困难时坚持不懈，本着对人民健康高度负责的精神，讲究方法与策略，将卫生保健知识教育与国家卫生方针政策、卫生法规宣传并重，善于利用社区居委会、各种居民自发组织、非政府组织的力量，主动热情地深入群众，采取人民群众喜闻乐见的方式，取得群众的支持，帮助群众建立良好的行为习惯和健康生活方式。

四、团结协作，清正廉洁

随着社会变革与文明发展，公共卫生工作内涵和外延不断更新，工作范围越来越广，内容也越来越丰富，综合性也越来越强。公共卫生、医疗卫生部门应随时、主动向有关单位和部门反映公共卫生的情况，征求意见，提出建议；有关单位和部门也要向公共卫生、医疗卫生部门反映情况，上下同心，互相支持，使公共卫生工作的各项措施得到真正落实。同时，公共卫生工作者要注意协调各方面关系，利用社区公益组织的力量，高效开展工作。近年来，国家对于公共卫生工作加大了投入，这些宝贵的资金需要节约并且高效利用，切不可趁实施初期存在的监管漏洞谋利。

党和政府颁布并修订了一系列医药卫生法规，明确规定了单位和个人的义务，反映了人民群众的根本利益和长远利益，必须坚决贯彻执行。公共卫生伦理与法律相互渗透、互为补充。公共卫生工作者照章办事，应合情、合理、合法，不能为一己之私置有关法规而不顾，贻害社会。

【人文护理启示录 7 - 1 - 1】 公共卫生工作者的坚守与奉献

护理案例

李明是一名资深的公共卫生工作者，他在这个行业已经工作了十余年。他深知公共卫生的重要性，始终坚守"预防为主"的理念，致力于提升社区的健康水平。

在一次突发的自然灾害中，李明所在的地区遭受了严重的洪涝灾害，随之而来的是公共卫生危机。洪水退去后，李明和团队立即投身灾区进行疫情监测和卫生防疫工作。他们深入灾区，调查疫情，指导居民进行环境消毒，确保水源安全，防止疾病的传播。

尽管工作环境艰苦，风险极高，李明和他的同事们从未退缩。他们经常需要在恶劣的条件下工作，面对着疾病和自然灾害的双重威胁。李明始终保持着敬业精神，他的努力也渐渐得到了社区居民的认可和支持。然而，李明和团队成员在工作中也遇到了一些困难和挑战，例如部分居民对公共卫生的重要性认识不足，对李明团队的工作持怀疑态度，甚至不配合相关的防疫措施。面对这些困难，李明并没有放弃，而是耐心地进行宣传教育，努力提高公众的公共卫生意识。

案例讨论

李明的故事体现了公共卫生工作者的坚守与奉献。他们不仅要面对工作中的各种危险和挑战，还要努力克服社会大众的误解和不配合。正是有了这些爱岗敬业的公共卫生工作者，我们的社会才能更加健康和谐，民族的未来才能更加光明。

第二节 预防保健服务中的护理叙事

预防保健工作的重要性要求医护人员必须提高对预防保健道德的认识和道德修养。预防保健的工作性质和职业特点决定了它的道德要求，主要表现为以下四点。

一、尽职尽责，忠于职守

预防保健工作的根本宗旨就是为全人类的身心健康负责，是一项直接关系到全社会共同利益的事业。由于预防保健工作范围广、时间长、内容复杂、任务繁重，加上人群生活环境的变化随机性很大，难以监管，很难达到立竿见影的效果，使得部分医护人员产生"重治疗，轻预防"的不良心态，甚至出现不愿意从事预防保健工作的情况。这就要求医护工作者更要尽职尽责，忠于职守，不畏艰苦，任劳任怨，全身心地做好工作。只要对促进群众健康有利，就不应该计较个人名利和得失。忠于职守同样需要与时俱进，不断进取。随着时代发展和社会进步，人们的健康观念也发生了改变，预防为主的思想已深入人心，预防保健工作已经从单纯的防治疾病转变为整体预防和综合预防，要求人们在躯体、心理和社会适应能力上均处于良好状态，不断形成适应新时代要求的预防医学观。

二、严格执法，公正无私

开展预防保健工作，促进人类健康，一般需要通过监督、执行各项卫生法规条例等一系列措施来实现。这些法规条例反映了我国现代预防保健工作的客观规律，反映了人民群众的现实利益和长远利益，这是做好预防保健工作的根本保证。在执行卫生法规时，个别单位或行为人为逃避卫生法规的监督，往往会采取各种不正当手段来干扰医护人员的正常工作，比如通过说情送礼，甚至行贿，诱使预防保健工作人员放弃执法权；也有人会采取弄虚作假、无理取闹甚至威胁恐吓等手段，企图阻止工作人员的执法活动。因此，预防保健工作人员在执法时，要以法规为依据，以事实为准绳，照章办事，严于律己，公正无私。归根结底，执法过程其实就是对职业道德的考验，社会主义医德要求工作人员在执行任务时，要正确认识卫生法规与职业道德的本质联系，把秉公执法作为开展工作的道德准则。不管什么单位和个人，只要违反了卫生法规，就要坚决依法查处，以维护人民群众的根本利益为最终目标。对于少数医疗卫生从业人员为了追求一己私利，捞取个人好处的不道德行为，应当予以严厉谴责和惩处。

三、高度负责，无私奉献

预防保健工作从宏观和发展的观点来看，是一项不断适应人类健康需求的新兴事业，它直接关系到全社会的共同利益，表现在预防保健的多个方面。它要求人们重视预防工作，主动深入基层和第一线开展服务工作，取得防患于未然的效果。但是，在实际工作中，由于种种原因，贯彻落实"预防为主"的方针并不轻松，难免会遇到各种困难和阻力，由于经济利益的驱动，甚至会遭到一些人的敌视和反对。有关单位与群众积极配合，才能做好预防保健工作。为此，医护人员除了要本着认真负责的态度，自觉地履行应尽的职责，扎扎实实地完成各项工作，更需要有更高的道德修养和对职业的热爱，有对工作高度负责和无私奉献的精神，这样才能做好预防保健工作。

四、服务大众，坚持公益

预防保健工作直接面对广大人民群众，对社会承担道德责任。因此，在处理各种利益关系时，要做到个人、小团体利益服从全社会利益；局部利益服从全局利益；眼前利益服从长远利益。预防保健工作者要从全社会整体利益出发，主动深入群体中去进行健康状态和疾病的普查调研，进行预防接种，主动向上级报告疫情，尤其是发现重大疫情更要及时上报，绝不能瞒报漏报。随着经济全球化的不断深入，国外物流和人员往来不断增加，这对预防保健工作者提出了更高的社会道德要求。预防保健工作者要以高度负责的态度把好国门关，做好国境卫生检疫和疫情防控，严防外来物种的侵入，维护国家的安全和利益。总之，面向社会，服务大众，坚持公益，就是要求预防保健工作者采取认真负责的态度，对社会承担道德责任，树立为人民身心健康服务的公益思想，推进和提高人们的健康水平。

【人文护理启示录 7 - 2 - 1】 健康的守护者——赵护士的故事

护理案例

赵护士是某社区卫生服务中心的一名护士。在一次社区流感疫苗接种活动中，赵护士负责组织接种工作。她不仅提前对接种点进行了精心布置，还亲自上门为行动不便的老年人提供接种服务。在接种过程中，赵护士耐心解答居民的疑问，详细解释疫苗的作用和接种后的注意事项，确保每一位接种者都能够安心接种疫苗。

　　某日深夜，社区突发一起食物中毒事件，多名居民出现恶心、呕吐等症状。赵护士接到通知后，迅速投入救治工作中。她一边协助医生对患者进行紧急处理，一边组织其他护士安抚患者。在她的高效协调和专业处理下，所有患者都得到了及时救治，无一例病情恶化。

案例讨论

　　赵护士以"高度负责，无私奉献"的精神，守护着社区居民的健康。无论是日常的预防保健工作，还是应对突发公共卫生事件，赵护士都展现出了医护人员的专业素养和崇高品德。赵护士的行动不仅为居民带来了健康和安心，也为公共卫生事业树立了良好的榜样。

第三节　社区卫生服务中的护理叙事

　　社区卫生服务护理是公共卫生体系的重要组成部分，旨在满足社区居民的基本卫生需求，提高居民的健康水平和生活质量。在社区卫生服务护理实践中，伦理要求起着至关重要的作用，它关系到护理人员的行为规范和职业道德，直接影响到社区居民对社区卫生服务的信任度和满意度。

一、服务周到，平等待人

　　在社区开展各项卫生服务工作，每天都要面对广大居民，而居民的文化程度、道德水平以及对卫生服务工作的认识等都有很大差异。作为从事卫生服务工作的护士，应有较高的道德修养水平，面对不同服务对象，都应一视同仁、平等对待。无论对方态度、举止如何，护士都应礼貌相待，做好宣传和解释工作；对所有服务对象的合理要求都应当予以尊重，在条件许可的情况下都尽量予以满足，如果不能满足，要耐心细致地做好解释和说明工作。

二、钻研业务，提升水平

　　社区卫生服务是综合性服务，护士的服务对象是社区内的全体居民，既包括健康人、亚健康人，也包括患者，并且社区人群的健康需求各不相同，患者的病种和病情也千差万别，护士所面临的保健服务不像在医院工作那样分科很细,护士必须掌握全科保健知识,既要有社区卫生服务的专业知识,也要有社会科学知识和交叉学科知识;既要掌握社区卫生服务基本理论,也要掌握基本技能和沟通技巧,才能做好社区卫生服务工作。因此,从事社区卫生服务的护士应积极拓宽知识面,刻苦钻研业务,丰富专业知识,提高护理专业技能。

三、任劳任怨,甘于奉献

社区卫生服务以预防为主,预防工作的效益具有滞后性,不像在医院里的治疗和手术那样,能起到立竿见影的效果。社区护士所从事的医疗护理工作往往不容易被人理解和支持,有时会遭遇冷言冷语、不配合甚至抵触的情况。因此,社区护士应具备任劳任怨、甘于奉献的服务品德,不图虚名,不谋私利,认真踏实地做好每一项工作。护士要"学会用最通俗易懂的语言解释高深的医护专业知识",要学会有效沟通,做到诚心、关心、爱心、耐心,成为社区居民信得过的"贴心人"。

四、严格要求,认真负责

社区卫生服务护理工作中,护士要加强自律、慎独修养,以科学严谨的态度对待任何事情。严格执行各项规章制度是确保工作成效、杜绝差错事故的关键环节。例如,各种治疗措施要严格执行操作规程和遵守无菌操作技术;对危重患者及时做好转诊工作;面对疫情暴发的处理要及时果断、精准到位,进入居家服务的医疗用品要清洁、消毒和单人单用,避免造成医源性交叉感染;卫生服务宣传要注重实效,形式新颖,喜闻乐见,便于接受;参与卫生监督、卫生执法任务的护士要秉公执法,坚持原则,不徇私情。

【人文护理启示录 7-3-1】 社区护士助力患者家庭应对阿尔茨海默病

护理案例

张先生现年 77 岁,目前和他的妻子、次子、儿媳以及孙女同住。张先生在 2006 年被诊断出患有脑卒中,其症状表现为右侧肢体不灵活,言语表达障碍,并伴有轻微的认知障碍。2007 年 5 月,他因癫痫发作再次入院接受治疗。在接受了抗血小板药物治疗和身体康复训练后,病情得到了控制,身体功能和活动能力有所改善,达到了治疗目标,并在同年 6 月顺利出院。

尽管张先生能够意识到并接受自己的疾病现状,但受到老年认知障碍的影响，在日常生活中并不能做到完全自理。出院后，他每周两次到医院接受进食、穿衣和行动能力的训练。他的妻子现年75岁，有高血压和心脏方面疾病，虽然日常活动能够自理，但不能过度劳累，因此照顾张先生的重担主要落在了儿媳的肩上。儿媳担心其再次发病，感到护理压力较大。社区护士定期上门进行家访，除了提供护理服务外，还倾听儿媳的心声，给予她支持，并教授她一些轻松照顾张先生的方法。社区护士与家庭成员一起讨论最佳的护理计划，为这个家庭提供支持。得益于社区护士的协助，张先生的晚年生活质量得到了显著提升。

案例讨论

社区护士对张先生的社区护理服务，体现社区护理人员深入基层，服务社区人民群众，具有重要的社会道德价值。护士视患者为亲人，热情服务，任劳任怨，持之以恒。以尊重、理解、宽容、支持、合作的方式，为社区个人、家庭、群体提供优质健康服务。

第四节　家庭病床服务中的护理叙事

一、热情服务，遵守礼仪

家庭病床是基层社区卫生服务中心为满足社区患者的居家医疗服务需求，在患者家庭建立病床，为患者提供特殊服务的一种方式。它是适应社会经济发展和人口老龄化形势需求，方便社区患者获得连续性医疗服务，提高基本医疗服务可及性、方便性的一种有效方法。[9] 家庭病床服务可以让患者在熟悉的环境中接受医疗和护理，既有利于身心的康复，又可以减轻家庭经济负担，是一种便民利民的新型护理服务模式。

家庭病床服务要求护士面向社会、深入家庭。护士在工作中必然面对各种不同的家庭，不管患者社会地位、经济条件和背景如何，护士都应平等对待，以患者利益为重。护士要尊重患者的价值观、宗教信仰、风俗礼仪和行为习惯，切记不要违背患者及家属的禁忌；热情地对待每一位患者，理解患者的疾苦，为每位患者提供热情周到的护理服务，保障其平等的基本医疗保健权。

二、信守承诺，准时到位

家庭病床服务通常实施分散的管理模式，患者的住所距离各异，而护士提供的家庭访问服务通常也是个别进行的。护士在履行职责时,应始终将患者的利益放在首位,严格要求自己并严格遵循护理方案。在进行家庭病床服务期间,除非遇到不可抗力情况(例如恶劣天气等),护士应坚守承诺,准时到达,不受其他客观条件的影响,确保患者得到及时的医疗和护理服务,展现出以患者为中心的崇高职业道德。

三、保守秘密,谨言慎行

参与家庭病床服务的护士应该自觉遵守各项规章制度和操作规程,在没有其他同事监督的情况下,要严肃认真、一丝不苟地履行护士的职责。

护理人员在提供家庭护理服务时,必须对患者的家庭背景、财务状况和个人信息等严格保密,未经许可严禁将这些信息泄露给第三方。对于患者及其家人的疑问,护理人员应耐心地解答,确保解释内容清晰、简洁且易于理解,避免虚假陈述或因言辞不当而引起误解和纷争,防止对患者和家属造成无意的伤害。

四、明确目标,团结协作

家庭病床服务病种繁杂,涉及多种疾病,需要各科室医护人员的团结协作与相互配合。在护理过程中,护士不仅要与各专业医务人员密切协作、相互配合,还要调动患者及其家属的各种积极因素,形成目标一致、规范有序的医疗护理程序。在为患者提供护理服务时,护士必须认真细致地做好交接班记录。对于表达能力较差的患者或老人,以及白天无人在家看护的患者,护士应该建立护患信息沟通渠道,如电话询问、留言簿、微信平台等,及时传递信息,加强沟通,以便提高医护质量,促进患者早日康复。

五、刻苦学习,精益求精

家庭病床服务的护理工作内容广泛,护士面对的患者情况复杂,护理工作涉及范围广。家庭病床的护士应是全科护士,除了必须掌握的专业知识外,还要具备心理学、社会学、营养学、预防医学等多学科知识。护士还要掌握不同年龄患者在患各种疾病时的临床特点和护理措施。因此,本着一切为患者利益的目标,护士要刻苦学习,并在护理实践中不断积累经验,完善知识结构,努力提高自己的专业水平和业务能力。

【人文护理启示录7-4-1】　温情的守护

护理案例

王奶奶是一位患有糖尿病多年的独居老人。她的家离卫生服务中心有一段距离，经常需要家庭病床服务。小林是社区卫生服务中心的一名家庭护士，每次到王奶奶家，小林始终保持着热情和耐心，不仅为王奶奶测量血糖、调整药物，还耐心地向王奶奶讲解糖尿病的日常管理知识。她的细心指导和温馨关怀让王奶奶感到十分温暖。

有一次，王奶奶家中的血糖仪出现了故障，无法正常使用。小林得知后，立即联系了服务中心，亲自带来了备用血糖仪，并在王奶奶家中现场教学如何使用和维护，确保王奶奶能够自我监测血糖。

案例讨论

在推进家庭病床服务的过程中，护士作为连接医疗机构与家庭的重要桥梁，他们的专业服务和人文关怀对于提升患者的康复体验至关重要。小林护士的故事是家庭病床服务中的一个缩影。她不仅展现了护士的专业技能，更体现了护士的人文关怀和高尚品质。她的专业服务，为患者提供了极大的便利和心理慰藉，彰显了医护人员的职责和担当。

第五节　应急护理中的护理叙事

突发公共事件是公共卫生、灾害学、急救医学和急救护理学的特殊领域，在突发公共卫生事件的应急护理中，护士应遵循以下四个方面的护理要求。

一、救死扶伤，甘于奉献

在突发公共卫生事件应急护理中，护士往往身处危险和艰苦的工作和生活环境，有时甚至自身的生命安全会受到威胁。这就要求护士应具有高度的责任心和自我牺牲精神，始终将患者的安全和公众的健康放在最重要的位置。在紧急救治的前线，每位护士都需要勇敢地面对并克服各种难题，利用自己的专业知识和智慧，尽最大努力去拯救生命和照顾病患。一旦发生伤害或疫情，护士必须将个人的安危置于一旁，毫不犹豫地投入紧急救援。在任何紧急状况下，护士都应当愿意奉献自己，勇于面对责任，并具备自我牺牲的勇气。任何违反医疗人员职责和职业伦理的行为，如因害怕感染或危险而放弃救治患者或故意延迟治疗，都是不道德的，都是应当受到法律惩罚和道德谴责的。

二、大局为重，先公后私

在处理突发事件时，个人有义务和责任，自觉地接受和配合有关部门采取必要的紧急措施。在突发公共卫生事件中，为维护多数人的生命健康和公共安全，可能会触及患者的个人利益，护士应进行解释和劝导，稳定患者的情绪，争取患者的理解和配合。

三、沉着应对，科学处置

面对突发性公共卫生事件，医护人员要沉着应对，科学处置。在突发公共卫生事件发生时，一般会在短时间内出现大批感染者，忙乱的工作不仅要求护士技术精湛，而且要求护士临危不乱、头脑清醒、动作敏捷，及时处理各种突发事件。护理人员在各个层级上都应展现出强烈的责任感和严谨的科学精神，在救治和护理的全过程中，任何环节都不允许出现松懈、马虎或不负责任的情况，要竭尽全力对患者可能出现的问题进行妥善处理和准确的预判。在保障患者利益的同时，护士也要做好自我防护，采取严格、科学的防范措施降低或消除风险，确保自身的健康和生命安全。

四、密切配合，团结协作

突发公共卫生事件的应对处理是一项复杂的社会工程，需要各部门的相互支持、协调和共同处理。在突发公共卫生事件的应急护理中，护士应与各部门及其他专业人员密切合作、团结一心、共同应对。护士既要做好群防群治工作，协助做好疫情信息的收集、报告以及人员的分散隔离、公共卫生预防措施的落实工作，还要利用一切手段向人们宣传科学、有效的传染病防治知识和措施。在任何环节，护士如果出现松懈、怠慢、相互推诿、敷衍搪塞等不负责任、不道德的行为，都可能导致公共卫生事件的蔓延和扩展，造成非常严重的后果。护士要本着对患者负责、对公众负责、对社会负责的态度，团结协作，密切配合，处理好突发公共卫生事件。公共卫生是关系到一个国家或地区人民大众健康的公共事业，在公共卫生服务实践中，必须坚持"预防为主"的卫生工作方针，预防疾病比治疗疾病对促进人类健康具有更深远的意义。

预防保健工作在现代社会中的重要性不断提高，预防保健也是疾病防控的必然趋势和客观需求，这就要求医护人员必须提高对预防保健道德的认识并加以自觉遵守。社区卫生服务是城市、农村公共卫生和基本医疗服务体系的基础，也是促进社会公平、维护社会稳定、构建社会和谐的重要内容。在处理突发公共卫生事件时，护士必须具备大局意识和法治观念，以及较强的应急处理能力、沟通组织协调能力、有效的防护能力和心理护理能力，同时要求护士必须遵循相应的伦理原则。

参考文献

［1］刘俊荣. 护理伦理学实用教程［M］. 北京：人民卫生出版社，2008.

［2］尹梅. 护理伦理学［M］. 2版. 北京：人民卫生出版社，2012.

［3］刘俊荣，张拥娥. 护理伦理学［M］. 北京：人民卫生出版社，2014.

［4］伍天章. 医学伦理学［M］. 2版. 北京：高等教育出版社，2015.

［5］姜小鹰，刘俊荣. 护理伦理学［M］. 2版. 北京：人民卫生出版社，2017.

［6］丛亚丽. 护理伦理学［M］. 北京：北京医科大学出版社，2002.

［7］比彻姆，邱卓思. 生命医学伦理原则［M］. 5版. 李伦，等译. 北京：北京大学出版社，2014.

［8］刘俊荣，范宇莹. 护理伦理学［M］. 3版. 北京：人民卫生出版社，2022.

［9］吴小红. 家庭病床助力基本医疗服务开展［J］. 中国卫生质量管理，2019，26（2）：8.

护理沟通叙事篇

第八章　妇产科护理沟通

妇女健康是全民健康的基石，维护妇女健康具有重要意义。为贯彻落实"健康中国 2030"战略，国家出台相关政策、方案明确了妇女健康的主要目标与实施措施。妇产科护理人应围绕女性不同生理阶段的健康需求，掌握妇产科疾病特征与患者及家属的心理特点，提升沟通能力，提供涵盖生理、心理和社会适应的整合型妇产科护理服务。

第一节　妇产科护理人的使命与担当

一、妇女健康的重要性

妇女在一生中扮演着多重角色，她们是生命的孕育者、家庭的守护者、社会的建设者。妇女的健康对个人、家庭乃至整个社会的福祉至关重要。维护妇女健康不仅是一项基本人权，也是社会发展不可或缺的一环。

一方面，妇女健康直接关系到子代健康和出生人口素质。作为生命的起始点，孕妇的健康状况直接影响胎儿的生长发育。一个健康的母亲能够给予孩子最好的起点，而孕期营养不良或疾病则可能导致胎儿发育迟缓、早产甚至出生缺陷等严重后果。保障妇女孕期的身心健康，是从源头和基础上保障着国民健康水平。另一方面，妇女健康关乎家庭的幸福和社会的稳定。健康的妇女能更好地履行家庭职责，教育子女，支持家庭成员，促进家庭和谐；反之，妇女若长期遭受疾病的困扰，不仅自身痛苦，也会给家庭带来负担，甚至可能引发社会问题。同时，妇女健康是社会经济文明发展的重要推动力。健康的妇女能够更有效地工作，发挥潜能，为社会创造更多的价值；反之，妇女因健康问题无法充分参与社会活动，造成人力资源浪费，影响经济发展。总之，维护妇女健康是实现"健康中国 2030"战略目标与实现性别平等的关键支撑。

二、妇女健康的目标与实施措施

1. 妇女健康的目标

党和国家高度重视妇女的发展和合法权益，2021 年 9 月 27 日，《中国妇女发展纲要（2021—2030 年）》（简称《妇纲》）发布，其中"妇女与健康"部分，明确了妇女健康的主要目标：①妇女全生命周期享有良好的卫生健康服务，妇女人均预期寿命延长，人均健康预期寿命提高。②孕产妇死亡率下降到 12/10 万以下，城乡、区域差距缩小。③妇女的宫颈癌和乳腺癌防治意识明显提高。宫颈癌和乳腺癌综合防治能力不断增强。适龄妇女宫颈癌人群筛查率达到 70% 以上，乳腺癌人群筛查率逐步提高。④生殖健康和优生优育知识全面普及，促进健康孕育，减少非意愿妊娠。⑤减少艾滋病、梅毒和乙肝母婴传播，艾滋病母婴传播率下降到 2% 以下。⑥妇女心理健康素养水平不断提升。妇女焦虑障碍、抑郁症患病率上升趋势减缓。⑦普及健康知识，提高妇女健康素养水平。⑧改善妇女营养状况。预防和减少孕产妇贫血。⑨提高妇女经常参加体育锻炼的人数比例，提高妇女体质测定标准合格比例。⑩健全妇幼健康服务体系，提升妇幼健康服务能力，妇女健康水平不断提高。[1]

2. 妇女健康的实施措施

2022 年 4 月《国家卫生健康委关于贯彻 2021—2030 年中国妇女儿童发展纲要的实施方案》（简称《妇儿纲要实施方案》）印发，该实施方案分为基本原则、主要目标、主要任务、保障措施、组织实施五个部分。在对妇女健康目标进行细化的基础上，提出了与妇女健康有关的五大主要任务：①持续保障母婴安全；②加强出生缺陷综合防治；③建立完善女性全生命周期健康管理模式；④防治妇女重大疾病；⑤支持家庭与妇女全面发展。以及八大保障措施：①坚持党的全面领导；②完善妇幼健康法律与政策体系；③加强妇幼健康服务体系建设；④提升基层妇幼健康服务能力；⑤推进妇幼中医药融合发展；⑥提高妇幼信息化管理水平；⑦加强科学研究与国际交流合作；⑧推进妇女健康文化建设。[2]

三、妇产科护理人的机遇与责任

基于对美好生活的向往，健康多元化需求更旺盛，妇女健康主题从"生命安全守底线"扩展到"全面健康促发展"。然而，我国妇幼健康工作仍面临发展不平衡、服务不充分等诸多挑战，如生育政策调整以来，高龄、多产次产妇比例增加，妊娠期并发症和出生缺陷发生风险增大。[2] 此外，生殖道感染、性传播疾病、不孕症预防、避孕节育措施不利导致非意愿妊娠、人工流产率较高，影响妇女的身心健康。《妇纲》和《妇儿纲要实施方案》对妇产科护理的服务理念、服务内容、服务能力、服务模式都提出了更高更新的要求，也是妇产科护理不断纵深发展的机遇。为了适应新形势，妇产科护理人应树立终身学习理念，苦练内功强本领，结合自身所在医疗机构与社区妇女健康状况，加强调查研究，做维护妇女健康的有心人，以妇女健康为中心，提高护理质量，做好婚前、孕前、孕期、分娩、产后、更年期、老年期的保健工作，为妇女提供系统和规范的服务；加强生殖道感染等妇女常见疾病防治，强化营养、心理、内分泌调节等预防保健服务指导，为妇女提供宣传教育、咨询指导、筛查评估、综合干预和疾病诊治等全方位卫生健康服务；为提升我国妇女健康水平，推进健康中国建设而贡献自己的力量。

▌思政链接 ＼＼＼

《中国育龄女性生殖健康研究报告 2022》指出，在调查 31 个省市的 3 153 名 15～49 岁的育龄女性中，生殖健康和生命早期 1 000 天知识掌握情况总体较好，但仍有 15.8% 和 16.5% 的调查对象得分较低。在部分核心知识方面，超过 50% 的女性存在认知偏差，而生命早期 1 000 天知识的认知偏差主要是叶酸的补充剂量和补充时期以及补钙的合理途径等。较低收入（月收入低于 3 000 元）、农业户籍、较低学历者（高中及以下）的知识掌握现状较差的比例高于其他人群。33.5% 的育龄期女性自评健康状况较差，有月经周期不规律、阴部及白带异常等妇科症状的女性占 71%，但仅 57.5% 选择就医。育龄期女性蔬果摄入的达标率仅 50% 左右，低收入、低学历和西部地区达标率显著低于全国平均水平。育龄期女性身体活动达标率高（81.0%），但久坐时间过长（比率＞60%）。点外卖和熬夜是最常见的两种不健康生活方式（分别为 61.3% 和 44.9%）。

研究建议，针对性地完善生殖健康教育传播内容，如性传播疾病、避孕方式、关键营养素补充和生殖道感染等；重点关注低收入（月收入低于 3 000 元）、农业户籍、较低学历（高中及以下）等生殖健康知识掌握较差的人群。同时，关注生育给女性带来的心理压力，积极倡导健康就医行为，提高育龄女性身心健康水平。[3]

第二节　妇产科疾病特征与患者及家属的心理特点

妇产科疾病是困扰女性的疾病之一，妇科常见疾病的特点是发病率高、易反复、难以根治，发病人群广、危害大，易感染，初期症状不明显，诊断困难。产科疾病特征主要在于发病急、病情变化快，严重危及母婴安危。妇产科患者均为女性，其特殊角色决定了她们复杂的情绪表现及临床特征，如表现为多疑、担心、焦虑等。[4]

一、妇产科疾病特征

女性一生可分七个阶段：胎儿期、新生儿期、儿童期、青春期、性成熟期、绝经期和绝经后期，各阶段女性生殖系统会发生变化以适应生理需求，也导致妇产科病各具特点。

（1）青春期。世界卫生组织提出青春期为 10～19 岁，青春期发动通常始于 8～10 岁，发动时间主要取决于遗传因素，也与所处地理环境、个人体质、营养状况及心理因素有关。女性青春期第一性征的变化是在促性腺激素作用下，卵巢增大，卵泡开始发育和分泌雌激素；女性的生殖器官会经历一系列发育变化，包括阴阜隆起，大小阴唇肥厚和色素沉着，阴道变长变宽，子宫增大，输卵管变粗，卵巢增大并出现卵泡，等等。这些变化使女性初步具备生育能力。同时，女性还会出现第二性征，如音调变高、乳房萌发、阴毛和腋毛生长、骨盆横径发育大于前后径，以及胸肩部皮下脂肪增多等，这些都是青春期女性特有的生理特征。此阶段可能会遇到的妇科问题包括月经不规律、痛经、青春期早熟等。多囊卵巢综合征是常见的生殖内分泌代谢性疾病，多在青春期发病，以雄激素过高的临床或生化表现、持续无排卵、卵巢多囊改变为特征，多表现为多毛、痤疮、月经异常和不孕等，常伴有胰岛素抵抗和肥胖。

（2）性成熟期。因此阶段女性的生育能力最旺盛，性成熟期又称为生育期，指卵巢功能成熟并有周期性性激素分泌及排卵的时期，约从 18 岁开始，历时约 30 年。此阶段是女性性活动最频繁的时期，也是妇产科疾病的集中高发期。随着近年女性生活方式、饮食习惯和生存环境改变，晚婚晚育的人群不断增加，各类妇产科疾病发病率呈逐年增高趋势。数据显示，中国 7 亿女性中妇科疾病患病人群高达 3 亿人以上，我国 20～45 岁的女性发病率高达 82% 以上。由于女性独特的生理结构、特有的月经周期、频繁的性活动，此阶段高发的妇科疾病包括妇科炎症、月经不调、不孕不育、性病、妇科肿瘤等。其中，困扰女性健康的两大杀手是宫颈癌和乳腺癌，发病率逐年升高且呈现年轻化趋势，严重危害女性的健康与生命。另外，此阶段女性处于生育年龄，尽管多数妇女可以正常度过妊娠、分娩这一时期，但产科相关疾病的发病率依然很高。自2015年底"二孩"政策实施以来，高龄、高危孕产妇比例明显上升，妊娠并发症发病风险也显著增加，在孕产期，女性可能会经历反复流产以及早产、异位妊娠、妊娠期高血压、妊娠糖尿病等疾病，且随着生育年龄的增加，国内高剖宫产率所伴随的各种并发症给母婴健康也带来了极大危害。

（3）绝经期。它是指从开始出现绝经趋势直至最后一次月经的时期，可始于40岁，历时短至1~2年，长至10~20年。卵巢功能在这一阶段逐渐减退，卵泡发育成熟受阻，因而月经表现为不规则和不排卵。最终进入绝经，即卵巢功能衰竭，月经永久性停止。围绝经期指卵巢功能开始衰退至绝经后1年内的时期，该期由于卵巢功能逐渐减退，雌激素水平降低，容易出现潮热、出汗、失眠、抑郁或烦躁等血管舒缩障碍和神经精神症状，称为绝经综合征。此外，常见的妇科疾病还有炎症性疾病和肿瘤等。

（4）绝经后期。它是指绝经后的生命时期，通常在60岁以后。此阶段雌激素水平低落，卵巢功能完全衰退、生殖器官进一步萎缩退化，骨代谢异常而引起骨质疏松，等等。此阶段可能会经历老年性阴道炎等妇科炎症疾病，子宫出血，子宫肌瘤、子宫内膜癌、宫颈癌等妇科肿瘤疾病。

二、妇产科患者及家属的心理特点

妇产科的患者均为女性，在病史采集或者体格检查的临床操作中会涉及一些较为隐私的问题，因此患者常存在害羞、焦虑、自卑等消极情绪。家属的心理也会随着患者的身心状况而变化。产科会因为新生儿的降临而更多表现出喜悦等情绪。因不同疾病及预后的进展阶段不一样，患者及家属体现出的心理特点也有所不同。

（1）紧张、害羞心理。妇产科病例涉及的话题通常包括生殖、月经、性等。患者面对疾病问题时常感到紧张、害羞。患者不主动或者回避医患交流，不利于医护人员对疾病的诊断及治疗。

（2）焦虑、恐惧心理。患者可能因宫外孕、产后出血、子痫、妇科肿瘤等疾病进入危重患者角色，缺乏思想准备，面对起病急、发展快、病情重的情况，加上病痛和面临死亡威胁而容易处于极度恐惧之中。患者也会因身体的变化、经济负担的加重等感到焦虑和紧张，可能会表现为：不断打听医务人员的诊疗水平，希望找到经验最丰富的医护医治自己；反复询问病情，希望得到期待的答案；要求医务人员不断观察、担心病情变化未能被及时发现等情况。

（3）抑郁、多疑心理。切除了子宫和卵巢的患者，常因感到自己器官丢失而有一种失落感，且担心失去女性特征和吸引力、生育能力，影响性功能和夫妻感情等而感到精神压力大。[5]更年期患者，内分泌功能趋向紊乱导致心理状态也往往会紊乱。抑郁的情绪也常发生于产妇群体，分娩过程既有幸福感，也存在对母婴安全的担忧，产妇生理和心理都有较大的变化。除了生理会经历疼痛这个因素外，家属不满意新生儿性别、产妇担心身体恢复不好及家属对产妇关心程度不够等均可能引起产妇的抑郁。[6]产后抑郁患者常出现食欲缺乏、失眠、情绪低落、多虑、注意力不集中、易激怒、爱挑剔甚至自杀倾向等，严重影响妇女身心健康。

（4）自卑、自责心理。自卑及自责心理主要的原因是担心自身疾病是否对家庭产生负担，担心受到医护人员、朋友、同事等的歧视、冷落。性疾病、不孕不育等患者自卑、自责的情绪更加明显。

目前妇产科疾病呈现的特点体现在患病人群年轻化、发病病因中社会因素影响大。妇产科护理人在日常护理工作中，应以人为本，除促进患者身体的恢复外，还应特别关注其心理特点，积极开导，正确引导，针对患者及家属的负面情绪采取适当措施，鼓励患者正视自身的病情，从而提高其治疗依从性，以促使早期康复。

生殖健康强调家庭的参与，故也包括男性的义务，提高男性生殖健康的责任意识，有助于妇女生殖健康水平的提高。伴随着时代的发展，患者对干预服务的要求和期望越来越高，故医护人员需不断提高健康管理服务能力，提升干预管理质量，进而进一步提高干预服务整体质量。

第三节　与妇产科患者、家属的沟通及护理服务创新

一、与产科患者及家属的沟通

1. 入院接待沟通

入院友好接待是建立良好护患关系的开端。面对陌生的环境、陌生的面孔，以及各种不了解的检查和治疗，孕产妇及其家属可能会有喜悦，但更多的应该是忧虑、担心甚至恐惧等复杂心情。护士是首先接触他们的人，故接待时应热情大方，介绍病房环境、主管医生、护士时应仔细周到，了解病史时注意说话技巧，尤其是对于隐私的内容。对即将成为妈妈的孕妇，要表示祝贺；对有并发症以及有妇科疾病的孕妇则给予安慰和鼓励，指导其根据不同的疾病选择饮食、恰当地活动和休息；对于急危重症患者，应尽快安排床位让其休息，谈话和评估则注意简明扼要。

每一位孕产妇在孕期得到家人的关爱和支持应该都是最多的，在家庭中的地位可能比任何时候都高，入院后她们潜意识下仍然希望得到一样的待遇，故护理人员不能因为孕产妇的年龄、职业、地位、文化不同而区别对待，而应像对待朋友一样真诚地对待她们，让她们感到被尊重、被关爱。事实上，跟孕产妇以朋友的身份或视角相处是产科护理沟通最成功的秘诀。[7]

2. 住院期沟通技巧

许多患者缺乏疾病知识，但从网络获取的疾病信息可能不准确，因此他们感到恐惧和焦虑。除常规健康教育外，护士应针对患者不同情况如保胎、待产、临产、引产及并发症、肌瘤、肿瘤、出血、感染等，提供个性化的心理疏导和支持，以有效缓解或消除其焦虑、抑郁情绪。

对于引产等特殊情况的患者，我们应理解其复杂的心理状况。对于保胎或有并发症的患者，责任护士应投入更多时间，通过交流了解其心理状态，建立信任，进行心理疏导，并提供实际帮助，以稳定其情绪，减少不良事件。

3. 临产期沟通技巧

产妇需了解分娩流程及大致时间，做好心理准备。护士需密切监测产程，

教导她们减轻分娩疼痛的技巧，如呼吸和用力方法。分娩时，产妇可能因疲劳而丧失信心，我们需理解并肯定其感受，通过握手、抚摸等方式给予安慰，如阵痛时紧握其手，抚摸其肚皮以增加安全感，间隙时轻抚其手臂和头发，使其感到温暖与亲近。

同时，与家属的沟通同样重要。产妇进入产房后，我们应针对家属的焦虑，及时告知他们产妇的最新情况，以缓解他们的担忧。面对家属关于能否顺利顺产的询问，应解释产程的动态性，并承诺我们会密切观察，有异常会及时告知。若产妇胎位不正，也及时告知家属我们会指导体位改变，以及纠正的情况，请家属耐心等待。[7]

4. 产后心理辅导

恭喜产妇成为母亲，但需提醒她避免过度激动，以防产后出血。个别产妇会担心自己奶水不够而影响宝宝的成长，故在产后 30 分钟内护士要鼓励和协助产妇与宝宝进行皮肤接触和早吸吮，并指导产妇母乳喂养技巧。对于不愿意母乳喂养的个别产妇，我们要耐心聆听其想法，并教授乳房护理方法，以减轻奶胀及消除其顾虑。同时，护士向产妇和家属传授科学喂养方法，避免或减轻新生儿黄疸。对于有并发症或异常分娩的产妇，护士要理解她们的感受，提供相关知识和帮助，进行心理疏导。

【人文护理启示录 8 - 3 - 1】 让每一个生命和心灵都被温柔对待

护理案例

在人的一生中，会有许多挑战，而陪伴与共渡难关，变得尤为重要。成为一名助产士之后，我所经历的点滴，让我深刻体会到每一个生命和心灵被温柔以待的重要性。

在一个平凡的夜晚，我和往常一样值夜班，突然，一阵叫喊声划破了寂静的夜晚。循着叫喊声，我来到产妇身边，只见产妇精神状态几乎失控，她不由自主地颤抖、呻吟，咬着牙语无伦次地大声呐喊："哎呀，疼死了，我忍受不了了，我要手术……"

自然分娩对于产妇来说是一次自我的极限挑战，这需要产妇具有坚强的意志力和来自家庭和医护工作者的强大支持力。根据专业经验，我认为产妇自然分娩的疼痛感除了来自生理上的自然反应，还有是由对生产的心理恐惧和无助诱发的。我知道这位准妈妈此时非常需要"导乐师"的陪伴和鼓励!

"导乐"是希腊语 Doula 的音译,是指一个女性照顾另一个女性的意思,国际共识为:导乐是指在分娩过程中为产妇提供服务的人员,即分娩的陪伴者,包括分娩陪伴的专业人员或分娩的助手。"导乐"通常以助产士为主,她们会在生产过程中一直陪伴着产妇,给予产妇身体上的照顾和情感上的支持、精神上的鼓励,从而缓解产妇对分娩的疼痛感和恐惧感。

在对这位准妈妈做了快速的常规检查后,我马上把她带到单人间,进行"导乐"。当时呈现在我面前的是一个全身冰冷、肢体僵硬、无法正常交流的产妇。我立刻关掉空调,为产妇盖上被子,紧紧握住产妇的手,面带微笑,用眼睛温和地注视着她。在产妇及家属的要求下,我安排她丈夫进来陪产。家属见状问我:"为什么她的手这么冷?为什么她在不停地发抖?"我暂时没有正面回答家属提出的问题。我一直握着产妇的手,面对面和她交流,用我的专业知识向她讲解产程经过以及相关知识。

慢慢地,她在宫缩时能配合我进行一两次呼吸,我就不断肯定她,鼓励她。不到 10 分钟的时间,产妇可以完全配合我,并主动提出喝水、吃粥。此时产妇额头微微出汗,要求我开空调。我知道她已经建立自然分娩的信心了。

我一直陪伴在产妇身边,不断给予她精神上的鼓励,并使用"导乐"用具为她按摩,缓解疼痛。我充分利用她的丈夫这一角色的重要性,指导产妇和她的丈夫慢舞,摇摆骨盆,坐分娩球。产妇由恐惧转变为勇敢面对和配合。

由于产妇全身心的放松,产程比想象中快很多。顺利生完宝宝后,产妇激动地流下了眼泪,她对我说:"感谢你,如果没有你,我肯定坚持不下去的。"

分娩结束后,我问产妇:"您觉得总体来说,这次分娩是快乐的还是痛苦的?"产妇微笑着回答:"看着宝宝这么可爱,我觉得所有的痛苦和坚持都是值得的,我的这次分娩过程总体感觉是快乐和幸福的!"

产妇说:"顺产需要坚强的意志力,刚开始我总想着不行就手术,忍了几个小时后,我觉得自己快崩溃了。在你的引导下,我慢慢调整,觉得为了宝宝,我要做一个坚强的妈妈,调整自己后,我觉得虽然阵痛很痛,但是我可以配合深呼吸度过,我觉得自己特别棒,很有成就感!你一直在我身边陪伴我,鼓励我,让我勇敢坚持到最后,'导乐'太神奇啦!下次生二宝我还要来你们医院,我还要找你作为我的导乐师。"

我由衷地感到欣慰,因为我的陪伴和鼓励,可以让产妇减少身体和心理的痛苦,激发产妇的信心,使其勇敢地面对分娩这个挑战。

沟通感悟

南丁格尔曾说过"护理工作是平凡而伟大的工作，而护理人员用真诚的爱去抚平患者创伤的心灵，用火一样的热情去点燃患者战胜疾病的勇气"。"导乐"服务工作既是护理中平凡的工作，也是一项爱的事业。每一位做母亲的女性都是摸索着前行，对于分娩更是怀着紧张和恐惧的心理。因此，护理人员的工作不仅仅是完成治疗，还要倾注爱，用心去感受产妇的所需，用真诚的服务、专业的技术帮助她们，让整个分娩过程流畅、自然、充满爱意，这也是"导乐"服务一直追求的目标。

二、与妇科患者及家属的沟通

虽然与产科服务对象同为女性，但妇科疾病患者所患疾病特殊，涉及生殖器官系统，涉及性生活史、人工流产史、不洁性生活史、分娩史等个人隐私。没有孕育新生命的喜悦与自豪，而要承受社会文化因素所导致的歧视与病耻感。

1. 利用首因效应，建立信任关系

利用心理学"第一印象"原理，运用语言与非语言的一般沟通技能，以热情干练的专业形象与饱满的精神面貌给患者留下良好的第一印象。护士通过入院指导、病区情况介绍，快速帮助患者放松，缓解其焦虑和恐惧等情绪，快速适应病房的新环境，为后期配合治疗护理打下基础。此外，保护患者隐私是关键重要一环。

2. 清晰、耐心地解释专业信息

与妇科患者进行良好沟通的关键在于理解她们的需求和担忧。护士通过将复杂理论化的专业信息运用类比、比喻等方法讲解得形象生动、通俗易懂，并核实患者是否理解，鼓励患者提出疑问，消除患者认知误区，耐心解答患者疑问，避免增加患者的困惑，确保她们完全理解自己的状况和治疗计划，配合妇科治疗护理方案，进行健康教育，有利于提高患者自身健康管理能力。

3. 保护隐私，充分告知，轻柔操作

充分理解妇科患者的害怕、尴尬、羞涩等心理，在做阴道检查、直肠指诊

等身体检查与护理操作时，务必首先确保有一个隐私、安全的环境，如家属暂时回避、拉上床帘、关上门窗等，操作前用温和的语调告知，避免患者陷入无所适从的状态，确保她们感到被尊重和关心。禁止"例行公事"、态度冷漠、语言生硬。

4. 关注患者情绪

患者通常会面临身体不适和心理压力，表现为焦虑、恐惧、抑郁等情绪波动，特别是在需要手术或侵入性治疗，如人工流产术、因肿瘤等需切除子宫时。护理人员应主动询问患者的感受，并提供适当的支持和安慰：①倾听其感受和情绪。不要打断或急于解决问题，患者可能需要有人愿意听她倾诉。②表达同理心。表达对患者的经历感到遗憾，并表示理解。这样可以让她感到被理解和支持。③避免评判。不要对患者的感受或反应进行评判。每个人的经历都不同，不要试图将自己的观点强加给患者。④尊重隐私。申明医护人员保守医疗秘密的义务。除了有助于医疗护理外，不得强迫患者分享不愿意分享的细节。如果患者想谈，就倾听；如果患者不想谈，也要尊重患者的决定。沉默陪伴也是一种表达感受的方式。⑤提供安慰。给予患者情感上的支持和安慰。让患者知道你在她身边，支持她度过这个难过的时期。⑥尊重个体差异。每个人对病情的反应不同，尊重患者情感和方式。⑦鼓励专业帮助。在必要时，可为患者寻求精神科会诊，提供心理咨询或支持团体的帮助。

【人文护理启示录 8-3-2】 瘦瘦的烦恼

💗 护理案例

王小姐，24 岁，对容貌、身材追求极致完美，人送外号"美达人"。王小姐最近 3 个月月经一直不来，在家人反复催促下来医院就诊。

"请×号王××到妇科内分泌护理门诊就诊"，随着电脑叫号声的落下，一位年轻的小姐姐走进了视线。"嗯，好瘦！感觉一阵风就能把她吹着走……而且脸色苍白，两眼无神，黑眼圈严重，嗯，睡眠看来不佳……"几秒钟的时间，我完成了这位患者的外观评估。（运用非语言沟通技能与专业知识，认真观察患者）

护士（简称护）：请问您是王××吗？

患者（简称患）：是的。

护：您好，请坐！请问有什么可以帮到您？您坐下来慢慢说。（运用礼貌、关怀、鼓励式语言，开放式提问）

患：我今年24岁，月经一直不规律。以前是1~2个月来一次，但最近这次3个月都没来了。其实也没关系，不来也挺好，我还乐得自在、方便。

护：之前的就诊记录显示您是16岁来的月经，是从那时候起就不规律吗？（澄清信息提问，鼓励患者，注意不打断患者）

患：是的。那时候我还小，家里人说月经刚来的时候都是这样的，以后慢慢就好了，所有我就一直没理它。工作之后身边的人都说这样不好，要尽快找医生好好看一下，不然怕以后不好要宝宝，我才开始去看医生。第一位看的是我们当地的医生，她说我是多囊卵巢综合征（简称多囊），一下子给我开了6个月的药（优思悦）让我吃，也没说其他的。吃完药后我没有回去复诊，想着应该就好了，但是一停药月经就又不来了。我等啊等，等了2个月，月经还是没有来，没办法，我又去医院看了。医生又给我开了这个药，让我一直吃，我就一直吃。你别说，这药吃的时候我的月经都是来得好好的，然后我就想了，都吃了这么久了，应该可以了吧，就又把药停了，一停又惨了，月经又不来了！我想着这种药是不是吃多了没效，就自己改了另外一种调经药（优思明），吃了半年左右，吃药的时候月经是好的，然后我又把它停了。可是一停药，月经又不来了！我是找着规律了，反正月经不来的时候我就吃药，吃了药它就来了！

护：谢谢您这么详细的描述（肯定与赞赏患者的回复，提升患者的自我价值感），对您的服药情况我大概了解了，您后来有复诊吗？医生知道您的用药情况吗？

患：我没怎么复诊，去医院看病太麻烦了！挂号排队老半天都不到，开来开去也就是这些药！我都知道的，为什么还要找医生开？自己网上买药就好啦！方便又快捷！再说了，我现在想要当妈妈了，谁还要吃避孕药啊！

护：方便给您先做个检查吗？我需要全面评估一下您的情况。（告知信息，尊重患者的知情权）其实，月经不调跟很多原因有关，比如说营养，也就是体重，太胖或太瘦对月经都会有影响。平时太紧张、焦虑、失眠，也会影响月经。女生往往比较敏感，环境换了或者心情不好了，月经就很容易不正常。还有，就是您说的多囊，也是月经不调的一大病因。所以，您配合一下我完成相关的检查，好吗？（以简单易懂的方式与亲切的语气向患者传递专业信息，征得患者的同意，提升患者的配合度）

患：行，但是要快一点啊！我还约了朋友拍照呢！（患者在同意时也表达了自己的时间诉求）

接下来我以最快的速度完成了患者的一系列专科评估，也做了情绪方面的评估，问题很明显了，月经不调、消瘦、情绪障碍、随意用药。

护：您平时喜欢做什么？吃得怎样？睡得怎样？有做运动的习惯吗？

患：就和大家一样啊！没有什么特别的。我就一普通职员，正常上下班的那种。

护：能分享一下您一天的具体生活吗？就说最近的这段时间。

患：我一周上 6 天班，早上 10 点上班，晚上 8 点下班，回到家吃饭、洗澡、看手机、睡觉，剩下的不上班的一天基本就宅家躺平啊！

护：能再具体一点吗？比如说吃饭时间？睡觉时间？（鼓励患者继续说明情况）

患：我早上 9 点多起床吧，随便吃点早餐就去上班了啦！搭地铁半个小时到公司，然后就是工作啊，我们的工作餐是 12 点到 13 点，有胃口就吃点，饭菜好吃就多吃点，不喜欢吃或者没胃口就少吃点，我主要是晚上吃得多！我喜欢吃麻辣烫和烧烤，一吃可以吃一个多小时，不出去就自己随便下点面。吃完了洗个澡，看看手机吧，年轻人都不喜欢早睡。我平时上班都很忙，压力很大，只有晚上的时间是自己的，当然要好好享受一下，放松一下。

护：理解理解，年轻人的生活嘛（表达同理心，没有随意评判），那一般到几点睡觉？

患：一两点吧！偶尔三点？反正一天睡够 8 个小时就可以了吧？又没有规定说从哪到哪算 8 个小时……

护：嗯，您对您现在的体重满意吗？

患：满意啊！我穿什么衣服都很好看，大家都羡慕我身材好，还有人向我取经，问我怎么保持身材纤细呢！你看，现在大明星不是都流行什么"A4腰""养鱼肋"吗？我一开始也羡慕得不得了，拍照美啊！所以这段时间我又瘦了 6 斤，你看，现在这两样我都有了，太开心了，所以今天特意约了小姐妹去拍照来着！

护：是的，我也觉得挺漂亮的，不过，这也许正是导致您月经不调的因素……您现在不是准备当妈妈吗？当妈妈可不容易，就拿您现在的体重来说，自己的营养可能都不够了，还拿什么营养去给到肚子里的宝宝呢？宝宝可是要和您同吃同住近 10 个月的呀！您现在的情况不算严重，不过是需要注意的时

候了。（在先认可的情况下，避免使用"但是"的强转折，通过"不过""也许"等言辞委婉地表达专业建议）

患：那怎么办？一定要长胖吗？要胖多少斤？胖了我是不是就不能穿美美的衣服了？我不要变成胖子，好可怕！

护：您别担心，不是要让您变成胖子，我们慢慢地接近正常体重就好。

患：那我要做些啥？要一直吃药吗？

护：月经不调的话，药物干预可能会有用，就像您之前服用的优思悦和优思明，它们是避孕药，但也是调经药，所以我们是想帮您调经而不是帮您避孕。如果这次还建议您使用这一类的药物，请您一定要按照医生的医嘱服药，擅自停药会导致您体内的激素水平紊乱。另外，除了药物干预，我建议您开始生活干预治疗，对于多囊，生活干预是基础，也是唯一可以长期管理多囊这种疾病的方式。您生活方式健康了，体重接近或达到正常水平，可以更好地稳定您的激素水平，更有利于提高您的受孕率，帮您更快实现做妈妈的愿望。（开展健康教育）

患：正常生活就可以？对我有那么大的帮助？

护：是的，调理的内容主要包括饮食、运动、行为、睡眠、心理等方面。其实我们女生都爱美，但健康美才是真的美！运动方面建议每周 3～5 次，运动前 5～10 分钟进行有氧热身，增肌运动可选择哑铃、仰卧起坐、俯卧撑、拉弹力带等方式分组运动，每组动作持续约 1 分钟，循环练习 15～20 分钟，最后 5 分钟进行拉伸放松……

患：听上去好像很难……

护：刚开始我们觉得有困难是正常的，没关系，我们慢慢来，看您最容易做和最喜欢做的是哪一项，就从那一项运动开始。建议您一个月复诊一次，我会根据您的情况来调整您的饮食及运动处方，让您逐渐养成健康的生活方式，然后能让您这些好的习惯一直延续下去，解决您的问题。（表达同理心，提出具体可行的措施鼓励患者配合）

患：那好吧，我试一下！

经过 6 个月规范的药物治疗和生活干预，王小姐的月经能够按日子来啦，体重足足重了 3.2 公斤！王小姐对这次的治疗效果很满意，发现原来不健康的瘦不是一种美，而健康的生活和体重才更美！

沟通感悟

对患者行为的理解、对相关专业的精通，加上循序渐进柔和的沟通技巧，并支持、鼓励患者，是护患沟通成功之道。

三、中华传统美德的传承与护理服务创新

传统美德犹如璀璨的星辰，照亮了中华民族的精神世界。仁爱、忠诚、礼义、孝敬、诚实、守信、勤劳、勇敢等美德，不仅是个人修养的体现，也是社会和谐的基石。作为人类健康的守护者，护理人员应传承中华传统美德，以仁爱为核心，以高度的责任心和同理心，对待每一位需要帮助的人，"深入挖掘自强不息、敬业乐群、扶正扬善、扶危济困、见义勇为、孝老爱亲等传统美德，并结合新的时代条件和实践要求继承创新，充分彰显其时代价值和永恒魅力"[8]。

护理服务的创新，是利用技术革新，更是对人文关怀的深入研究。传统美德为护理服务提供精神力量，结合技术变革，如智能监测和远程医疗等，护理服务呈现个性化和人性化，提供涵盖生理、心理和社会适应的全方位的整合型医疗护理服务，提高护理效率，减轻医护人员负担，维护妇女健康。

1. 爱岗敬业与护理工作的有机结合

爱岗敬业源自中华五千年文化积淀，展现了社会主义职业道德的精髓。其核心在于全心全意为人民服务，在于无私奉献社会，以及对事业和理想的热情与执着追求，脚踏实地、兢兢业业。"老吾老以及人之老，幼吾幼以及人之幼。"妇产科护理工作没有轰轰烈烈的辉煌，却写满了简单又平凡的爱，听胎心、接生、婴儿护理……在辛勤付出中呵护着生命，在日夜交接班中把握着生命的轮回，这看似平凡的工作却鲜明地体现着妇产科护理人员爱岗敬业的传统美德。

2. 扶危济困与护理工作的有机结合

"岂曰无衣？与子同袍……修我矛戟，与子偕作！……修我甲兵，与子偕行！"2020年初，新冠疫情突袭武汉，威胁中华大地。世界卫生组织总干事谭德塞博士表示："中国护士在疫情面前的表现令人感动。"作为一名中华儿女，同胞有难，就应冲锋在前，中国护士用行动诠释了职业的责任与担当。妇产科

护士也积极投入抗疫第一线，进入封控区域内，成立孕产妇保健小组，为孕产妇们保驾护航。

3. 进取创新与护理工作的有机结合

随着护理服务范畴的不断扩大和护理内涵的不断深化，新的诊疗模式、新的照护需求，均需要运用创新思维促进患者康复，保证患者安全，提高工作效率，故发挥创新能力解决临床问题已成为当代护士的必修课。进取创新不仅是中华传统美德，也是新时代科技革命的要求。近几年，在产房运用自由体位待产或分娩就是一个典型的创新概念的实践，截石位是传统的接生体位，在很多医院都沿用了很多年。但随着人们对分娩的舒适度期望值不断提高，自由体位分娩等减轻分娩疼痛的一系列措施就应运而生，让孕妇从躺着生，到动起来生，满足孕产妇的需求，提高顺产率。只有通过护理创新，才能强化女性全生命周期健康管理，筑牢优生优育高质量全链条服务。

【人文护理启示录8-3-3】 创新妇泌护理门诊服务，
优势传承助力妇女健康

护理案例

依托百年妇产科发展历史，积极进取创新，广州医科大学附属第三医院（简称广医三院）妇科内分泌（简称妇泌）专科已发展为广东地区集临床、科研、教学于一体的高水平妇泌诊疗中心。专科主要开展妇科各种内分泌相关疾病的诊治，包括多囊、更年期综合征、复发性流产、异常子宫出血、青春期保健、孕前保健等相关疾患的诊疗宣教工作。广医三院妇泌专科在广东省内率先开展了"妇泌MDT门诊""妇泌护理门诊"，带动多学科及护理人员共同参与到妇科内分泌疾病的规范诊疗工作中。

妇泌护理门诊自2020年7月开始设立，至今，年接诊超4 000人次，日接诊30余人。妇泌护理门诊依据不同病种专病专管，结合微信群的管理设置不同病种的个体化管理模式，目前已建立多囊、围绝经期综合征、复发性流产及子宫内膜增生症等多种疾病的专科档案总计超1 700余份。同时，妇泌护理门诊创新地将哈他瑜伽、穴位热敷等技术融入多囊患者的指导及管理中，开设了"一家开在医院里的瑜伽馆"，全面对多囊患者的生活方式进行管理。除此之外，妇泌护理门诊自成立以来接受不同医疗机构的专科护士参观学习，负责多次妇科内分泌医护人员的微进修及进修培训。[9]

参考文献

［1］国务院关于印发中国妇女发展纲要和中国儿童发展纲要的通知［EB/OL］．（2021－09－08）［2024－11－25］．https://news. southcn. com/node_d9f3d1280b/61731d92d5. shtml.

［2］国家卫生健康委关于贯彻 2021—2030 年中国妇女儿童发展纲要的实施方案的通知［EB/OL］．（2022－04－02）［2024－11－25］．https://www. gov. cn/zhengce/zhengceku/2022－04/09/content_5684258. htm.

［3］复旦大学健康传播研究所．2022 中国育龄女性生殖健康研究报告［EB/-OL］．（2022－03－08）［2024－04－07］．https://mp. weixin. qq. com/s?__biz = MzI2MTU4ODM1MA = = &mid = 2247490573&idx = 1&sn = 036fe3ca17 b5f3823f1c8054ec7343b4&chksm = ea59481cdd2ec10a3089f990e9ab8ddeb889 bcaf33d959391c949750b9866dec7a529659a9f2&scene = 27.

［4］侯素华，高岭．与妇科病人有效沟通的前提及技巧［J］．全科护理，2011，9（35）：3283.

［5］王娴．妇产科患者的心理特点及心理护理措施［J］．卫生职业教育，2006，24（5）：74－75.

［6］益西拉姆．产妇产褥期心理特点分析及心理护理对策［J］．西藏科技，2018（2）：48－49.

［7］阮庆平．产科护士的护理沟通技巧［J］．大家健康（学术版），2013（12）：264.

［8］中共中央、国务院印发新时代公民道德建设实施纲要［EB/OL］．（2019－10－27）［2023－11－25］．https://www. gov. cn/gongbao/content/2019/content_5449646. htm.

［9］广医三院．喜报 ｜ 全国仅 5 家！我院荣膺"月经专病门诊规范管理与建设"指导单位［EB/OL］．（2023－07－18）［2024－06－13］．https://mp. weixin. qq. com/s/i－L7nU6k－nAVBFQI6WPTBg.

第九章　儿科护理沟通

儿童是国家的未来、民族的希望。儿科护理人工作量大，工作压力较大，患儿病情复杂、变化快，因而儿科护理人需要具备良好的专业素养和心理素质；而面对当前家长的高期望与需求，儿科护理人需要掌握良好的沟通能力，领悟国家有关儿童健康政策的精神，创新儿科护理服务，提供优质护理，勇担促进儿童健康水平的使命。

第一节　儿科护理人的使命与担当

一、儿童健康的重要性与现状

儿童的身心健康关系到千万个家庭的幸福，更是直接关系民族素质和国家前途。促进儿童健康成长，是国家可持续发展的重要保障、发展动力和必然要求。党的十八大以来，我国持续加大儿童健康工作投入，政策体系不断完善，儿童健康促进保障机制不断健全，儿童健康水平显著提高。

2023 年全国婴儿死亡率、5 岁以下儿童死亡率分别为 4.5‰和 6.2‰，较 2012 年下降 56.3% 和 53.0%，总体优于中高收入国家平均水平。6 岁以下儿童生长迟缓率和低体重率等指标逐步改善。儿童常见传染病得到有效控制，持续实施艾滋病、乙肝母婴阻断，艾滋病母婴传播率 2023 年下降到 1.3%，降至历史最低点。[1]神经管缺陷、唐氏综合征等严重致残出生缺陷得到初步控制。免疫性溶血性贫血等 12 个病种被纳入儿童血液病、恶性肿瘤救治管理病种范围。[2]儿童青少年心理健康纳入健康中国行动，基层心理服务短缺问题初步缓解。

然而，儿童健康方面仍存在不少问题：①区域、城乡间儿童健康状况不平衡。2021 年数据显示，农村和西部地区的婴儿及 5 岁以下儿童死亡率均高于城市和东部地区。②儿童健康影响因素转变。新生儿破伤风虽已消除，但影响儿童正常生长发育的健康问题凸显，如近视、超重、脊柱侧弯等。溺水、交通事故是 5 岁以下儿童主要死因，儿童肿瘤、心脏病等慢性非传染性疾病和罕见病威胁儿童健康。③科学养育问题突出。家庭育儿知识总体不足,"隔代养育"普遍,城市中长辈溺爱儿童现象和农村留守儿童缺乏父母关爱问题并存。④群众对儿童健康服务提出更高要求,希望获得更高水平的医疗保健服务、更安全的食品和玩具、更丰富的体育运动以及更健全的社会保障。这些都亟须国家持续深化儿童健康服务供给侧改革,持续完善儿童健康保障机制,促进儿童健康发展。

二、儿童健康的主要目标与重点行动

2016 年,《"健康中国 2030"规划纲要》明确提出实施健康儿童计划,2019 年,健康中国相关文件（相关文件共有三个,在第十二章第一节有介绍,此处不赘述）将儿童健康纳入其中,针对儿童健康关键问题,2021 年 9 月 27 日发布的《中国儿童发展纲要（2021—2030 年）》(简称《儿童纲要》)围绕健康、安全、教育、福利、家庭、环境、法律保护 7 个领域,提出 70 项主要目标和 89 项策略措施。本文仅列出"儿童与健康"部分,主要目标如下:

①覆盖城乡的儿童健康服务体系更加完善,儿童医疗保健服务能力明显增强,儿童健康水平不断提高。②普及儿童健康生活方式,提高儿童及其照护人健康素养。③新生儿、婴儿和 5 岁以下儿童死亡率分别降至 3.0‰、5.0‰和 6.0‰以下,地区和城乡差距逐步缩小。④构建完善覆盖婚前、孕前、孕期、新生儿和儿童各阶段的出生缺陷防治体系,预防和控制出生缺陷。⑤儿童常见疾病和恶性肿瘤等严重危害儿童健康的疾病得到有效防治。⑥适龄儿童免疫规划疫苗接种率以乡（镇、街道）为单位保持在 90%以上。⑦促进城乡儿童早期发展服务供给,普及儿童早期发展的知识、方法和技能。⑧5 岁以下儿童贫血率和生长迟缓率分别控制在 10%和 5%以下,儿童超重、肥胖上升趋势得到有效控制。⑨儿童新发近视率明显下降,小学生近视率降至 38%以下,初中生近视率降至 60%以下,高中阶段学生近视率降至 70%以下。0～6 岁儿童眼保健和视力检查覆盖率达到 90%以上。⑩增强儿童体质,中小学生国家学生体质健康标准达标优良率达到 60%以上。⑪增强儿童心理健康服务能力,提升儿童心理健康水平。⑫适龄儿童普遍接受性教育,儿童性健康服务可及性明显提高。[3]

针对新时期儿童健康领域出现的新情况新问题，以及在实施"三孩"生育政策的新形势下，统筹兼顾"保生存"和"促发展"，2021 年 10 月 29 日发布的《健康儿童行动提升计划（2021—2025 年)》明确了主要目标："到 2025 年，覆盖城乡的儿童健康服务体系更加完善，基层儿童健康服务网络进一步加强，儿童医疗保健服务能力明显增强，儿童健康水平进一步提高。"在重点行动方面，提出做好新生儿安全、出生缺陷防治、儿童保健服务、儿童早期发展服务、儿童中医药保健、儿童健康服务体系、智慧儿童健康服务七项提升行动。[4]

三、儿科护理人的机遇与新要求

尽管儿科面临护士数量短缺与优质服务的冲突、工作量大与高效服务的矛盾等诸多挑战，但儿科护理专业也面临着国家政策法规支持、资源投入加大、远程医疗和智能化护理科技助力、儿童健康需求多样化的机遇。儿科护理人担负着保障和提高儿童身心健康的使命；以儿童健康为己任，以"健康中国 2030"战略为契机，领悟《儿童纲要》等有关国家儿童政策的精神，加强儿童健康护理领域科研创新，在繁忙的临床工作中打破固有思维，发挥聪明才智进行创新。针对当前儿童健康服务的痛点问题、新问题，打破科室"防"和"治"分设格局，积极开展儿童健康知识科普，以开展儿童友好医院建设为契机，营造温馨友善的服务氛围，为儿童提供有情感、有温度、有人文的优质护理服务。

▌思政链接 ＼＼

国家卫生健康委于 2024 年 1 月 10 日发布《关于推进儿童医疗卫生服务高质量发展的意见》，提出要强化"四个"创新：体系创新、技术创新、模式创新、管理创新，加快儿科优质医疗资源扩容和区域均衡布局。[5]

▌案例链接 ＼＼

护理环节谋"创新"，服务细节见"温暖"：病房紧张，走廊"加床"没能提供良好的母婴服务。儿科二病区积极创新，在病区有限空间里设计出了"母婴爱心温暖角""新入院患者等候区""患儿阳光图书角""加油站"等，设置了温馨提示牌，家属看到就知道护士去了哪里，让护患沟通更加顺畅。[6]

基于证据的胸腔引流管镇痛护理：胸腔引流是心胸外科最重要也是最常见

的治疗手段，但置管带来的疼痛是孩子们最为痛苦的经历。如何降低置管和拔管引起的疼痛，改善孩子们的置管体验呢？通过文献检索，某院心胸外科护理团队制定了基于证据的胸腔引流管维护规范，并通过拔管前30分钟冷敷和局部使用镇痛乳膏的方式，有效降低了患儿拔管疼痛。让患儿体验更舒适，让护士工作更便捷是心胸外科护理团队的目标，为此他们设计了一款同时达成这两个目标的镇痛冰敷贴，并申请了实用新型专利，期待转化为产品，进一步精进创新。[7]

第二节　儿科疾病特征与患者及家属的心理特点

一、儿科疾病的特征

与成人相比，儿童最大的特点就是具有成长性，其从出生到发育成熟，经历了一个连续的并具有明显阶段性的生长过程，不同年龄阶段的儿科患者有不同的生理和病理特点。

儿科患者在患病种类、病理反应以及疾病发生发展规律等方面的差异性较大，主要表现为以下六个方面[8]：

（1）小儿各时期都有各自的解剖和生理功能特点。

儿童的身高、体重、头围、胸围等指标随年龄不断增长，各个器官体积、内脏大小及位置也随生长发育而发生改变。另外，生理功能及各系统器官的功能也随年龄增长逐渐发育成熟，因此，不同年龄儿童的生理、生化正常值各自不同。

（2）儿科疾病发病容易、病情变化迅速。

儿童疾病的发生，其病因虽与成人基本相同，但所表现的病情与成人相比并不完全一致。一方面是儿童免疫功能较成人低下，器官发育不成熟，易受外界因素的影响而患上感染性疾病；另一方面是各器官功能发育不成熟常导致各类疾病发生。此外，部分儿童的发病还与先天因素及胎产损伤有关。儿童总体生理功能较差、代偿能力不足，如不能及时处理病情，可导致病情急剧恶化，造成不可逆伤害，这也体现了儿童疾病病情变化迅速的特征。

（3）疾病差异较大。

儿童疾病发生的类别与成人差异明显，不同年龄段儿童的疾病种类也有很大差异，如新生儿疾病以先天性疾病、围生期窒息、高胆红素血症等多发，婴幼儿疾病以感染性疾病多发等。另外，儿童由于年龄小，相对缺乏生活经验，在某些情况下可能不知利害关系，从而存在发生气道异物梗阻、落水、烧伤等意外事故的风险。

（4）临床表现欠典型。

儿科疾病常缺乏明显定位症状和体征。如新生儿败血症，患儿常表现为精神反应差、吃奶少、黄疸加重，甚至体温不升这些不典型的症状。相同的病因在不同年龄儿童中的临床表现也不尽相同，如维生素 D 缺乏性手足搐搦症，在年龄较小的婴儿身上多表现为喉痉挛；年龄较大的婴儿、幼儿则多表现为手足搐搦。儿童与成人疾病的病理反应和疾病发展过程不一致，即使是不同年龄的儿童之间也会出现差异，如由肺炎球菌所致的肺炎，婴儿常表现为支气管肺炎，而成人和年长儿则引起大叶性肺炎病变。

（5）疾病诊断和治疗不易准确判断。

儿科患者往往不能准确地表达不适感，诊断时必须同时结合家长陈述的病史、体格检查、实验室检查以及流行病学资料等来综合分析患者情况。同一症状在不同年龄儿童的诊断也不同，如惊厥在新生儿身上多考虑缺氧缺血性脑病、颅内出血等，婴幼儿则需注意热性惊厥、颅内感染，年长儿则要注意是否有癫痫或其他神经系统疾病。治疗方面，小儿的药物剂量与成人不同，常需按体重或体表面积计算。儿童生病时容易并发水、电解质和酸碱平衡紊乱，实施液体疗法时需精确计算液体量、速度、性质，平衡出入量，既要重视对主要疾病的治疗，又不可忽视对并发症的治疗。

（6）儿童时期机体自我修复能力强。

由于机体仍处于生长发育过程中，儿童对损伤的自我修复能力较强，只要治疗得当，较成人更易恢复，如在疾病早期予以及时、正确的处理，往往可转危为安、迅速康复，较少发展成慢性病或留下后遗症。但新生儿、年幼儿生理功能较差、代偿能力不足，如不能及时接受治疗，可导致病情急剧恶化，甚至死亡。

二、患儿及家属的身心特点

1. 患儿的心理特点

由于认知水平、受教育程度、生长环境等的差异，不同年龄段的患儿对疾病的认知、相关知识、住院行为和各种治疗、护理措施的理解有很大差异，了解各年龄段的患儿对疾病的认知和住院的反应，有助于帮助患儿更好地应对疾病，尽快适应各种变化，避免产生负性情绪及不良的心理反应，以下为不同年龄段患儿对住院及疾病的认知[9]：

（1）六个月以内的婴儿对住院反应不明显，如通常生理需要获得满足便较少哭闹。六个月以上的婴儿对住院的主要反应是分离性焦虑，表现为对母亲或主要照顾者的依恋越来越强，经常哭闹不止、寻找父母、避开和拒绝陌生人等。

（2）幼儿对父母或照顾者的依恋强烈，误以为住院是惩罚，面对医院环境的陌生感到害怕，缺乏安全感，并且害怕被父母抛弃，也有部分患儿会把情感和注意力更多地转移到游戏和绘画等活动中。另外，幼儿处于自主性发展的高峰期，住院的规章制度和诊疗活动带来的失控感使得患儿感受强烈的挫折，会对侵入性操作、陌生的环境及害怕身体完整性受损等产生焦虑或恐惧，常伴有剧烈反抗。

（3）学龄期患儿具有一定的抽象思维能力，开始了解身体各部位的功能；对疾病的病因有一定的认识，能够较好地处理住院、诊疗活动、日常生活等各类事件，但对死亡、残疾和失去同学朋友的恐惧会产生失控感。

（4）青春期患儿有较强的抽象思维能力，能够认识到疾病的原因；对疾病的发生和治疗有一定的了解，有较好的自控能力，大多能接受住院并配合治疗，但随着独立意识的增强，较难接受因诊疗引起的外表和生活方式的改变，也因此导致对治疗的抵触和不依从。

2. 患儿常见的不良心理反应

（1）不安全感和恐惧感。住院患儿离开了熟悉的生活环境，加上陌生的环境、人物、各种治疗、护理措施，患儿始终感觉生活在恐怖和被伤害的处境之中。

（2）分离性焦虑。分离性焦虑指由现实的或预期的与家庭、日常接触的人、事物分离而引起的情绪低落，甚至功能损伤，一般分为反抗期、失望期、去依恋期或否认期三个阶段。[10]分离性焦虑是预感威胁性刺激，而又无法应付的痛苦反应，在不同年龄段的儿童身上会有不同的表现。

（3）抑郁。患儿尤其是慢性病患儿，在经历长时间的住院及漫长的治疗之后，身心均痛苦不堪，出现紧张、敏感等情绪，比较容易发生抑郁，表现为失去治疗信心、食欲下降、烦躁易怒、睡眠质量下降等。

（4）情绪不稳。学龄前期儿童常突出表现为易于发脾气、挑食、摔东西等不良行为，这与该时期儿童心智发展水平有关。

（5）性格改变。一般见于慢性病患儿，患儿经过反复住院后，尤其是经历过重创的患儿，身体恢复后会从原本的乐观开朗、积极向上，变得沉默寡言、情绪低落、孤独等。

3. 患儿家属的身心特点

儿童罹患疾病住院会使家属甚至整个家庭进入应激状态，首先应通过平衡和改变机制对家庭进行调试，如保持良好心态、积极管理疾病、视疾病而做出行为的调整，尽可能地把疾病融入家庭生活，把疾病的影响降至最低；而当家庭的调试能力不足，患儿家属的角色功能就不能很好地充当，家庭生活模式就会不可避免地偏离正常轨道，表现为家属的生理功能下降，出现焦虑、抑郁等不良情绪等。

住院患儿家属的身心反应过程如下：

（1）身体状况方面，根据压力应激理论，重大应激事件会导致机体生理、心理功能紊乱，甚至使健康人出现躯体疾病，或者加重原有疾病的病情。

（2）心理方面，孩子生病会使家属感到失控、自责、焦虑等，他们的心理反应可分为否认、恼怒、抑郁、承诺四个阶段。不是所有的患儿家属都会经历以上完整的心理反应过程，这与患儿疾病种类、患儿家属文化水平、教养程度和家庭支持度等相关。

4. 患儿家属常见的不良心理反应

（1）焦虑。焦虑是住院患儿家属最常见的心理反应，在患儿疾病初期及病情变化时表现得最为突出。[11]患儿家属由于对疾病缺乏认识，往往反复陈述与询问打探，很想知道患儿疾病的轻重缓急、治疗手段、预后等；陌生的人员和环境、不熟悉的住院流程、儿童疾病病情变化迅速、住院的经济负担等，也成为家属焦虑的主要原因。

（2）敏感、怀疑。在患儿治疗过程中，家属的怀疑状态主要体现在对治疗方案、医护人员专业性、服务态度、住院设施条件的挑剔等方面，如要求药到病除、护士随叫随到等。当治疗效果较慢或病情反复时，怀疑情绪更加明显，甚至会产生如怒骂、暴力等比较强烈的情绪反应。

（3）依赖、期待。表现为对医务人员的过度依赖。患儿家属来到医院，把一切希望寄托在医务人员身上，期待医生医术精湛，护士技术过硬，且弱化自身的照顾者角色，认为只要到医院治疗，一切事情都应该由医务人员去做，对自己缺乏信心。

（4）自责和内疚。患儿家属通常会追寻疾病的原因，如有研究表明，父母有任何行为及因素导致患儿患病或病情加重，尤其是病情严重时，自责、内疚的情绪会表现得更加明显。

（5）容忍。表现为纵容和不制止。患儿家属对患儿出现不合理言语、行为或者要求时表示容忍和支持，并且对医院工作人员的制止行为表示不满。

（6）双趋冲突心理。表现为家属一方面渴望能给予孩子较好的医疗资源，另一方面又无法承担过重的经济负担。病情危重的患儿的家属还可能面临是否有继续治疗的必要性，既不想放弃治疗，又担心预后不良或留有后遗症。

总的来说，疾病作为一种负性压力事件，会给患儿及其家属身心状况均带来不同程度的影响。而家属对疾病的了解程度、医疗水平的高低、医护工作者服务态度的好坏、医院的费用管理制度等会直接影响其心理反应。但就目前而言，对于儿科这样高风险的科室，如何能减少纠纷的发生，正确处理好医护患之间的矛盾，使他们能够密切配合与合作、相互理解与信任，构建和谐、向上的医疗环境，是整个医疗界值得关注和探讨的问题。

第三节　与患儿、家属的沟通及护理服务创新

一、与患儿、家属的沟通技能

1. 儿科护患沟通特点

儿科涉及的对象包括新生儿、婴幼儿、学龄前儿童、学龄儿童和青春期儿童。儿童的心理随着生长发育完成了从无到有、从低到高、从简单到复杂、从萌芽到成熟的整个发展过程，是接受教育最有效的时期，因而受到社会及家庭的极大关注。但由于患儿自我表达能力差、情感控制能力差、患病后心理变化大、检查及治疗时不易配合、患病后依赖性增强、情绪化、独立性与依赖性不相适等特点，给护患沟通带来一定的困难。儿科护士的服务对象不仅仅包括患儿，还包括心急如焚甚至情绪激动的家属。因此，儿科的护患沟通既包括与患儿的沟通又包括与其家属的沟通。

2. 儿科护患沟通对策

在儿科临床工作中，护患沟通主要是在护士和患儿的家属之间进行，但也不能忽视与患儿建立良好的沟通，实施有效的护患沟通是改善护患关系的有效途径。因此，重视护患沟通，提高护患沟通能力在儿科临床工作中十分重要。2003 年增强版 Calgary-Cambridge 指南中从开始–收集信息–体格检查–建立关系等各个环节说明了护士与患儿及家属为获得有效沟通需要的技巧。[12]

（1）为患儿及其家属营造一个适宜的环境，包括玩具和相关的书籍等。

构建和谐融洽氛围：首先，儿童医院与病房的物理环境应适应儿童的心理认知特点，满足儿童的行为与心理需求。其次，在接待时，应问候并确认在场所有人的身份，如果患儿年龄足够大，最好由他/她来介绍。护士本人要随时评估患儿和自己在一起时的舒适度，并据此来调整护理的方式方法。

倾听、辅助、恰当地使用开放或封闭式的问题：运用适合患儿年龄的开放和封闭式提问技巧。带选择的封闭式提问对于较小的孩子效果很好，而叙述性的问题则对年龄较大些的孩子更有效。

（2）对于较小的患儿可以边玩边收集信息，积极地鼓励患儿和家属讲述他们的故事。

理解孩子和父母的观点：鼓励他们表达感受。家属也许能描述患儿的感受，但也要提供空间让患儿自己描述。

建立背景信息（情景）：怀孕和出生史，免疫接种和儿童期疾病史，生长和发育史，药物和过敏史，家族和社会史。

（3）使用内部总结和提示标志。

反复地使用总结和提示技巧，特别是当护士将注意力从患儿转向家属，然后又转回患儿时，护士可以恰当地对前面的提问和回复进行有效的总结和确认。

（4）营造一个适宜检查的环境。

对于年龄较小患儿的体格检查，可选择在家属的膝上/床上/玩耍中进行；[13]先使用最小侵入性的检查技术，或运用玩耍来辅助检查，或等待合适的机会进行体格检查。对于年龄较大患儿的体格检查应意识到他们可能感觉尴尬并需要保护隐私；询问患儿愿意让谁陪伴他们；继续建立并尽可能建立和谐融洽的氛围（孩子们总是喜欢充满幽默、欢乐且温和的交流形式）。

（5）分享想法。

护士与患儿的家属分享想法，目的是提供正确的信息，并结合患儿的观点，让患儿参与决策；提供适合患儿及家属能够理解的正确信息；让家属代替医护人员向年幼的患儿做出解释可能会更合适；在给予信息时应结合患儿和家属双方的看法；让患儿和家属双方都适当地参与决策。

（6）建立安全保障网络。家属对于安全保障的满意度高，并确保准确的理解非常重要。

护理人员自身加强责任心教育，提高职业道德水平。加强"三基"培训，熟练掌握专业知识和操作，使家属充分信任护士的能力和技术水平。

入院初次沟通一定要耐心、详细，用专业知识向患儿家属通俗地解释患儿疾病的发展变化，告知目前的情况，解答家属的疑问，安抚情绪，取得家属信任。初次沟通的效果将直接影响整个治疗过程。

勤查房，及时发现疾病变化。细心观察，善于发现病情变化，及时给予正确、恰当的处理。让家属放心，让患儿满意。

（7）给家属解释疾病每一个变化的因果，合理解释检查结果的诊疗意义。

适时关心家属及患儿在院期间的生活、心理状况，尽可能解决他们的困难。强调与患儿及家属沟通方面的重要性，提高护理人员的语言技巧，运用儿童心理、家属心理方面的知识。沟通过程中要留意患儿及家属的情绪状态，注意自己的情绪，学会自我控制，适时减压，调整工作状态，每天以良好的心态和饱满的工作热情面对患儿及其家属。

3. 门诊与住院患儿的护理沟通

随着社会的进步、儿科护理工作的不断推进和优质护理服务的推行，儿科医护人员将始终以人为本，以患儿为中心，发扬中华传统美德，走近患儿及患儿家属，持续不断为患儿及家属提供更优质的护理服务。

门诊患儿的护理沟通，需从环境、沟通能力和服务流程方面入手。

（1）优化门诊环境。

儿科门诊应为患儿创造合理温馨的就医环境，简化就诊流程；为患儿及家长设置专门的候诊区域，使患儿和家属都能够在一个相对有序且舒适的环境中候诊、就诊。在儿科门诊，放置颜色多样的卡通凳子，设立专门的游戏乐园，诊区墙面设计卡通图案，诊区外设有动画投影，等等，便于减轻患儿的恐惧感。同时，儿科门诊还应设立注意事项及安全警示标志牌，并且对门诊的路线做出标志，指示清晰，从而保证就诊的及时性。

（2）提高护理沟通能力。

首先，护理人员应掌握专业知识，加强相关疾病知识的学习。只有掌握了本专科疾病的治疗方案，用药副作用，疾病的发生、发展、转归过程，才能解答家属疑问，消除家属疑虑，了解家属内心的真实想法，满足患儿及家属的心理需求。

其次，护士要给患者留下良好的印象。护士的仪表修养、言谈举止、操作的熟练程度，都对患者直接产生心理作用。护理人员与患者及家属沟通时要注意表情、语言、仪容仪表、眼神以及身体姿势等，通过细节的处理提高与家属沟通的效果，从行为上消除患者的疑虑，是良好沟通的基础。[14]

最后，护士要具备必要的心理学知识，在交流中，接收信息的一方往往根据自己已有的经验来"转译"，护士只有具备一定的心理学知识，才能正确理解患者的反馈信息，与患儿、家属构建和谐的关系，使患儿和家属了解护理的必要性，努力争取患儿和家属的配合。

（3）优化护理服务流程。

儿科门诊护理服务是从患儿进入门诊开始的，其流程主要包括询问病情、导诊、协助检查等内容，儿科护理人员优化门诊护理服务流程须注意以下几点：第一，护理人员要使用文明、规范的语言向患儿和家属介绍门诊的便民服务，并且在患儿和家属候诊的过程中介绍医院相关制度、就诊相关的收费处以及药房等基本情况；同时，向家属介绍使患儿检查时配合的方法等内容，并且协助家属完成挂号、缴费等活动。第二，协助患儿及家属进入医生诊室，保护好患儿的隐私。第三，如果患儿病情严重，或行动不方便，护理人员应主动提出陪诊，将患儿提前送至相关诊室，预判患儿病情。如果患儿需要住院治疗，则安排专人协助患儿和家属办理住院手续。第四，对于家属取回的药品，护理人员需要检查药品是否正确，并且讲解药品的使用方法、注意事项等内容。此外，还应加强对患儿和家属的健康教育，宣传儿童常见疾病以及预防方法，尽量使用通俗易懂的语言，使家属感受到护理人员的尊重和理解，从而提高儿科门诊优质护理服务质量。

住院患儿的护理沟通，需从环境、服务、护理细节以及健康教育方面入手。

（1）营造舒适安全的儿童病房。

重点打造儿童病房的文化墙，悬挂可爱的卡通壁画和儿童照片，其画面色彩温和宁静，使人心情愉悦、欢快，减少患儿的恐惧感。儿童病房应该选择明亮、温暖且鲜艳的色调，比如柔和的蓝色、温暖的黄色和充满活力的绿色。这些颜色可以创造出积极的氛围，让孩子们感到更加放松和愉悦。儿童病床要注意床栏的高度，确保安全。卫浴区要进行无障碍设计，设置儿童座椅、换尿布翻板、儿童坐便器、洗手盆等，确保孩子们的使用安全。

（2）增强服务意识和人文服务。

护理人员主动与患儿及家属建立良好的沟通关系，倾听他们的需求和关注点，提供温暖、耐心的沟通，让他们感受到关怀和支持。同时，护理人员不断学习专业知识和技能，提升自身的护理水平和服务质量，以更好地为患儿提供专业护理和关怀。护理人员通过与医疗团队密切合作，共同为患儿提供全面的护理服务，确保患儿得到最佳的医疗照顾。护理人员关注患儿及其家属的心理健康状况，提供心理支持和心理护理，帮助他们应对疾病和治疗过程中的压力和情绪波动。

（3）强化基础护理和专科护理沟通。

①认真做好基础护理。护理人员应保持患儿的个人卫生，包括帮助患儿洗漱、更换衣物、清洁皮肤等，预防感染和皮肤问题；保持床铺整洁干净，定期更换床单被套，确保患儿的舒适和卫生；与患儿及家属建立良好的沟通关系，倾听他们的需求和意见，关心患儿的情绪和心理状态；关注患儿的疼痛等感

受，及时进行评估和管理，确保患儿的舒适和安全；认真做好基础护理可以提高患儿的生活质量，促进康复和健康。护理人员在日常工作中要细心、耐心，注重细节，为患儿提供最好的护理服务。

②主动巡视病房，细心观察病情变化。护理人员主动巡视病房，定期测量患儿的生命体征，观察是否存在异常变化；及时发现问题、解决问题，确保患儿安全、舒适；观察患儿的情绪表现和心理状态，关注患儿的情绪波动和心理需求。通过主动巡视病房、细心观察病情变化，护理人员可以及时发现患儿的变化和问题，采取相应的护理措施，确保患儿得到及时有效的护理和关怀。

（4）开展健康教育。

儿科护理中的健康教育需要根据儿童的年龄特点和疾病情况，制订针对性的健康教育计划，包括内容、形式、时间等方面的安排，并结合图文并茂的宣传资料、视频、动画等多媒体手段，生动形象地向患儿和家属介绍健康知识；定期邀请医生、护士或专业健康教育师为患儿家属讲解疾病知识、预防方法、康复指导等内容；护理人员还可以通过互动游戏、手工制作、绘画等形式，让患儿参与其中，轻松愉快地学习健康知识；向患儿和家属传达什么是健康行为，提供饮食、运动、个人卫生等方面的建议，帮助他们养成良好的健康习惯。病房开展健康教育，可以提高患儿及家属的健康意识，促进康复和预防疾病的发生。

二、儿科护理服务的创新

1. 以家庭为中心的护理服务

随着医疗技术的飞速发展，护理理念的不断完善，为提供更安全、优质、满意的服务，以家庭为中心的护理（Family-Center Care，FCC）模式逐渐成为优质护理服务的重要环节，其核心概念是尊重患儿及家庭，传送健康信息，尊重患儿选择权，强调患儿、家庭及照顾者间的协作。FCC是整体化、个性化、以建立护患合作关系为基础的护理模式，贴合以患者为中心的管理理念。[15] 儿科病房的患儿尤其是早产儿及危重患儿在生理、心理上均未发育成熟，除一般护理支持外，家庭成员的参与在整个护理过程中起到重要的作用。

近年来，随着我国FCC模式的应用及推广，儿童医院的护理质量和服务水平有所提高，为患儿及其家庭提供了更加全面、个性化的护理服务，制订更加科学、合理的护理计划，从而提高治疗效果和患儿及其家属的满意度，努力为患儿提供安全、优质、满意的服务，保障医疗安全。这种服务模式强调家庭在患儿护理过程中的重要性，并鼓励医护人员与家庭建立紧密的合作关系，共同参与患儿的护理过程。FCC 的优质护理服务是我国儿科护理事业发展的重要方向之一，有助于提高儿科医院的护理质量和服务水平，为患儿及其家庭提供更加全面、个性化的护理服务，并在患儿出院后与医护人员进行定期的信息反馈，从而使患儿从医院到家庭都能获得持续性的、专业的照护。

2. 家庭参与式护理服务

随着医疗技术的不断进步，早产儿的存活率逐步升高，但体质较弱，需要比较长时间的住院治疗及照护。家庭参与式护理（Family Integrated Care，FICare）是一种现代医学模式的转变，是指在新生儿专科医生、护士对父母进行教育和指导的前提下，允许父母进入新生儿重症监护室（Neonatal Intensive Care Unit，NICU）参与新生儿住院期间的非医学性常规生活护理的一种照护模式，是在 FCC 模式基础上提出的新生儿照护模式。[16]这种护理模式主要包括袋鼠式搂抱、母乳喂养、婴儿抚触等干预方法，让早产宝宝在妈妈的怀里感受到满满的爱和温柔。FICare 通过父母在 NICU 中的直接参与，有效促进了早产儿的生长发育，缩短了早产儿经口达到全量喂养的时间，减少了住院早产儿感染的发生，为早产儿提供了更优质的护理服务。FICare 模式强调父母在患儿住院期间的核心看护团队成员地位，通过参与患儿的日常护理，父母能够更好地了解患儿病情，增强对医疗团队的信任感，从而减轻自身的焦虑和紧张情绪。该模式通过系统培训和指导，使父母能够掌握基本的护理技能，也减少患儿因护理不当导致的并发症。同时，医护人员的专业指导也能够确保患儿得到更科学、更细致的护理。

FICare 模式强调多学科团队的协作，包括新生儿科、护理、感染管理、质控及循证医学等领域专家，共同为患儿提供全方位的照护服务。FICare 模式让父母成为患儿住院期间的重要参与者，与医护人员共同制订和实施护理计划，增强了医患之间的沟通与理解。FICare 模式通过让父母参与护理过程，使医护人员能够更深入地了解患儿家庭背景、生活习惯等信息，为患儿提供更个性化的照护服务。FICare 模式在 NICU 中的应用具有显著的临床意义，不仅改善了早产儿的预后和父母的焦虑情绪，还提高了护理质量与安全性、促进了医患沟通与理解以及提高了医疗资源的利用效率。未来希望能将 FICare 模式与我国国情相结合，探索出严谨、科学且适合我国国情的 FICare 实施方案，让更多的早产儿和家庭受益。

3. 早产儿袋鼠式护理服务

早产不仅是导致新生儿死亡的首要原因，也是继肺炎之后导致 5 岁以下儿童死亡的第二大原因。袋鼠式护理被证实是一种降低早产儿和低出生体重儿死亡率及并发症发生率的有效干预措施。

袋鼠式护理（Kangaroo Mother Care，KMC）是一种特殊的护理方式，是指宝宝的母（父）亲，以类似袋鼠、无尾熊等有袋动物照顾幼儿的方式，将宝宝直立式地贴在母（父）亲的胸口，进行皮肤与皮肤的直接接触，为宝宝提供所需的温暖及安全感。[17]袋鼠式护理是一种充满爱和关怀的护理方式，能促进宝宝的生理和心理发育，增进母婴情感互动。

KMC 让暖箱中的早产儿也能躺进妈妈的怀抱，徜徉在爱的港湾里。听着妈妈的心跳声和呼吸声，或安静入睡，或吸取母乳，仿佛又回到最初孕育他/她的小天地，感受着妈妈给予的安全感。于早产儿而言，KMC 的实施可以维持正常体温，稳定血糖、心跳呼吸及血氧浓度，促进睡眠，保存能量，从而有利于增加体重、促进神经系统发育、缓解疼痛、降低感染的概率。同时也能提高母亲的催乳素水平、促进母乳喂养、缓解产后疼痛、增强母婴情感互动、减少产后抑郁的发生，让父母早期参与宝宝的护理与成长，增进亲子感情，促进家庭自身能力和行动的发展，增强对父母这一新角色的责任感，增加父母能动性，减少依赖性。[18]

4. 病房学校在白血病患儿中的应用

据统计，儿童白血病发病率高达十万分之四。全国每年新增白血病患者中有一半是儿童，而儿童白血病的治疗年限，在一切都顺利的前提下，最乐观的也要 1~3 年。在治疗期间，患儿因为治疗的需要或治疗导致免疫力下降，他们不能和同龄的小朋友一样接受学校的教育，甚至连出门和吃的食物，都必须受到严格把控。白血病患儿住院后离开温暖的家庭、熟悉的人和环境，缺乏与老师、同学之间的交流，不能参加各种社会活动，加上每日的治疗，失去正常的生活，面对陌生的环境和医务人员，患儿可能因此产生情绪上的无助与焦虑。因此，帮助白血病患儿及家属树立治疗的信心，令患儿缓解身心压力、适应住院生活并坚持完成治疗是一个需要多方共同努力的过程。医护人员需要从环境、沟通、心理辅导、社交活动及身体护理等方面入手，为患儿和家属提供全方位的支持和关爱。

白血病患儿的病房学校，是一个为因长期住院治疗而暂停学业的白血病患儿提供教育和陪伴服务的特殊学校。白血病患儿由于长期住院治疗，往往无法像正常儿童一样上学接受教育。这不仅影响了他们的学业，还可能对他们的心理健康和社会适应能力造成负面影响。为了解决这一问题，许多医院和社会组织开始建立病房学校，为白血病儿童提供教育和陪伴服务。病房学校通常设立在医院的血液科或肿瘤科病区，为白血病儿童提供就近的学习场所。病房学校的课程通常包括语言、数学、科学、艺术等学科，旨在帮助白血病患儿保持学习能力，并丰富他们的课余生活。同时，学校也会根据孩子们的年龄和兴趣，开设一些特色课程，如音乐、舞蹈、手工制作等。病房学校的教学人员通常由志愿者、社工、心理辅导员等专业人员组成。他们不仅负责教授课程，还会为孩子们提供心理支持和陪伴服务。[19] 考虑到白血病患儿的身体状况，病房学校通常采用小班化教学、一对一辅导等灵活多样的教学方式。同时，学校也会利用现代科技手段，如在线教学、视频课程等，为无法到校上课的孩子们提供远程学习支持。

病房学校的建立，对于白血病患儿来说具有重要的意义和影响。首先，它可以帮助孩子们保持学习能力，避免因为长期住院而导致学业中断。其次，它可以为孩子们提供一个与同龄人交流互动的平台，缓解他们的孤独感和焦虑情绪。最后，病房学校还可以为孩子们提供心理支持和陪伴服务，帮助他们树立战胜疾病的信心，改善治疗效果。

【人文护理启示录 9 - 3 - 1】 让人心疼的祖辈

护理案例

一天中午 12 点左右，奶奶抱着 6 个月的孙子安仔，和安仔的妈妈一起来到护士站，办理安仔的入院手续。我当时看到安仔的面色和精神欠佳，监测生命体征正常。我就问奶奶："奶奶，安仔这两天咳嗽痰多吗？会不会有鼻塞？""鼻子不塞，咳嗽似乎有痰，但是咳得也不多。"后来听诊，孩子的情况暂时正常，办理好入院手续之后，安仔住在五人间，由奶奶陪护，妈妈先回去了。

第二天中午 11 点左右，安仔床边的呼叫铃响了，奶奶着急地说："护士啊，安仔的脸色不对，精神状态也不好。"我们赶紧携带血氧仪跑到床边，监测血氧，发现安仔的血氧已经下降到 85% 左右，医生听诊后，立即为安仔吸痰洗鼻，结果吸出很多黏痰，随即按医嘱上了心电监护、实施吸氧治疗。奶奶脸色也很差，有点鼻塞的声音，我说："安仔奶奶，你昨晚没睡好是吗？脸色很差，可以打电话给安仔妈妈，换她来陪护，好吗？""不用啦，她妈妈也忙，我来陪护就好了。"待安仔上了心电监测，吸上氧，生命体征平稳后，我再次轻轻地询问奶奶："我昨天见过安仔妈妈，她妈妈不会照顾孩子，是吗？我见你身体好像不舒服，有点感冒吗？是不是家里有难处？""护士，我可以申请多一个陪人，让安仔的外公过来吗？""安仔妈妈不行吗？为什么要安仔外公呢？安仔现在病情有点变化，你身体不舒服，还是让妈妈过来吧。现在病区只能留一个家属陪护，再叫外公也不太方便。"后来奶奶支支吾吾地告诉我，原来安仔的妈妈是空姐，但是有重度抑郁症，根本没办法照顾孩子，孩子病情有变化也不敢跟妈妈说。安仔爸爸是飞行员，经常不在家。安仔还有一个姐姐，目前是爷爷和外婆照顾。但是外婆身体也不好，也没办法过来医院。知道安仔的情况之后，我们当即跟主管主任反映安仔的情况，跟主任协调，将安仔调到单人间，也跟主任和医院申请两个陪护，由奶奶和外公在医院陪护安仔，爷爷和外婆在家照顾姐姐和患有抑郁症的妈妈。

后来经过积极的治疗，每天 2~3 次的洗鼻和吸痰护理，安仔的情况有了很大的改善，虽然奶奶感冒了，但有外公的协助，安仔的护理还是轻松了不少。

▌沟通感悟

每个家庭都有自己的故事，每个人都有自己的难处。患儿生病住院，往往带给家庭的是鸡飞狗跳般的慌乱。儿科护士应该从孩子的反应、监测数据等预判孩子的病情变化，同时也要从家属的各种表情、语言、沟通中深入了解家属最真实的需求和期待，然后尽可能地满足他们的需求和期待，使患儿更好地康复。

【人文护理启示录 9-3-2】 孩子别怕

❤护理案例

傍晚时分，随着门铃的声声作响，儿科重症病房送来了一位九岁左右的小女孩，这个女孩刚刚做完肾移植手术，还未完全从麻醉中清醒，在她迷迷糊糊间，手术室护士与我们儿科护士已经完成了交接，女孩躺在病床上安静地睡着了。当天夜晚，待麻药代谢完，女孩渐渐地从睡梦中醒来，面对着陌生的环境，她有些紧张，但她并没有哭喊，只是小声地问了床旁看护她的护士："阿姨，这是哪呀？"护士小清看到她已经完全清醒，拉着她的小手对她说："宝贝，你醒了，睡得怎么样？现在身体哪里不舒服吗？这里是儿科监护室，你做手术了，还记得吗？"女孩想了想："记得，我经常撒不出尿，妈妈以前也经常送我来医院检查，医生说得做手术，后来妈妈和我一起去了手术室，我躺在一张小床上，后来我就不知道了……"

女孩讲述着看病的经过，又想起了妈妈，有些委屈地问着："阿姨，我的妈妈在哪里？"护士小清关切地安慰道："宝贝，你今天做手术了，妈妈担心紧张了一天。现在手术做完了，你需要在儿科监护室观察一晚上，这里有规定爸爸妈妈不能陪同，我们让妈妈回去好好休息休息，好吗？明天一早再让妈妈来接你回去，可以吗？"女孩点点头说道："那你会在这里陪我吗？""当然！"小清护士肯定地回答道。

在和女孩的交谈中，小清发现女孩额头左侧有一处伤疤，经询问得知，女孩平时喜欢爬树，这是她小时候爬外婆家的龙眼树摔伤的。小清也是个爬树爱好者，于是乎，她们就爬树展开了一番讨论……在这和谐的交谈氛围中，女孩紧张的情绪慢慢消失，爱说爱笑的性格逐渐展露。随着夜色深重，女孩有些困了，渐渐地进入了梦乡……

后来护士小清在工作群中分享了她和小朋友的交谈经过，为儿科护理服务提供了经验和帮助。

沟通感悟

儿科重症监护病房往往收治病情较为危重的患儿，同时又没有家属的陪伴，因此，儿科重症监护病房的护士们化身为各种角色，如甜美可爱的姐姐、温柔善良的阿姨、体贴入微的护士，需要使出浑身解数来缓解危重患儿的不舒适、担忧、害怕、思念家属的心情，以期望他们能平稳地接受治疗、配合儿科医生护士们的治疗护理工作，便于他们能更快更好地恢复，早日转入普通病房，与家属们相见。

参考文献

［1］ 国家卫健委：2023 年全国 5 岁以下儿童死亡率降低至 6.2‰［EB/OL］. （2024 – 09 – 12）［2024 – 10 – 08］. https://www.163.com/dy/article/JBSVV 8DF0514R9KQ.html.

［2］ 国务院关于儿童健康促进工作情况的报告［EB/OL］. （2022 – 06 – 21）［2024 – 06 – 27］. http://www.npc.gov.cn/npc/c2/c30834/202206/t20220 622_318217.html.

［3］ 国务院关于印发中国妇女发展纲要和中国儿童发展纲要的通知［EB/OL］. （2021 – 09 – 27）［2024 – 06 – 27］. http://www.gov.cn/zhengce/content/2021 – 09/27/content_5639412.htm.

［4］ 国家卫生健康委关于印发健康儿童行动提升计划（2021—2025 年）的通知［EB/OL］. （2021 – 11 – 05）［2024 – 06 – 27］. https://www.gov.cn/zhengce/zhengceku/2021 – 11/05/content_5649019.htm.

［5］ 国家卫生健康委. 关于推进儿童医疗卫生服务高质量发展的意见［EB/OL］. （2024 – 01 – 02）［2024 – 06 – 27］. https://www.gov.cn/zhengce/zhengceku/202401/content_6925268.htm.

［6］ 王晓东. 护理环节谋"创新" 服务细节见"温暖"：赤峰市医院儿科二病区"三米阳光"优质护理服务系列报道［EB/OL］. （2024 – 01 – 03）［2024 – 06 – 27］. https://cfsyy.cn/details/5034.html.

［7］ 复旦大学附属儿科医院护理部. 儿科护理实践创新，3 个案例教你怎么做！［EB/OL］. （2023 – 11 – 26）［2024 – 06 – 27］. https://mp.weixin.qq.com/s/a52LhIL7m5ZH4y6fBoiW2Q.

［8］ 王卫平. 儿科学［M］. 8 版. 北京：人民卫生出版社，2013：3.

［9］ 崔焱，仰曙芬. 儿科护理学［M］. 6 版. 北京：人民卫生出版社，2017：7.

［10］ 朱智贤. 儿童心理学［M］. 6 版. 北京：人民教育出版社，2018：10.

［11］ 张伟芬，潘巧琴. 住院肺炎患儿家属心理反应及需求的调查［J］. 中华现代护理杂志，2018，24（14）：1711 – 1714.

［12］ 阐玉英，许志玉，姚文英. 儿科护患沟通指南［M］. 北京：人民卫生出版社，2015：12.

［13］ 贾金侠，齐海晞，付晓娟. 护患沟通技巧在儿科门诊雾化吸入护理中的干预效果［J］. 山西医药杂志，2023，52（8）：628 – 631.

[14] JIANG S, WARRE R, QIU X, et al. Parents as practitioners in preterm care [J]. Early human development, 2014, 90 (11): 781 – 785.

[15] KIMBERLY A. Implementing potentially better practices for improving family centered care in neonatal intensive care units [J]. Successes and challenge pediatrics, 2003, 111 (4): 450 – 457.

[16] O' BRIEN K, BRACHT M, MACDONELL K, et al. A pilot cohort analytic study Family Integrated Care in a Canadian nenatal intensive care unit [J]. BMC pegnancy and childbirth, 2013, 13 (2): 1 – 8.

[17] CHAN G J, VALSANGKAR B, KAJEEPETA S, et al. What is kangaroo mother care? Systematic review of the literature [J]. Journal of global health, 2016, 6 (1): 010701.

[18] 曾欣, 李丽玲, 胡晓静. 国外早产儿父亲实施袋鼠式护理的研究进展及启示 [J]. 中华护理杂志, 2022, 57 (15): 1898 – 1903.

[19] 李亚农, 刘恋. 病房爱心学校对白血病患儿住院心理适应性的研究 [J]. 护理学杂志, 2012, 27 (1): 74 – 76.

第十章　精神科护理沟通

心理健康是健康的重要组成部分，关系到广大人民群众幸福安康，影响社会和谐发展。目前我国精神障碍防治面临诸多困境，作为人民心理健康的守护者，精神科护理人员需勇敢面对挑战，树立起"大卫生"和"大健康"的理念，巧妙运用沟通技能，创新精神护理服务的内容与形式等，提供精神科优质护理服务，为推进健康中国建设做贡献。

第一节　精神科护理人的使命与担当

一、我国国民心理健康与精神卫生现状

心理健康是人在成长和发展过程中，认知合理、情绪稳定、行为适当、人际和谐、适应变化的一种完好状态，是健康的重要组成部分。[1]2012 年党的十八大胜利召开，中国特色社会主义进入新时代。十多年来，在党和国家的大力支持下，各级部门为保障公众的心理健康做出一系列重大部署，为心理健康和精神卫生体系建设提供了坚实的政策保障。2013 年 5 月，中国正式实施《中华人民共和国精神卫生法》，精神卫生工作步入了法治化轨道。2016 年，全国卫生与健康大会召开,《"健康中国 2030"规划纲要》《关于加强心理健康服务指导意见》相继发布，2018 年修订《严重精神障碍管理治疗工作规范》，2019 年颁布《国务院关于实施健康中国行动的意见》等健康中国相关文件。2021 年 2 月，国家心理健康和精神卫生防治中心成立，标志着从国家层面统筹开展精神卫生相关工作。2022 年 7 月，北京市、上海市和湖南省设置国家精神疾病医学中心，社会心理健康服务体系不断健全，精神卫生医疗服务体系也有了很大提升。[2]

我国国民的主要健康指标总体已优于中高收入国家平均水平。当前我国正处于经济社会转型期，居民生活节奏加快，学习压力、就业压力和工作压力加剧。我国常见精神障碍和心理行为问题人数逐年增多，个人极端情绪引发的恶性案（事）件时有发生。[3]据官方统计数据，我国成人抑郁障碍终生患病率为

6.8%，其中抑郁症为 3.4%，至 2021 年底，我国患抑郁症人数 9 500 万，每年大约有 28 万人自杀，其中 40% 患有抑郁症。而焦虑障碍的患病率则高达 4.98%。截至 2021 年底，全国数据库登记在册的重性精神障碍患者有 660 万，在册患者的规范管理率达到 92%。90% 以上的重性精神障碍患者得到了照顾、治疗。[4]

然而，我国人民精神障碍负担不断加重、精神卫生资源分布不均衡、精神障碍防治面临诸多困境，如存在心理健康与精神卫生服务人员数量不足，服务质量参差不齐，社区设施简陋等问题；中老年人群及女性心理健康问题较突出，学生及专业技术人员心理健康问题亦显著，特别是儿童青少年的心理健康问题日益凸显。公众对于常见精神障碍和心理行为问题的认知率仍处于较低水平，防治知识和主动就医意识尤为缺乏，部分患者及其家属仍深受误解、偏见以及病耻感困扰。

二、心理健康促进的行动目标

根据《健康中国行动（2019—2030 年)》，心理健康促进行动应达到以下目标：

到 2022 年和 2030 年，居民心理健康素养水平分别提升到 20% 和 30%；失眠现患率、焦虑障碍患病率、抑郁症患病率上升趋势减缓；每 10 万人口精神科执业（助理）医师分别达到 3.3 名和 4.5 名；抑郁症治疗率在现有基础上提高 30% 和 80%；登记在册的精神分裂症治疗率分别达到 80% 和 85%；登记在册的严重精神障碍患者规范管理率分别达到 80% 和 85%。建立精神卫生医疗机构、社区康复机构及社会组织、家庭相互衔接的精神障碍社区康复服务体系，建立和完善心理健康教育、心理热线服务、心理评估、心理咨询、心理治疗、精神科治疗等衔接合作的心理危机干预和心理援助服务模式。

提倡成人每日平均睡眠时间为 7~8 小时；鼓励个人正确认识抑郁和焦虑症状，掌握基本的情绪管理、压力管理等自我心理调适方法；各类临床医务人员主动掌握心理健康知识和技能，应用于临床诊疗活动中。

针对"个人和家庭""社会""政府"不同层面，提出了不同的要求：

个人和家庭层面：提高心理健康意识，追求心身共同健康；使用科学的方法缓解压力；重视睡眠健康；培养科学运动的习惯；正确认识抑郁、焦虑等常见情绪问题；出现心理行为问题要及时求助；精神疾病治疗要遵医嘱；关怀和理解精神疾病患者，减少歧视；关注家庭成员心理状况。

社会层面：早期筛查，早期诊治；发挥精神卫生医疗机构作用；把心理健康教育融入员工（学生）思想政治工作；发挥社会组织宣传心理健康知识的作用。

政府层面：多途径科普宣传，搭建基层心理健康服务平台；加大应用型心理健康工作人员培养力度；建立精神卫生综合管理机制；重视并开展心理危机干预和心理援助工作。

▌案例链接 ＼＼＼

广州市心理危机研究与干预中心由广州市卫生局于2007年10月组建，设立在广州医科大学附属脑科医院，其目的是通过心理危机干预，及时化解求助者的心理困扰、减轻灾害后的心理悲痛、预防自杀、促进精神健康。中心共有三个部门：心理援助热线组、重大灾害事故心理卫生救援队、心理危机干预研究组。该中心取得了一些成绩，例如：作为全国首批17个心理援助热线之一，14年间（2007年10月至2021年12月31日）共接听心理热线约20万例，QQ在线心理咨询5千余例，处理自杀相关来电1.5万余例，为挽救生命、促进和谐家庭与稳定社会作出了贡献。[5]

三、精神科护理的机遇与新要求

1. 精神科护理的机遇

精神科执业注册护士短缺，广东省2021年注册护士中，精神科仅占2.43%，每10万居民的精神科卫生服务数为3.8人，社区精神卫生服务需求大。

精神障碍康复服务体系待完善，需精神卫生医疗机构、基层机构、学校和社会服务机构等多方合作，加强医生、护士、心理治疗师、康复师、社工等综合服务团队建设，实现精神障碍患者康复一体化服务。

心理援助服务需求大，但心理危机热线不足。加强心理危机干预和心理援助服务模式，培养具备多方面能力的精神科护理人员，确保衔接合作，以满足群众心理援助服务需求。

2. 精神科护理的新要求

为发展精神卫生事业，规范服务和保护患者权益，中国制定了《精神卫生法》，自 2013 年 5 月 1 日起实施，并于 2018 年修订。该法共七章八十五条，全面规定了精神卫生工作的方针、管理、预防、诊断、治疗、康复、保障和权益保护等内容。

（1）《精神卫生法》破解三大难题。

《精神卫生法》旨在平衡社会公共权益和个人权利，解决精神科患者的权益保护问题，包括预防、治疗、康复和强制治疗等方面，力图破解患者住院、诊断权与患者权益保护等难题。

①患者强制住院问题：具完全行为能力的患者可自愿住院治疗，而严重精神障碍患者需由相关部门强制送治，以保障公众安全。

②患者疾病判断问题：因严重精神障碍患者缺乏自知力，不适合多次复诊和鉴定，故在《精神卫生法》草案修改中删除了相关复诊和鉴定规定。为保护患者权益，患者或其监护人、近亲属可依法提起诉讼，对违反本法者追责。法律还明确了临床诊断中医学的鉴定地位，将司法鉴定改为医学鉴定。

③患者权益保护问题：精神障碍患者的权益包括财产权、人身权、隐私权等。精神卫生法应平衡患者权益、公众安全及患者健康需求。为保护患者权益，需发展精神卫生事业。法律规定各级政府应将精神卫生工作经费列入预算，医疗机构应开设精神科门诊或心理治疗门诊，并给予精神卫生工作人员适当津贴。

（2）基于《精神卫生法》的精神科护理新要求。

随着法律体系的不断完善，精神科护士需要结合新的法律规定调整工作流程，遵法、守法，更好地维护患者的基本权益。基于《精神卫生法》的精神科护理新要求包括：依法执业，提高综合素质，开展科研教学，重视人文护理理念，保护患者合法权益。

第二节　精神科护理工作特征与患者及家属的身心特征

精神疾病又称精神障碍，是指在生理、心理、社会因素等多种因素的影响下，导致的感知觉、思维、情感、认知、意志和行为发生不同程度障碍的疾病。精神科疾病种类繁多，传统上，可以分为器质性和非器质性精神疾病。精神障碍患者受精神状态不稳定、发病机理不明确、自知力缺乏、社会支持度差、抗精神病药物的使用、固性思维、社会压力增加等多种因素影响，具有扩大危险性、突发性、波动性、依从性差、常合并躯体共患病、病耻感高、疾病年轻化等身心特点。

一、精神科护理工作特征

精神科工作具有风险水平高、风险不确定、风险复杂、风险后果严重等特征。

1. 精神科封闭病房护理工作特征

（1）护理人力资源少。

精神科封闭病房床护比不达标，个别医院的床护比甚至低于 1∶0.15，优质护理服务质量难以保障。

（2）风险水平高。

入住封闭病房的多为高暴力风险、高自伤自杀风险等患者，护士要做好风险管理，避免不良事件的发生。

（3）成为患者和家属之间的桥梁。

家属无法陪同、患者与家属隔离，护士需加强双方沟通，确保患者安全以及情绪稳定。

2. 精神科开放病房护理工作特征

（1）陪护管理难度大。

开放病房家属陪护虽提供情感支持，但也增加了病房管理难度。护理人员应加强对陪护人员的健康宣教，包括精神科卫生知识和情绪管理，以促进患者康复。

（2）对有效沟通的要求较高。

开放病房人员较多，护理人员要根据患者、家属的不同文化背景、性格特点、疾病特点等，采用适当的方式进行沟通。

（3）心理、康复治疗需求多。

开放病房收治患者多以轻症为主，对心理治疗、康复治疗的需求较多，护理人员也需要承担相应的治疗工作，要不断提高自身的素质水平。

（4）风险不确定。

开放病房人员复杂，部分患者易因物品、言语、行为等受外界刺激，导致病情急性发作，可能产生冲动行为，攻击他人或自伤。

3. 精神科门急诊护理工作特征

（1）风险复杂。

门急诊患者风险评估具有挑战性，因其病情多变、不稳定，短时间内难以全面评估，需护士具备高水平专业知识和丰富的经验，知识面广泛。

（2）风险后果严重。

门急诊位于开放公共区域，人员流动频繁，易发不良事件，后果严重。医闹、伤医事件频发，需重视安全管理。

（3）投诉风险高。

患者在候诊过程中因疾病发作、性格特点等，容易与其他患者、家属或工作人员发生矛盾、冲突。

（4）综合护理水平要求高。

门急诊突发事件多，护士要对各类工作制度、流程、指引非常熟悉，具备一定的应急能力、抢救能力、沟通能力。

二、精神科患者的身心特点

1. 易受到精神症状的影响，具有扩大危险性

（1）扩大危险性体现在精神障碍患者的犯罪率高、暴力发生率高。

精神障碍患者易受症状影响，表现出暴力、伤人、毁物等扩大危险性的行为。暴力行为是常见临床表现，受疾病、心理、社会因素影响。精神障碍患者的违法犯罪行为备受社会关注，暴力犯罪尤为突出。[6]

（2）扩大危险性体现在精神分裂症患者明显的暴力行为。

精神分裂症是最常见的精神障碍，影响患者行为辨识和控制能力，常导致冲动暴力伤害，威胁个人和社会安全。精神分裂症患者的暴力行为发生率高达33.3%，风险是普通人群的10.7倍，且近年呈上升趋势，严重影响患者身心健康和生活质量。瑞士精神分裂症男性患者在确诊后1、2、5年内暴力犯罪率逐渐上升，女性患者相对较低，但仍存在危险。[7]

（3）扩大危险性导致的社会危害程度高。

精神分裂症患者发生暴力行为是重大公共卫生问题，具有隐蔽性、突发性、破坏性和反复性，对患者、医护人员和社会安全构成严重威胁。在刑事责任能力鉴定中，精神分裂症常居首位，显示其高危害性。此外，精神科医护人员在工作场所常遭受暴力，其中护士风险最高。男性患者比女性患者更易发生暴力行为。[8]2020年10月30日，广州某医院发生恶性伤医事件，行凶者随后跳楼自杀，两名医务人员受伤，显示该问题的紧迫性。

扩大危险性导致的社会危害程度高，易引发模仿效应（又称"维特效应"）。随着新媒体发展，模仿效应影响扩大。例如，张国荣自杀事件经媒体报道后，香港9小时内有6人自杀，当月共131宗自杀案，其中有几名死者的遗书中清楚地写到，自己的自杀与张国荣轻生有关。[28]

2. 精神障碍病情具有不稳定性、波动性

精神障碍患者病情不稳定，易反复发作，并受外界如医疗政策、环境等影响。近年来，我国精神卫生服务利用率大幅提升，门急诊就诊人次和入院人数显著增加。这归因于精神专科医院资源增多、服务可及性增强，公众对疾病认知增强及政府项目推动，且精神障碍患病率上升。自2009年起，全国范围实施严重精神障碍管理治疗项目，基层医疗机构参与管理治疗工作，促进了精神卫生服务的普及和利用。

3. 使用抗精神病药物致精神障碍患者常合并躯体共患病

作为治疗精神疾病的主要途径，抗精神病药物的使用仍存在不少的问题。

（1）精神科药物合并用药凸显。

范萌等分析934例精神分裂症患者用药情况，发现67.99%使用单一抗精神病药，15.42%联合使用2种及以上。常用药物为利培酮、奥氮平等第二代抗精神病药物（非典型抗精神病药物），符合单一用药原则。[9]

（2）传统的抗精神病药物仍在临床使用。

考虑到地区经济和临床用药差异，早期多使用传统抗精神病药物，但这些药物存在多种不良反应，如过度镇静、中枢及外周不良反应、心血管反应等。相比之下，非典型抗精神病药物疗效更佳、风险更低，当下逐渐成为主流。实际应用中，第一代抗精神病药物（即传统抗精神病药物）多用于特定情况，如年龄偏大、有家族史、病程长、收入低、就诊次数少、发作频率高等的患者，而第二代抗精神病药物更常用于有明显幻觉妄想症状、行为及言语紊乱、活动增多、攻击性强的患者。综合考虑临床效果和经济负担，第一代抗精神病药物仍有一定使用。

（3）抗精神病药物本身的副作用。

抗精神病药是治疗精神疾病的主要手段，但可能导致躯体疾病共病率上升。研究显示，住院精神分裂症患者躯体疾病共病率高达 69.1%，多使用非典型抗精神病药如奥氮平、利培酮和阿立哌唑。共病患者常呈现高龄、吸烟、超重/肥胖、病程长等特点，病程超过 10 年者共病风险增加。此外，精神障碍患者心源性猝死风险高，与药物使用相关。长期使用某些非典型抗精神病药物可能影响血糖调节，增加糖尿病风险。[10]

4. 精神疾病共患躯体疾病患者的疾病分布各异，且各有特点

（1）精神障碍患者的躯体共患病发病率高。

石锦娟等对陕西省、甘肃省、河南省 3 608 名 18 岁以上社区居民进行入户调查，发现以上三省常见精神障碍的终生共病率是 8.37%，其中陕西省终生共病 113 人，共病率 12.54%。[11]

（2）精神障碍患者更容易发生代谢相关疾病。

精神障碍患者易患代谢性疾病，四川大学华西医院研究 4 种常见精神疾病（焦虑、抑郁、混合性焦虑抑郁、双相情感障碍）的神经内分泌和血糖指标，发现均伴随高神经内分泌异常和糖调节受损率，需个体化关注。精神分裂症患者代谢综合征患病率高，增加心血管疾病和死亡风险，共患糖尿病发病率也高于普通人群，需全面评估和防治。[12]

（3）精神分裂症躯体共患病疾病分布广泛、种类繁多。

精神分裂症的罹患躯体疾病率更高，张仕怡调查住院精神分裂症患者常共病 1~3 种躯体疾病，共病系统疾病分布广泛，涉及内分泌、循环、传染、消化等多系统。[13]这表明精神分裂症患者需加强健康风险监测。

5. 精神疾病容易发生医院感染

邵磊等调查浙江省 14 所精神病医院出院患者，发现医院感染率为 4.6%。[14]袁朝霞等调查 660 例老年精神病患者，发现感染率为 13.48%，精神分裂症患者感染率最高达 57.30%。呼吸道为主要感染部位，占 67.42%。70~75 岁患者感染率最高，为 35.96%。住院 1 年及以上的患者感染率最高，超 50%。夏季受气温影响，感染率最高，达 46.07%。[15]精神障碍患者医院感染风险复杂，原因包括免疫异常、住院时间长、免疫预防不足、药物副作用、个人卫生差和医院人员流动大，需采取多项措施降低感染风险。

6. 精神障碍患者自知力缺乏、社会支持度差、依从性差

（1）精神障碍患者普遍自知力缺乏。

自知力是指患者对自己精神状态的认知能力，即能否认识到自己患有精神障碍，区分自己的某种状态或行为属于正常还是病态，并了解症状产生的原因。自知力缺乏在精神分裂症中常见，影响患者的认知能力、判断、治疗依从性、心理社会功能以及疾病预后。自知力的恢复对于精神分裂症患者来说至关重要，而多种因素可以影响自知力的形成和发展，生物学因素、起病形式、住院时间和自我意识等都在其中扮演着重要角色。因此，早期发现、及时治疗、适度住院是促进自知力恢复的关键。同时，医护人员和家庭的支持对于提高患者的自知力具有重要意义。

（2）精神障碍患者的社会支持度差。

何兆宇等指出流动人口精神分裂症患者社会功能缺失、支持不足、疾病负担重、生活质量差，需强化流动管理与社会心理卫生服务。[16]任伟等的调查表明老年精神分裂症患者普遍焦虑，孤独感在社会支持与焦虑间起中介作用，即社会支持能预测焦虑，并通过孤独感间接预测焦虑。[17]

（3）精神障碍的服药依从性差。

调查显示，精神科门诊患者中有 40.5% 存在服药依从性差的问题，[18]主要原因是忘记服药。精神科患者出院后遵医嘱服药的比例仅为 35.56%，主要影响因素包括家庭关系差、家庭月收入低及对诊断的不认可。因此，会诊工作中应重视并及时干预这一问题。

广州的一项调查显示，综合医院的老年精神障碍患者服药依从性偏低。[19]评估需关注医疗费用、复诊间隔、服药信念、疾病了解度、文化程度、慢性躯

体疾病病程、生命及睡眠质量。为提高患者服药依从性，医师应增加沟通、普及知识，优选方案。社会和家庭也需关注患者的户外活动、饮食调整和经济支持，形成一体化支持系统。

7. 精神障碍显示年轻化特征

自 21 世纪以来，我国经济快速发展，社会竞争加剧，文化多元化，导致居民心理压力增加，我国精神心理健康服务需求增大。浙江省的一项调查显示，精神障碍诊疗需求持续增长，受新冠疫情影响，2020 年实体门诊总量下降，综合医院精神科就诊患者年龄低龄化趋势明显，青少年需求增加，需加强干预；女性诊疗需求也成为关注焦点。精神科门诊患者中，行为与情绪障碍占比高，焦虑、抑郁等情绪症状增多，需尽快调整和完善诊断标准。

8. 精神障碍患者的病耻感较其他疾病高

精神障碍患者的病耻感受多种因素影响，其中精神分裂症患者病耻感最高，而创伤后应激障碍最低。随着精神分裂症患者病情康复、家庭亲密度提高，其病耻感也会降低。抑郁症等患者的病耻感也较高，受文化程度、自知力、希望水平和社会支持等因素影响。提高抑郁症患者的自尊水平和降低自我病耻感有助于增强其心理弹性，促进康复。

三、精神科患者家属的身心特征

1. 精神科患者家属照料者负担重

精神科患者家属照料者负担大，特别是在阿尔茨海默病、精神分裂症、物质依赖等疾病中。新冠疫情期间，重度阿尔茨海默病患者居家照料者负担更重，面临经济、心理健康、家庭生活、躯体健康和家庭活动等多方面负担。[20] 物质依赖和精神分裂症患者的主要照料者负担也重，在农村居住的精神分裂症照料者经济负担更重。政府部门及医务工作者应提供多方面帮助以减轻家庭负担。

2. 精神科患者家属身心健康较差

精神科患者家属面临显著的焦虑、抑郁等心理问题，影响生活质量。孙彬指出，患者暴力行为与自杀倾向直接影响照料者心理状态，且暴力行为间接通过日常生活诱发焦虑、抑郁。[21]相比之下，照料者感知的亲友关系对其心理状态影响更大，良好的亲友关系能降低照料者的焦虑、抑郁。

3. 精神科患者家属普遍病耻感较高

精神科患者家属普遍感受到较高的病耻感，尤其对于重性精神疾病患者的家属。[22]研究发现，家属的病耻感多为轻度，但直接照顾者的病耻感较高，影响生活质量。[23]对于住院的精神障碍患儿父母，病耻感是其生活质量的主要影响因素。孤独症儿童的主要照顾者普遍感受到较严重的连带病耻感，积极应对方式和社会支持可以降低这种感觉。[24]精神科患者家属的疾病不确定感较高，医疗社会支持中等，生活质量较低，而医疗和社会支持在疾病不确定感与生活质量之间起中介作用。因此，医务工作者应更多理解和帮助家属，如提供心理门诊预约信息，加强心理卫生科普工作，以降低家属的病耻感。[25]

第三节　与精神科患者、家属的沟通及护理服务创新

一、与精神科患者、家属的沟通技能

精神病症影响患者思维、情感和自知力，进而影响沟通交往。精神科护士需掌握有效沟通技巧，如共情、倾听、提问、沉默、支持、理解、尊重、鼓励等，以增加护患信任，预防不良事件发生，以患者为中心，致力于解决患者身心痛苦，尽量满足患者合理需求，促进其康复。

1. 共情——兼容并蓄的情怀

共情也称同理心，指从对方的角度来认识其思想，体验其情感并产生共鸣，用通俗的话讲就是换位思考，将心比心。要共情他人，必须完全卸下对他人先入为主的成见和评判。共情的实施方法是体验他人的世界和故事，就像你是他/她本人一样，理解他/她的处境，做出准确的反馈，不擅自加入自己的想法、情感或意义。

【人文护理启示录10-3-1】 害怕上学的孩子

护理案例

2021年某天，我在值班巡视时，一个压抑的哭泣声传来，我顺着声音寻找，在二楼一个拐角处看到一个小女孩蹲在地上哭泣，她妈妈在旁边劝导，我马上迎上前去："您好，请问有什么可以帮到您吗？"

母女俩同时抬头看我，小女孩立马警惕地冲我喊："你走开，不用你管。"妈妈露出无助又戒备的眼神，说："没事，谢谢。"

但我没有放弃，我蹲下身在小女孩耳边低声说："你叫什么名字，你看，这里人来人往，对你影响不好，不如姐姐带你去一个安静的房间，你把问题告诉姐姐，看姐姐能不能帮上忙。"她妈妈一听也马上说："对，妈妈也累了，我们跟护士姐姐出去坐着休息一下。"

经过不断地安抚和劝说，小女孩（彤彤）和妈妈终于肯跟我去心理治疗室。我先简单地做了自我介绍，同时做好隐私保护，让她们放松下来。

妈妈先开口说道："彤彤刚升读初一，在小学时一直是一个活泼开朗，喜欢上学的孩子。学习成绩在班上属于中上水平，小学毕业后如愿考上心仪的中学。踏入初中后她就像变了一个人似的，不爱学习，学习成绩明显下降，多次表示不想上学。"

突然，彤彤瞪大两只眼睛大声说道："不是你说的那样的！"为了安抚彤彤的情绪，我先让彤彤妈妈在门外等候，我先跟彤彤沟通下。

我温柔地安抚道："彤彤，你先不急，慢慢和姐姐说说发生什么事啦？"

彤彤吸了一口气，说道："我去年升上初一，去到一个陌生环境，我感觉很不适应，而且没有一个认识的同学，让我觉得很紧张。功课也完成不了，晚上睡不着，上课又打瞌睡，成绩越来越差，我害怕老师骂我，一点都不想上学。"

"彤彤，你是上初一，去了一个新环境，感觉不适应导致晚上睡不着，白天没精力学习，是这样吗？"我梳理了一下彤彤面临的主要问题。

"嗯嗯，姐姐，不仅这样，我的爸爸妈妈还不理解我，总说我在装病，逃避上学。其实他们根本不了解我、信任我，我都不知道应该怎么办。我讨厌爸爸妈妈、讨厌老师、讨厌同学，所有的人我都很讨厌，我不想面对他们。"

"彤彤，姐姐知道你不开心，姐姐也曾经有过这样的经历，在我读初中、高中的时候都遇到这种情况，哪怕姐姐上一年来到新的工作环境，也不知道要做什么，傻傻地呆呆地站在那里，还要被我的老师骂。你看一下，姐姐这么大了，也会遇到这种情况，所以姐姐知道你遇到的困难。其实，你爸妈很爱你的，好好跟你爸爸妈妈沟通一下，待会姐姐也跟你爸爸妈妈沟通一下。"通过换位思考，我共情了彤彤的处境。

彤彤说："姐姐，我其实也不是真的想这样子，是因为爸爸妈妈不理解我，不相信我，说我是装病，逃避上学，既然他们都这样说我了，我就做给他们看呗。"

"彤彤，姐姐听你这样说，你现在主要觉得你对新学校不适应，有压力，还有你的爸爸妈妈不相信你、不了解你，让你觉得难受，你希望得到父母的理解，姐姐说得对吗？"

彤彤说："对的，没错，就是这样。"

沟通感悟

共情既是一种态度，也是一种能力，其核心是理解。对于共情理解来说，最重要的是仔细、准确地倾听来访者所说的内容。哈佛大学教授亚瑟·乔拉米卡利曾说过："用共情这束光，穿透痛苦和恐惧的漫漫黑夜，找到我们生而为人的共通之处。"共情往往能帮助来访者弄清楚问题，解决问题。作为态度，共情是指对他人的关切、接受、理解、珍惜和尊重。作为能力，共情指能充分理解他人的心事，并以关切、温暖、尊重的方式表达这种理解，接受患者的喜怒哀乐，不要按正常标准去判断对错、否定他们，要接受其所有的感受，拉近与患者的距离，促使患者继续表达自己的内心思想，有助于我们获得更多的信息，进而更有效地帮助患者。

2. 倾听——您来倾诉，我来解忧

倾听指认真细心地听取。我们的聆听，关注的不是表面的回答，更多的是个体的心声，涉及其动机、信念、情绪，通过倾听得出对方叙述的事情内容。

全神贯注是倾听的一个关键技巧，若想让你的谈话对象知道你正在倾听，必须做到以下几点：

（1）视觉/目光接触：当你与别人交谈时，要看着他们的眼睛，表现出你在认真听讲；还要观察目光接触中断的情况，因为大多数人讨论困扰他们的话题会选择看向别处，避免目光接触。

（2）声音性质：交谈时，声音温和，语调平和，语速适当，表现出你对话题的兴趣。

（3）言语跟踪：在交谈中，不要转变话题及随意打断。

（4）肢体语言：做你自己——真实性对于信任的建立至关重要，表现出你对话题的兴趣，正对讲述者，脸上表情丰富一些，身体略微前倾，恰当的时候使用鼓励性的手势。

倾听时，凝视着讲述者，向对方表示，你关心他所讲述的内容，和对方谈话时稍稍前倾身子，提出问题，不要打断对方，让对方把话说完，忠于对方所讲的话题，配合对方的语气，提出你自己的意见。倾听时可少说话、建立协调关系、表现出感兴趣的态度、眼神接触、给出反馈、推迟评判、不要猜测、引导话题延续。

3. 提问——言语的升华

提问主要指在某一特定疑点上寻求信息，即寻求有关这一疑点的有价值的语义内容，提出问题，寻求解答。提问在治疗性交谈中具有十分重要的作用，可以快速地围绕主题进行信息收集与核实。提问可分为：

（1）封闭式提问（有方向的提问）。这是一种将患者的应答限制在特定的范围之内的提问，如："你昨晚睡得好吗？""你的头还疼吗？"封闭式提问的优点是：患者能直接坦率地做出回答，护士能够在短时间内获得大量信息，时间短，效率高。缺点是：患者得不到充分解释自己想法和情感的机会，缺乏主观能动性，护士也难以得到提问范围以外的其他信息。示例如下：

A：你好，花花，你今天好像不太开心？

B：哎，我和陶陶又发生矛盾了。

A：他和你吵架了？

B：没有，我不想和他一起工作了。

A：他上班迟到吗？

B：不会，他从不迟到。

A：他工作很拖拉吗？

B：不，他工作效率高，任务完得相当出色。

A：他不是挺好的吗？

B：他人太自大了，看不起我们。

（2）开放式提问。开放式提问的问题范围较广，不限制患者的回答，如：

"您对治疗有什么意见?""您这几天的感觉怎么样?""您有什么需要我帮助的吗?"开放式提问的优点是没有暗示性,有利于患者开启心扉,发泄和表达被压抑的感情,说出更真实的情况。示例如下:

A:晚上好,花花,今天发生了什么事?

B:哎,我和陶陶又发生矛盾了。

A:矛盾大吗?你能告诉我最近都发生了什么事吗?

B:陶陶工作效率高,任务完成得也相当出色,但他太难相处了,前天,我们组做了个新项目,但他无视我们所有人的付出,全部归功于他自己。

【人文护理启示录10-3-2】 吵着要回家的婆婆

护理案例

患者(简称患):我要出院。

护士(简称护):阿姨,您想出院是有什么原因吗?

患:我要回家!我离开家已经一个月了,家里人都等着我回去,家里还有很多事要处理呢。

护:阿姨,您不要着急,家里的事您儿子儿媳说他们可以处理的,您就安心在这好好休养吧。

患:不好……都变了,变了。

护:阿姨,能跟我说说您的故事吗?

患:我以前每天早上都和老伴一起去逛公园、爬山锻炼身体,下午就在家画画,过得可自在呢。直到一个月前,我的老伴……离开了我,一切就都变了,整个世界都塌了,我不想活了,就把家里的药都吞了,后来被儿子及时发现才救了回来。

护:您的痛苦我感受到了,那您现在心情有什么变化吗?

患:已经一个多月了,心情平静了很多,但夜深人静时还是会不由自主地想起老伴(说着说着眼圈泛红)。

护(轻握患者的手并递上一张纸巾,陪伴在患者身旁,待患者平复心情):阿姨,您能继续吗?

患:可以,我也接受这个事实,只是有时还是会控制不住自己的情绪。

护:您这是常见的情绪变化,每个人都一样,您觉得伤心难过,想哭就哭,白天可以多参加我们的文娱活动,画画、写字,或者找其他休养员聊聊天，不要太压抑自己的情绪。

　　患：好吧，我试一试。

　　护：阿姨，您想起老伴的时候除了伤心难过，还会想死吗？

　　患：从鬼门关转过一圈之后就没有了，我老伴临终前让我好好地活下去。

　　护：您老伴是爱您的，您一定要好好活下去，您儿子还等着您回家孝敬您呢！

　　患：是啊，我不仅有儿子，我还有个可爱的小孙子，我要回家带孙子！

　　护：您配合医生好好治疗，很快就可以出院了！

沟通感悟

　　（1）注意封闭式提问和开放式提问相结合，在开放式提问时，若患者出现偏离主题的情况，护理人员需要运用集中焦点技巧，让患者回到倾诉重点。

　　（2）需注意词语产生的预期结果，"什么"类型的询问通常引出事实，如"发生了什么""你将要做什么"；"怎么样"类型的询问经常引出关于探索的过程、感受或情绪方面的信息，如"那应该怎么解释""你对这件事情感觉如何"。护士在提问时注意尊重患者，尽量减少问"为什么"，避免给患者一种被质问的感觉，如"你为什么要让那件事情发生呢""你为什么会那样想呢"。"能否"一词被认为是引出更大范围回答的开放式提问，如"你能否告诉我关于你的情况""能否举一个证明的事例"。

　　（3）有效提问要注意以下几点：一是精简；二是每次问一个问题；三是问完后停止说话；四是留意对方的反应；五是聆听对方的反应；六是提问有关联性的问题。

4. 支持、理解、尊重、鼓励——尊重你我，关爱他人

　　支持表示鼓励或援助；理解表示顺着条理进行详细分析，在一定的认知上了解、明白事件；尊重表示尊敬、重视；鼓励指使其振作起来，增强信心或勇气。尊重患者的人格，体谅患者的病态行为，谈话前征得患者同意，尊重患者的意见，对于患者的隐私、病史做好保密。使用安慰性语言对患者是一种鼓励，点头、积极的面部表情也是一种鼓励。

【人文护理启示录 10 - 3 - 3】　不愿触碰的往事

护理案例

2021 年 3 月 19 日，我院急诊接收了一名由警察送来的特殊女性患者。来院时患者仅穿短袖衣服及内裤，情绪激动，查体见四肢多处瘀青，左踝关节红肿，左脚后跟皮肤裂开，右手小鱼际皮肤破损。患者对治疗护理不配合，不让人触碰，问之不答，不愿暴露内心感受。

家属补充病史：患者桃桃，34 岁，未婚，大学本科，精神异常 16 年，于 2005 年开始出现精神异常，表现为兴奋话多，经常逃课，当时持续约半年，家属送其至某医院住院治疗，诊断"双相情感障碍"，出院后坚持服药，之后顺利毕业，从事网络维护工作。2015 年因公调至北京，于 2018 年自觉服药后肥胖，自行停药，停药后病情复发，主要表现为多次报警称煤气泄漏，脾气暴躁，在餐馆与人发生冲突，表情愉悦、兴奋，大声唱歌、跳舞，家属遂送其至某医院住院治疗，出院后表现基本正常，能正常生活工作。2021 年 3 月病情复发，主要表现为心情差，要求别人杀了她，但无自伤或自杀行为，睡眠差，会突然无故大喊，半夜经常无故外出，坐在保安亭哭泣，丢三落四。自称说话得罪了同事，与同事相处不好，辞职在家。于 2021 年 3 月 19 日趁母亲睡着了独自外出，被路人发现晕倒在路上，路人拨打 120 后救护车将其送至医院，在医院时患者情绪激动，干扰医疗秩序，称有人拿她的器官做实验。

护士将患者安置于温度舒适、光线柔和的单间，让患者母亲陪伴在其身边，增强其安全感。在接诊患者时热情、关心爱护患者，举止大方、自然、得体，以平和的目光注视患者眼睛；对患者不嫌弃，有耐心，使患者真切感受到亲切感。

护士：桃桃你好，我是你的管床护士×××，我需要收集一些资料。放心，我们谈话内容是保密的，现在你能和我说说你昨晚发生了什么吗？

患者蜷缩在床上，双手环抱自己，紧闭双眼，一声不吭，不予回应。

护士：没关系，你现在不想说那我们就不说，我和你妈妈会一直在你身边陪伴你，等你想说的时候可以随时告诉我。现在我先帮你清洗伤口，会有点痛哦，如果你感到疼痛，就告诉我。

护士熟练地为患者处理伤口，患者全程无明显表情变化，无言语沟通。

护士结束伤口清理后，叮嘱妈妈多关心关爱其女儿，不要在女儿面前表现埋怨、哭泣等负性情绪，适当地给予安慰、支持性语言，给女儿树立一个安心港湾的形象。

沟通感悟

精神疾病患者总是容易对自身的疾病产生过多的担忧和顾虑，或将疾病扩大化而引起不必要的忍惧和不安。而安慰性语言是一种对各类患者都有意义的一般性心理支持，它可使新入院的患者消除陌生感，使恐惧的患者获得安全感，使有疑虑的患者产生信任感，使紧张的患者得以松弛，使有孤独感的患者得到温暖。在安慰时，护士运用共情技巧，理解患者的处境，体察患者的心情，并针对不同的患者选用不同的安慰性语言。不强迫患者回答问题，执行每项操作前做好知情告知，密切观察患者的面部表情、肢体动作的变化。护士定期巡视患者，即便患者不回应，也要主动向患者问好、沟通。

5. 沉默——此时无声胜有声

沉默指默默地、一言不发、不说话。患者情绪崩溃、号啕大哭时，不要制止患者哭泣，不要妄加评论，只需默默陪伴在患者的身边，递予纸巾或轻拍患者肩部，待患者情绪稳定后再做下一步处理。

【人文护理启示录 10 - 3 - 4】 不愿触碰的往事

护理案例

经过多次耐心的沟通后，患者终于有了回应，张开双眼，胆怯地看向护士。护士用坚定的眼神回应患者，并轻声说道："你有什么需要可以和我说，我会尽量帮你解决。"患者突然情绪崩溃，号啕大哭。

护士默默陪伴在患者的身边，没有制止患者哭泣，轻拍患者肩部从而引导患者发泄不良情绪，同时递上纸巾。

十分钟后，患者情绪逐渐平复，护士适时鼓励："人生没有过不去的坎，解决的办法总比问题多，你只有说出来，我们才能一起给你想办法，你愿意说出你的故事吗？"

沟通感悟

恰到好处地运用沉默技巧可以促进沟通。如提出问题后需要为患者留有思考时间，在患者思考过程中护理人员可以与其有目光接触，给患者一种关心、陪伴的感觉。如果患者疾病严重程度高，有明显焦虑、抑郁、悲伤等情况，在对患者实施心理疏导时，可以减少言语上的交流，默默陪伴患者。

二、精神科护理的服务创新

党的二十大报告强调，重视心理健康和精神卫生。深入贯彻落实健康中国战略，坚持以问题和需求为导向，深化供给侧结构性改革，加强精神专科医疗服务体系建设，拓展精神专科医疗服务领域，提升精神专科医疗服务能力。精神科护理依据时代的发展创新其服务内涵，包括护理服务对象的创新、护理服务内容的创新、护理服务模式的创新。

（一）精神科护理服务对象的创新

精神科护理服务的主要对象为精神科疾病患者，贯彻"以患者为中心"的理念为患者提供全病程的住院服务。然而，爱国卫生运动要求，充分发挥爱国卫生运动独特优势，把卫生健康工作深度融入每一个基层网格，把健康内涵延伸到每一个社会"细胞"，有助于丰富基层治理内容，拓宽群众参与渠道，推动社会治理和服务重心下移、资源下沉，形成社会治理强大合力。精神科护理服务的对象，也由单一的个人延伸至家庭、社区乃至国家。精神科护士在制订相应的护理目标时，需依据时代的发展，既符合精神障碍患者本人的护理服务需求，又符合精神障碍患者家庭成员、社会成员的需求，在护理计划的实现中更要强化家庭监护主体责任，并构建精神障碍社区支持网络，不断巩固和增强家庭照护功能，为精神障碍患者回归家庭、回归社会提供系统性的支持。

（二）精神科护理服务内容的创新

1. 门诊及住院服务工作的创新

门诊服务：①护理门诊、互联网护理门诊服务；②接运送服务；③医务社工服务；④精神康复服务，开展多项康复训练，并依据患者疾病特点个性化定制包含音乐、舞蹈、绘画、书法、陶艺、社交技能、生活技能等康复功能训练；⑤药物配送服务；⑥亲情救助服务，为困难家庭提供亲情救助服务。

住院服务：①分层护理服务；②集中供餐服务；③集中洗浴服务；④衣服清洗服务，除统一出洗的病服外，部分病区购置洗衣机，供住院患者及陪护使用；⑤安全管理服务，对住院患者采取一致性安全管理服务；⑥医患座谈服务；⑦生日联谊服务；⑧出院指导服务；⑨物品点送服务：为丰富住院患者的各项需求，患者或家属可将互联网购物的用品、外卖送至医院，由医院专人运送至病区。

2. 创新精神科各项工具

随着各项新技术的成熟，鼓励广大精神科护理人发明/改造护理用具，在精神科护理的各项领域进行技术应用，例如广州医科大学附属脑科医院每年举办精神科护理创新大赛，精神科护理人员发明了包括保护性约束衣、保护性约束床单、保护性约束肩带等一系列的精神科护理用具，在材料的舒适度和操作的便捷度上进行改良，并转化为护理用具，对兴奋躁动或有暴力倾向的患者进行快速约束，为患者提供更优质的护理服务，便于精神科护理人开展工作。精神科护理人还通过创新各项评估工具，更好地服务临床，如陈翠薇等学者通过创新精神科急诊预检分诊标准为精神科急诊分诊提供依据[26]；余敏等在新冠疫情期间对精神科预检分诊标准进行评估工具的改良，更好更快地实施有效分诊，缩短患者等候时间，并为防范院内感染作出了巨大的贡献。[27]

（三）精神科护理服务模式的创新

1. 聚焦领域需求，探索"互联网＋护理"服务

依据《关于加快精神障碍社区康复服务发展的意见》创新医疗服务模式，逐步打通医疗、康复服务循环梗阻。充分应用信息化手段，提高社区康复资源数据共享与交换的管理能力和服务能力，加强精神障碍治疗与康复资源的整合协调。充分利用信息技术，以数据集中和共享为途径，推进信息技术与护理医学融合，建立信息化的延伸护理服务标准和流程，将延伸护理服务向病前院外延伸，为出院患者或罹患疾病且行动不便的特殊人群提供护理服务。患者对"互联网＋"居家护理服务具有现实的使用需求，通过向患者提供院外健康指导，向社区护士提供专业技术支持，向患者家庭提供健康维护知识，将医院护理服务与社区护理服务衔接。

新冠疫情期间，精神心理健康患者大幅度增加，受制于无法线下就医，各地大力推进互联网医疗发展，精神科互联网护理服务应运而生，多家精神专科

医院推广互联网心理义诊，护理专家团队上线为患者及公众提供线上咨询和上门服务，精神科护士在义诊期间借助自身的精神心理知识，早期筛查存在自伤自杀、焦虑等风险患者，为患者提供心理护理服务，促进优质护理资源和护理服务从三级医院向基层医疗卫生机构、社区和家庭下沉，向慢性病护理、老年护理、康复护理、居家护理等领域延伸。

2. 聚焦精神专科需求，开设多学科护理门诊

研究发现，因对心理健康忽视，民众对心理问题缺乏重视，精神卫生知识匮乏。精神障碍患者及照料者对于疾病的认识严重不足，导致其在疾病发生、发展、治疗、出院的各个环节应对困难，需专业人员的帮助。除了医师开具的药方，患者与照料者还需健康知识与生活照料技能的指导、负性情绪的疏泄，这正是精神科护理门诊可以有所作为之处。

精神科护理门诊的服务对象以照料者为主，对于独居的患者，若病情稳定，自行前来护理门诊咨询，也可以被纳入服务对象。因为精神障碍患者需要照料者的照顾与管理，患者的发病、康复与照料者的态度、言行密切相关。支持度良好的家庭与支持度差的家庭相比较，前者家庭中的患者情绪更为稳定，依从性更佳。同时，对于正处在发病期的患者，其难以认识到自己的问题，也无法接受护理人员的帮助。因此，医护人员帮助照料者解决日常遇到的困难，是为日后向患者提供有效帮助打下坚实基础。目前，精神科护理门诊的主要内容包括：①指导家庭照料技巧；②改善家庭成员间的人际关系；③疏导照料者情绪；④识别疾病复发征兆。

近年来，为进一步加强护理服务建设，精神专科医院逐步开设多学科护理门诊，包括伤口造口、精神障碍共患糖尿病教育与管理、体重管理、正念管理、精神科康复护理、青少年家庭护理、中医护理、管道管理等护理门诊，为各类精神障碍患者提供家庭关系护理，为共患躯体疾病的精神障碍患者提供具有专科特色的护理方案。

3. 聚焦健康需求，建立多方合作机制

近年来，精神专科医院以医联体建设为纽带，三级专科医院与基层医疗卫生机构和护理服务机构建立合作联系，建立预约就诊、紧急救治的"绿色通道"，完善双向转诊机制，满足群众健康需求。精神专科医院通过组建或参与建设专科联盟，建立区域精神科护理专科护士联盟，利用联盟推广技术。广州

医科大学附属脑科医院作为华南地区精神专科联盟的牵头单位，每年举办国家级精神科护理继续教育班，与联盟内的多家医院分享、交流护理的服务模式；构建精神专科护理服务网络，落实专科医院的护理功能定位，精神专科医院和三级综合性医院精神科重点收治及护理重大、疑难复杂疾病患者，在上级医院指导下，基层医疗卫生机构开展精神疾病稳定期患者的基本医疗护理服务，健全护理服务管理机制，建立护理技术指导体系，强化护理质量安全管理。通过合作共建、对口支援、远程医疗等形式，发挥优质精神科护理技术辐射带动作用，推动优质精神科护理资源向基层延伸。

4. 聚焦慢病需求，开展延续性护理服务

精神疾病作为慢性疾病，对于延续性护理服务需求高。专设精神科延续护理服务中心或部门，建立患者出院—社区管理流程，开展患者延续护理需求评估，探索实施医院—社区—家庭一体化服务模式；建立完善随访制度、流程、规范和数据库，通过电话、网络等多种形式提供慢病、专科及专病随访；通过微信公众平台强化健康教育，或通过建立微信患友群管理出院患者，并在微信群中定期推送相关的科普资料，包括疾病病因、典型表现、精神科药物治疗及日常生活中的注意事项等，有效促进了医患之间、医疗各部门之间共同参与精神病健康管理工作。上海市长宁区运用微信平台对精神分裂症患者进行延续性护理，发现可以即时地提高出院后精神分裂症患者的生活质量、改善服药依从性、降低疾病复发率；建设精神医学高地，发挥各中心的技术引领和辐射带动作用，提升精神专科领域医疗、教学、科研等综合能力，提供精神专科重大疾病、疑难复杂疾病和急危重症诊疗服务，培养精神专科师资力量和骨干人才，开展临床研究并有效转化，引进精神疾病诊疗领域新技术项目，推广适宜的技术项目，加强中西医临床协作，逐步缩小区域间精神专科医疗服务能力差异，减少患者跨区域就医。

参考文献

[1] 国家卫生健康委员会疾病预防控制局. 关于加强心理健康服务的指导意见 [EB/OL]. (2017 - 01 - 19) [2024 - 06 - 27]. http://www. nhc. gov. cn/cms - search/xxgk/getManuscriptXxgk. htm? id = 6a5193c6a8c544e597353 89f31c971d5.

［2］国家卫生健康委员会宣传司. 国家卫生健康委员会 2022 年 6 月 17 日新闻发布会文字实录［EB/OL］.（2022 – 06 – 17）［2024 – 06 – 27］. http://www. nhc. gov. cn/xcs/s3574/202206/ffb0385b3c0949ee84b7cdcc86a78fca. shtml.

［3］国家卫生健康委员会. 健康中国行动（2019—2030 年）［EB/OL］.（2019 – 07 – 15）［2024 – 06 – 27］. https://www. gov. cn/xinwen/2019 – 07/15/content_5409694. htm.

［4］王美华. 建好国民心理健康"防护栏"（健康新征程⑤）［EB/OL］.（2022 – 11 – 22）［2024 – 06 – 27］. http://health. people. com. cn/n1/2022/1122/c14739 – 32571223. html.

［5］广州市心理危机研究与干预中心［EB/OL］.（2021 – 01 – 01）［2024 – 01 – 12］. https://www. gzbrain. cn/ksts/index. aspx?subjectid = 15.

［6］邓洲源. 潮汕地区精神分裂症患者的暴力犯罪行为的相关影响因素研究［D］. 汕头：汕头大学，2022.

［7］吕颖，徐亚秋，韩臣柏，等. 精神分裂症患者犯罪临床特征及暴力风险因素分析［J］. 临床精神医学杂志，2021，31（3）：224 – 227

［8］夏磊. 我国精神科专业人员工作场所暴力和职业倦怠现况调查及影响因素研究［D］. 合肥：安徽医科大学，2022.

［9］范萌，傅可月. 精神分裂症患者用药方式分析［J］. 河北医药，2017，39（6）：942 – 944.

［10］王洪明. 精神障碍与糖尿病的交互作用机制及干预现状［J］. 华西医学，2021，36（7）：846 – 853.

［11］石锦娟. 陕西、河南、甘肃三省精神障碍流行病学调查及对比分析［D］. 西安：第四军医大学，2015.

［12］董再全，郝燕妮，沈晓玲，等. 不同精神障碍患者神经内分泌异常率和糖调节受损率比较［J］. 成都医学院学报，2022，17（4）：444 – 447.

［13］张仕怡. 住院精神分裂症患者共病躯体疾病的临床回顾性分析：基于某综合医院的临床调查［D］. 桂林：桂林医学院，2022.

［14］邵磊，钱敏才，徐美英，等. 浙江省精神病专科医院住院患者疾病谱的分析［J］. 解放军护理杂志，2011，28（21）：22 – 23，26.

［15］袁朝霞，章秋萍，盛志娟，等. 老年精神病患者医院感染原因分析及预见性干预方案［J］. 中华医院感染学杂志，2016（6）：1377 – 1379.

[16] 何兆宇，吴胜，曾真，等. 重庆市流动人口精神分裂症患者特征对照分析 [J/OL]. 重庆医学，2023，52 (2)：1 – 9 [2023 – 02 – 10]. http://paper. cqshic. com/paper. aspx?id = 208516.

[17] 任伟，朱文礼，卜杨莹，等. 社会支持对老年精神分裂症患者焦虑的影响：孤独感的中介作用 [J]. 临床精神医学杂志，2022，32 (6)：472 – 475.

[18] 王宠. 在自然非干预状态下影响精神科门诊患者服药依从性和相关因素的探讨 [J]. 中国医药指南，2020，18 (9)：59 – 60.

[19] 杨易娜. 综合医院精神专科门诊老年精神障碍患者服药依从性及其影响因素研究 [D]. 广州：广州医科大学，2021.

[20] 刘丽欣，孟伟，张力，等. 新冠疫情期间重度阿尔茨海默病照料者照料负担的调查研究 [J]. 北京医学，2021，43 (5)：451 – 453.

[21] 孙彬. 基于结构方程模型的精神疾病患者照料者抑郁焦虑的影响因素研究 [J]. 四川精神卫生，2020，33 (1)：61 – 66.

[22] 陈宇薇，周燕玲，吴海波，等. 住院精神分裂症患者家庭负担及其影响因素分析 [J]. 广州医科大学学报，2018，46 (6)：107 – 111.

[23] 徐彩娟，汪胤，杨梅，等. 物质依赖与精神分裂症患者主要照料者疾病家庭负担对照研究 [J]. 中国临床心理学杂志，2017，25 (2)：386 – 389.

[24] 余敏，陈丽坚，黄凤霞，等. 住院精神分裂症患者家庭负担的影响因素分析 [J]. 临床医学工程，2017，24 (1)：137 – 139.

[25] 李菊芳，范湘鸿，陈传萍，等. 精神分裂症患者家庭照料者负担与生活质量调查 [J]. 护理学杂志，2008 (5)：62 – 64.

[26] 陈翠薇，翁穗芸，刘松康，等. 精神科急诊分诊评估表在精神科急诊分诊中的实践应用 [J]. 黑龙江中医药，2020，49 (5)：60 – 61.

[27] 余敏，张翠玲，陈翠薇，等. 新冠肺炎疫情下精神专科医院急诊科就医现状 [J]. 精神医学杂志，2020，33 (3)：173 – 176.

[28] 人民网. 张国荣跳楼 9 小时 5 人跟风. [EB/OL]. (2004 – 11 – 09)[2024 – 07 – 01]. https://news. sina. com. cn/o/2004 – 11 – 09/10594185071s. shtml.

第十一章　肿瘤科护理沟通

肿瘤尤其是癌症对人民健康和生命构成严重威胁。肿瘤患者这一特殊群体，其承受的身体与心理创伤严重，因而护患的沟通工作尤为重要。肿瘤科护理人员须具备坚实的专业知识，以患者为中心，掌握与患者及其家属进行有效沟通的技巧，创新肿瘤服务，注重患者身心需求、生活质量提升以及社会功能的维持，从而全面提升肿瘤患者的综合健康水平。

第一节　肿瘤科护理人的使命与担当

一、肿瘤科护理的现状

2022年我国恶性肿瘤新发病例约482.47万（男性253.39万，女性229.08万），其中城市地区新发病例约290.39万，农村地区192.08万。发病例数前5位的恶性肿瘤（肺癌106.06万，结直肠癌51.71万，甲状腺癌46.61万，肝癌36.77万，女性乳腺癌35.72万）占全部新发病例的57.4%。2022年恶性肿瘤死亡病例估计为257.4万（男性162.93万，女性94.49万）。城市地区恶性肿瘤死亡病例约140.06万，农村地区117.34万。死亡例数前5位的恶性肿瘤（肺癌73.33万，肝癌31.65万，胃癌26.04万，结直肠癌24.00万，食管癌18.75万）占全部死亡病例的67.5%。肺癌居男、女恶性肿瘤发病率和死亡率首位，城市地区恶性肿瘤发病率高于农村地区，死亡率低于农村地区。[1]中国的恶性肿瘤发病率和死亡率持续上升，分别占全球的24%和30%。

肿瘤护理已经发展为一门多学科的护理专科，涉及疾病护理、心理护理、症状护理、患者教育、临终关怀、新技术及新药物的使用、肿瘤预防及康复、社区护理等多个方面，向科学化、现代化模式发展。

1. 临床肿瘤护理的现状

肿瘤护理服务领域正呈现日益拓展之势，并与多个学科深度交叉。在肿瘤治疗领域，涵盖了手术、化疗、放疗以及免疫治疗等多重手段，而肿瘤科护士在这一过程中占据着举足轻重的地位。他们不仅负责疾病的全面管理以及治疗可能引发的副作用的监控，还致力于为癌症患者提供疼痛管理、营养支持以及皮肤护理等多元化支持性护理措施。从初步诊断至患者出院，肿瘤科护士应提供个性化、全方位的护理服务，充分尊重每位患者的独特性和权益；结合患者的实际需求，将基础护理与专业实践相结合，旨在优化治疗效果，最大程度降低治疗副作用。在临床实践中，肿瘤科护士致力于提供高质量的护理服务，帮助患者应对生活中的挑战，并在围手术期为患者提供心理支持、健康教育与康复指导。患者出院后，他们亦会提供明确的后续治疗与预防措施指引。随着中国肿瘤专科医院的逐步建立与完善，癌症患者的需求正得到更为全面与细致的满足。

2. 社区肿瘤护理的现状

我国在肿瘤患者社区护理方面虽然借鉴了欧美国家的模式，但因政策、认知、医务人员素质及经济条件的不同，实际实施有所差异。目前，中国的癌症患者社区护理模式主要包括以下几种：

（1）医疗协会模式。通过医疗协会或类似组织提供的服务，为患者提供信息、支持和护理。

（2）医院和社区机构的持续服务模式。医院与社区机构合作，提供持续的护理服务，包括治疗和康复。

（3）双向转诊模式。促进医院和社区医疗机构之间的双向转诊，确保患者能够获得全面的治疗和护理。

（4）基于医院的肿瘤随访模式。由医院提供随访服务，监测患者的病情和康复情况。

（5）"医院-社区-家庭"互动干预模式。通过医院、社区和家庭的互动，为患者提供全方位的护理和支持。

二、肿瘤防控的目标与当前进展

1. 肿瘤防控的目标

中国政府已将癌症防治纳入健康中国行动的重点专项任务，缓解民生痛点。《健康中国行动（2019—2030年）》明确具体目标："到2030年，总体癌症五年生存率将不低于 46.6%，癌症防治核心知识知晓率将不低于 80%，高发地区重点癌种早诊率将达到 55% 以上，基本实现癌症高危人群定期参加防癌体检。"

2023 年 10 月 30 日，为推进健康中国建设，深入开展癌症防治专项行动，切实维护广大人民群众健康，国家卫生健康委等 13 个部门联合制定了《健康中国行动—癌症防治行动实施方案（2023—2030 年）》。明确了主要目标："到 2030 年，癌症防治体系进一步完善，危险因素综合防控、癌症筛查和早诊早治能力显著增强，规范诊疗水平稳步提升，癌症发病率、死亡率上升趋势得到遏制，总体癌症 5 年生存率达到 46.6%，患者疾病负担得到有效控制。"

2. 肿瘤防控当前进展

根据 2003—2015 年的中国肿瘤生存数据，我国癌症的五年生存率在过去十年中提高了近 10%。国家建立并完善了肿瘤防控体系，依托国务院防治重大疾病工作部际联席会议制度，形成了国家肿瘤防控工作机制和综合防治网络。

为适应大数据时代并响应"互联网＋医疗健康"战略，国家肿瘤临床大数据平台和癌症防控信息管理平台已建立，实现了早诊早治项目评估、筛查、随访、生物样本等一体化管理。抗肿瘤药物合理用药监测平台已经启用，进一步规范了肿瘤诊疗行为，促进合理用药。同时，远程医疗信息平台初步建成，全国肿瘤远程医疗网络逐步建立，响应健康扶贫政策，扩大了肿瘤诊疗服务的覆盖面。[2]

国家癌症中心每年发布《中国肿瘤登记年报》，编制《中国癌症地图集》，并创建以县（区）为单位的区域性癌症流行共享数据库。截至 2022 年底，国家癌症中心统计的数据显示，肿瘤登记已实现全国 98.6% 的县区覆盖，2 806 个肿瘤登记处已经建成，总覆盖人口达 14.07 亿；为了数据统计的连续性、完整性，相关部门在已建成的肿瘤登记处中选择 1 145 个国家级肿瘤登记处，用于长期监测国家癌症负担及其动态变化趋势。癌症防控工作整合了各专业机构和慢性病防治资源，未来将深入推进人群癌症防控、诊疗技术创新、高层次人才培养等，努力降低癌症导致的疾病负担，推动健康中国建设目标的实现。2024 年 4 月 15—21 日是第 30 个全国肿瘤防治宣传周，主题是"综合施策　科学防癌"，旨在按照《健康中国行动—癌症防治行动实施方案（2023—2030 年）》相关要求，扩大癌症防控科普宣传，倡导每个人做自己健康的第一责任人，普及抗癌健康知识，全面提升全社会癌症防控意识，动员全社会支持和参与癌症防治工作，营造全民防癌抗癌的良好氛围。[3]

三、中国肿瘤护理的发展与责任担当

1. 加强癌症患者的症状管理，提高他们的生活质量

在癌症治疗过程中，放疗和化疗常会引发严重的副作用。因此，护理的重点在于评估和管理疾病引起的症状以及治疗的不良反应，如疲劳、疼痛、睡眠障碍、恶心、呕吐、腹泻等身体症状，以及焦虑、抑郁等心理症状。这些症状常常同时出现，形成"症状群"，给患者带来极大痛苦，并严重影响其生活质量。考虑到肿瘤的复杂性及其治疗过程，肿瘤护理侧重于系统管理、评估、干预恶性肿瘤及其治疗引发的症状。

由于癌症患者的治疗周期较长，生活质量已成为评估治疗、护理和康复效果的重要指标，因此治疗后的持续护理至关重要。在康复护理中，肿瘤科护士需要指导患者进行功能性锻炼，帮助他们恢复正常的自我护理能力，重建家庭和社会角色，并支持他们重新融入社区和工作环境。对于晚期癌症患者，护理的主要目标是提供舒适的环境和缓解疼痛，通过临终关怀维护患者的尊严，并协助他们平静地度过生命的最后阶段。护士不仅要监测患者的身体和心理状况，还应扩展心理护理服务，保障癌症患者及其家人的心理健康。

2. 构建系统的社区肿瘤护理模式

鉴于癌症患者需要长期的生命支持和护理，社区护理在为他们提供长期护理、医疗保健、心理辅导、营养建议、物理治疗等服务方面至关重要。然而，目前的情况是，中国受益人数非常有限，面临社区护士不足、护理质量低下以及居民对医疗保健认知不足等问题。此外，医务人员的家庭床位、家访、治疗和陪同的门诊费用未纳入现有医疗保险范围，这使得大多数晚期癌症患者及其家人面临沉重的经济负担，难以在社区得到照顾。因此，在社区设置癌症诊所并定期聘请癌症姑息治疗和中医治疗专家进行诊疗是必要的措施。同时，护理学校可以与二级和三级医院合作，加强培训相关护理人才，以确保弱势群体的晚期癌症患者能够在社区获得充分的护理。此外，中国卫生部门应设立绿色通道，为社区医务人员提供在职培训和继续教育的机会，以提升其专业技能和服

务质量。

在区域卫生规划的指导下，可以建立社区与医院之间的对接机制，设立双向转诊系统。例如，晚期癌症患者在接受医院治疗后可转至社区接受支持性治疗和姑息治疗。在病情变化时，他们可以被转移至指定的医院接受进一步治疗。

3. 推动肿瘤姑息治疗护理的发展

其一，建立初级姑息治疗服务，贯穿癌症患者的整个治疗过程，包括早期治疗、心理护理、中期的疼痛和症状管理，以及后期的临终关怀。其二，对相关人员进行培训，包括在肿瘤治疗的早期阶段的不适症状护理，以及在中期和后期对患者的情感护理。其三，完善与姑息治疗相关的法律法规，并将其纳入医疗保险范围，有效地扩大姑息治疗的覆盖范围。其四，推进姑息治疗标准化，确保其质量，提高患者的满意度，并促进其健康快速发展。其五，强化姑息治疗宣传和死亡教育。鼓励患者改变对死亡的态度，并通过各种教育方法使其冷静地接受诊断，以提高民众对姑息治疗与临终关怀的认识。其六，创建养老院与姑息治疗相结合的医疗护理新模式，可以为癌症晚期患者提供生活指导、疼痛控制、药物指导、心理咨询和其他服务。

4. 完善肿瘤护理培训体系，改进肿瘤专科护士的培训和资格认证

为了全面提升肿瘤护理的专业水平，我们必须对现行的肿瘤护理培训体系进行深入的完善和优化。在培训内容上，应更加注重理论与实践的结合，引入国际先进的肿瘤护理理念和技术，结合我国国情和实际需求，打造具有中国特色的肿瘤护理培训课程，如乳腺癌护理专科护士和肺癌护理专科护士等。这些措施有助于更好地满足患者的护理需求，并提升肿瘤护理服务的质量。在培训方式上，应充分利用现代信息技术，如网络教学、虚拟现实等技术，为护士提供更加灵活、便捷、高效的培训途径。同时，加强师资队伍建设，提高培训质量，确保肿瘤专科护士的培训能够达到国际一流水平。在资格认证上，应建立严格的考核制度，确保每一位通过认证的肿瘤专科护士都具备扎实的专业知识和丰富的临床经验。此外，还应定期对肿瘤专科护士进行再认证，以确保其专业能力的维持和发展。

总之，完善肿瘤护理培训体系，改进肿瘤专科护士的培训和资格认证，不仅有助于提升我国肿瘤护理的整体水平，更有助于提高我国肿瘤患者的生存质量和改善其治疗效果，实现健康中国的战略目标。

第二节　肿瘤科护理工作特征与患者的心理特点

一、肿瘤科护理工作特点

1. 运用多学科知识，给予患者周到的护理

肿瘤护理除涉及生理学、病理学、药理学等学科外，还涉及临床专科知识及技能，如外科护理、化学治疗、放射治疗、生物免疫治疗等，还与心理学、社会学、伦理学、营养学、康复学等密切相关。

2. 为肿瘤患者提供最专业有效的高品质照护

肿瘤科护士在护理工作中充当临床实践者、教育咨询者、协调者、研究者和管理者的角色。

（1）临床实践者：作为患者的个案管理师，制订个体化护理计划；组织疑难病例讨论、查房和会诊，参加医生查房和病例讨论；参加患者多学科合作讨论；评价护理措施的实施效果；根据肿瘤患者的诊疗计划明确诊治患者的护理重点；指导其他肿瘤科护士实施护理计划；解决患者复杂的护理问题。

（2）教育咨询者：参与肿瘤患者护理会诊；参与肿瘤科各层级护士培训课程设置；承担肿瘤科各层级护士授课和培训；帮助其他肿瘤科护士获得教育资源；参与肿瘤患者及健康人群健康教育课程设置；向健康人群提供肿瘤相关健康教育；向医生提供患者病情信息；向其他医务人员提供肿瘤护理咨询。

（3）协调者：向其他护士解释患者的诊疗方案及护理计划；向患者及家属解释诊疗方案及护理计划；联络多学科合作小组成员，组织多学科合作诊疗计划的讨论；向相关科室提供患者病情及心理社会信息。

（4）研究者：发现临床问题并进行文献综述和分析；确立研究问题并进行研究设计；组织实施研究计划；总结研究结果，并撰写研究论文。药物临床试验研究护士的职责还包括：评估临床试验入组病例；和医生一同对患者进行知情同意谈话，向患者解释研究方案、风险和益处，回答患者疑问；患者签署知情同意书后，研究护士负责对患者进行健康教育，告知可能发生的毒性反应并安排患者的治疗；治疗期间评估患者毒性反应，关注患者需求，回顾同期治疗，随访并安排患者检查；和数据管理员共同完成数据的录入。

（5）管理者：对肿瘤患者诊疗计划的实施进行督导；用循证来指导临床实践；编写和更新专科护理方案。

二、肿瘤患者的心理特点

1. 肿瘤患者心理适应过程

如今，肿瘤患者的生存率有了较大的提高，但人们仍然"谈癌色变"（癌症泛指恶性肿瘤，包括癌、肉瘤和癌肉瘤三类），它给患者造成了巨大的心理压力。患者的心理变化是复杂的，在疾病不同阶段有不同的特点，且因患者性格特点、文化知识结构的不同也存在显著性差异。

（1）否认期：是指在疾病的诊断初期，患者面对诊断结果产生的一种心理状态。在这个阶段，大部分患者会感到震惊和否认，他们可能会认为自己一直身体健康，突然被诊断出患有肿瘤是不可思议的。这种反应是一种保护性心理反应，患者试图否定诊断，并可能要求进行复查，甚至会寻求多个专家和多家医院的意见。这种行为反映了患者对于疾病诊断的不愿接受和对于疾病的恐惧与焦虑。

（2）愤怒期：在这个时期，大部分患者会迅速经历情绪的波动，感到愤怒和不公平，表现出恐慌、哭泣、愤怒、悲哀、烦躁和不满等情绪。有些患者可能会因情绪爆发而拒绝治疗，或将愤怒等负性情绪发泄到家人和医护人员身上，甚至表现出冲动的行为。这些反应都是患者在解决心理冲突时的防御机制的表现。在这个阶段，家属和医务人员需要理解患者的情绪反应。医务人员在与患者交流时应表现出严肃且关心的态度，避免轻松的谈笑，任何操作都应该详细解释。对患者的情绪反应要给予充分的理解和支持，帮助他们逐渐接受并应对疾病的现实。

（3）妥协期：这个时期也就是患者的积极治疗期，这个阶段很多患者有了既来之则安之的心态，大部分患者已经接受事实，意识到应该好好看病。这个时期患者的求生欲望最强，是治疗依从性非常好的时期。但也有些患者由于治病心切，可能会出现过度治疗，或者病急乱投医的现象，导致他们可能找民间的偏方，最终延误了治疗。故肿瘤科护士必须指导患者要理性、合理地选择专业的医疗机构进行治疗。医务人员应该通过提供准确的信息和专业的建议，帮助患者了解治疗的可行性和效果，从而增强患者对治疗的信心。很多患者，尤其是一些早期肿瘤的患者，治愈后情绪就转至平静了。但是治疗疗效不佳的患者容易进入抑郁期。

（4）抑郁期：在疾病的发展过程中，患者遇到以下情况时容易出现抑郁的情绪反应。因治疗的高额费用而产生经济负担；出现治疗的副作用，如化疗导致恶心、脱发、疲乏、用药难受，晚期肿瘤出现难以忍受的疼痛等；疗效未达到预期、治疗效果不太理想、出现严重的并发症或肿瘤转移等情况时，心情低落、郁郁寡欢，当患者感到死亡的威胁，会有极度绝望的情绪出现，从而对治疗失去信心，拒绝接受治疗，产生轻生的念头，一旦产生了这种心理，就可能采取各种手段过早结束自己的生命。

（5）平静期：经过长时间的治疗后，部分的患者情绪趋向稳定，能坦然接受，从容面对现实。但也有部分晚期肿瘤患者，在这个时期对治疗已经不抱过多的希望，能够接纳疾病的进展和达到生命默契的状态，往往也会十分平静和坦然。

2. 肿瘤患者的社会挑战

（1）情绪问题：肿瘤患者容易出现的情绪问题有恐惧、抑郁、焦虑、愤怒、病耻等。肿瘤患者最常见的情绪是焦虑，对恶性肿瘤及治疗感到恐惧，导致就医延迟，又或恐惧恶性肿瘤复发。确诊肿瘤后的患者若受到他人的指责，容易产生病耻感，产生自责和愧疚感。

（2）心理问题包括①自我概念：恶性肿瘤影响患者的现实自我、社会自我、理想自我；②体象：对自身身体、外表和功能的感知和评估；③性问题：包括体象、自我尊重、心境、支持、情感链接和亲密感，不影响性器官的恶性肿瘤及焦虑、抑郁等也会影响性功能；④人际交往：婚姻、家庭、社会关系等；⑤心理痛苦：导致患者生活质量更差；⑥精神问题：包括焦虑障碍、抑郁障碍、谵妄等。

（3）躯体问题包括恶心、呕吐、便秘；疼痛、乏力、畸形；吞咽困难、呼吸困难；营养不良、生育问题等。躯体问题的解决与否直接影响患者的心理问题。

（4）实际问题包括治疗的费用，是否有医疗保险；信息的咨询，出院后的随访；外地就医的交通问题；照顾老人或小孩的问题；工作暂停和实际经济收入的问题。

（5）临终问题：死亡这个话题，在中国是比较沉重的，很多人是回避的。如应对不断出现的躯体症状，是否抢救的问题；回避死亡和灵性的问题。

第三节　与肿瘤患者、家属的沟通及护理服务创新

一、与肿瘤患者、家属的沟通

将护患沟通技巧运用在护理工作中，可显著增强肿瘤患者治疗及护理依从性，提高患者家属对护理工作的满意程度，有助于良好护患关系的建立。做好与肿瘤患者和家属的沟通应注意以下三个要点：

1. 掌握肿瘤患者的情况，开展针对性沟通

与肿瘤患者沟通前应掌握患者病情、检查结果、治疗情况、家庭状况、心理状况，注意沟通对象的教育程度、情绪状态、对病情的认知程度以及对沟通的感受；不同类型的患者其心理活动、对病情的了解程度、对治疗方案的认同程度都不尽相同。肿瘤科护士通过评估肿瘤患者的病情和相关背景，进行大致分类，针对不同类型的患者选择合适的沟通方式，帮助患者建立对肿瘤治疗的信心，使其尽快进入"肿瘤患者"角色，同时与患者及其家属快速建立信任关系，形成良好的护患关系，以便后续治疗顺利开展。

【人文护理启示录 11 - 3 - 1】 见微知著，明察秋毫

护理案例

某天，护士小刘和往常一样在进行每日的晨间护理，当她走到 25 床整理床铺时，发现床铺上有一些皮屑。因为当时患者不在床边，小刘心里面想着："可能是因为冬天天气比较干燥的原因导致掉皮屑，但这位患者掉皮屑的量有点多啊！"没有时间多想，小刘便在心里默默地记了下来，整理完床铺后就前往了下一间病房了。

到了上午集中治疗的时间，小刘在给 25 床输液时和患者闲聊了起来。小刘："阿叔，您是哪里人啊？早上我给你整理床铺时看你床上掉了些皮屑，您是不是来自北方？"25 床患者回答道："我不是北方的，我老家是江西的。"小刘继续说道："我看您掉皮屑有点厉害，还以为您来自北方，都说北方特别干燥。要不让我看看您皮肤干燥的情况，我知道有好多保湿产品的效果还不错呢。"25 床患者眼神闪躲地说道："不用了，不用了，没用的。"小刘看着患者闪躲的神情和刚刚整理完的床铺又出现的皮屑，联想到了一种疾病——银屑

病。想到这之后，小刘突然想起医生开了医嘱，25床明天要第一次接受帕博利珠单抗治疗（抗肿瘤免疫治疗药物）。如果25床真的患有银屑病，这种抗肿瘤免疫治疗药物会加重他的症状并且会出现其他严重的毒副作用。不容更多的猜想，小刘护士立即找来了当班的组长一起和患者进行了一场私密谈话，原来25床患者真的患有银屑病，碍于怕被人嫌弃的原因，他对医护及同病房的病友进行了隐瞒。了解真实的情况之后，小刘和当班组长立即把25床患者的实际情况告知了主管医生。医生在和患者交谈后，查阅了相关诊疗指南，发现患有银屑病的患者使用帕博利珠单抗治疗后可能会导致原有症状恶化，甚至导致更严重的副反应（如重症肌无力），遂更改了治疗方案，并对小刘护士表示感谢。

沟通感悟

护理服务的对象是人，一个复杂的人。有些患者会由于各种各样的原因、各种各样的顾虑，对医护、病友甚至家人隐瞒自身真实情况。因此，在护理工作中，护士需要具有极强的责任心，需要重视每一个小细节，全面掌握患者的病情变化。作为一名临床护士，每天与患者接触最多、沟通交流也最多，应善于在日常护理工作中发现并抓住细节，从细节中发现问题并运用专业知识解决问题。在这个案例中，小刘护士从细节中发现了患者隐瞒了自身真实情况，并运用专业知识与沟通技能避免了严重毒副作用的发生。

2. 掌握语言沟通的注意事项，实现高效的沟通

护士与患者交谈的过程中，应该注重语言沟通的礼貌性、安慰性、艺术性和针对性。以下是一些要点：

（1）尊重与倾听。护士应该尊重患者，并全神贯注地倾听他们的话语。这种尊重和倾听是建立护患沟通的首要环节，有助于赢得患者的尊重，并产生以理服人的效果。

（2）自我介绍与环境介绍。在与患者初次见面或第一次交谈时，护士应先自我介绍，然后向患者及家属介绍科室的环境和治疗的大致流程。这有助于建立良好的沟通基础。

（3）使用通俗易懂的词汇。在沟通过程中，护士应该使用患者容易理解的通俗易懂的词汇，尽量避免使用医学术语或者医院常用的省略语，讲话要简洁、清晰、确切。

（4）掌握语速与语调。护士在沟通时应该掌握好语速，使用合适的语调与音调；同时，也要调整好个人情绪，避免不良情绪影响讲话的语调，从而对患者造成伤害。

（5）选择恰当的时间与话题。护士要学会在与患者交流时选择恰当的时间与话题。一般来说，当患者表现出有兴趣与护士交流的时候就是最佳的沟通时机。

（6）运用正面的鼓励语言。护士要善于使用正面的鼓励语言，帮助患者建立和保持积极的心态。

（7）护士应根据患者的具体情况灵活选择交流内容。护士应结合患者年龄、性别、民族、文化程度、职业及病情等特点，选择适当的谈话内容，并结合患者的社会和家庭背景，灵活掌握谈话的节奏和情感。

3. 注意非语言沟通的敏感性、有效性

患者对医院环境的陌生和医学术语的复杂性容易感到不安，使其更加敏感，会留意周围环境的细微变化以及医护人员的非语言暗示，以便更好地理解情况。护士要重视患者的面部表情、姿势、手势等非语言信息，作为评估患者状况的重要依据之一。非语言表达更能真实反映患者状态，但当信息不清晰时，护士应辅以语言表达。护士应该留意患者的姿势、手势、情绪等非语言信号，以更好地了解他们的需求，并及时采取有效的护理措施。同时，护士在与患者交流时应调控自身情绪，努力将个人情绪与护理工作分开。

【人文护理启示录 11 - 3 - 2】 倾听共情， 温暖陪伴

护理案例

"我从来没有想过，有一天癌症会降临在自己的身上。"小丽说。看着手里的纸张，我慢慢地了解了小丽癌症的心路历程。她 32 岁，未婚，有男朋友，两人感情非常好。她说自己是农村长大的，从小读书特别努力，一直到本科毕业出来工作。工作后她十分拼命，每天凌晨一两点才结束工作，第二天早上六点就起床继续工作，就想获得更好的职位、更多的绩效。虽然辛苦，但她快乐而充实，经过这么多年的努力，把爸妈都接到城市里来生活了。眼看生活越来越好了，但突然接到了一个噩耗：她确诊为乳腺癌。刚开始小丽辗转多家医院就诊，最后不得不承认自己确实得了肿瘤，于是来到了我们医院。入院后小丽很配

合，很快地完成了所有的检查及术前准备，终于决定要手术了。我依然清晰地记得那天的情景。

那天，她和男朋友一起找医生聊手术，医生讲完，她默默地走出病区，坐在走廊过道的长椅上哭泣。

小丽说："要不我不做手术了？"

男朋友很着急，说道："没关系的，这又不会影响我们的感情，我们的生活还是一样的呀，你要坚强点。"

小丽哭得更加伤心了。我连忙走出去，拉开了她男朋友，让他先回病房。我坐到了小丽的身边，一只手握着她的手，另一只手轻轻地搭着她的肩，安静地等她平复情绪。经过几天的相处，小丽对我蛮信任的，慢慢地她恢复了平静。

我轻声说："小丽，愿意和我聊聊吗？"

小丽："曾护士，为什么是我，我那么努力，那么认真生活，上天对我不公平，我不想手术，我的人生马上就要完了。"

我轻轻握住了她的手，说道："小丽，你为什么会这样想？是医生告诉你的吗？"

小丽："不用医生说，肯定是这样的，你看我做了手术，还要化疗，样子都变了，我那么爱我的男朋友，以后我们还怎么生活。"

我问："小丽，你觉得这个事对你生活都有哪些影响呢？"

小丽欲言又止。

我说："小丽，发生这个事，你一定很伤心，很害怕，你想哭就哭吧，我陪着你"。

小丽又哭了一会。

我说："小丽，今天你似乎有些伤心和害怕，可以告诉我发生了什么吗？是什么让你感到特别伤心和害怕？这种情绪对你的影响是什么样的？你觉得有什么方法可以减轻这种影响吗？如果你愿意，你可以写下来告诉我。"

小丽点了点头。

读着小丽写的纸条，我理解了小丽的心理反应。原来那天小丽听完医生的术前谈话，医生告诉她，她的手术需要切除整个乳房，她接受不了，她害怕手术后自己没有以前那么漂亮了，在同事面前抬不起头，性生活也会受到影响，跟男朋友的关系也会发生改变。

她写道："我很爱他，不想因为这个事情失去他。"

我明白了小丽的顾虑，请了专业的心理咨询师来给她进行情绪的排解，同时建议她男朋友在与小丽讨论乳腺癌及治疗的心理感受时，不要规避这类话题，这样有助于小丽通过与男朋友交流病情的方式来宣泄她的情绪。

经过几天的疏导，小丽答应了手术，并且术后恢复很好。出院那天，她跟男朋友从病房走出来，小丽静静地看了她男朋友一眼，她男朋友轻轻地搂住了她的肩膀，向我道了声谢谢。看到他们远去的背影，我相信，他们会继续携手共进，战胜困难。

沟通感悟

有时去治愈，常常去帮助，总是去安慰。当生命从爱出发，一句问候、一个微不足道的动作对患者或许是莫大的支持，使患者有了归属感，在接受治疗时充满信心。从这个案例可以看出，年轻乳腺癌患者可能会因为身体形象的改变而感到担忧，特别是在如何应对与伴侣的亲密关系的变化上可能会产生焦虑。这种焦虑可能导致患者对婚姻期望和未来婚姻质量的降低，进而增加其心理压力。不同的肿瘤患者心理反应不同，对于肿瘤患者的不良情绪反应，我们建议使用专业的沟通技巧，如倾听、共情来帮助患者排解，而不是单纯地安慰。首先，医护人员在开始的接触中，通过陪伴、倾听、鼓励支持、专注、共情等技巧，缓解患者情绪上的困扰，建立良好的信任关系；其次，在与患者建立良好的信任关系的前提下让患者敞开心扉，表达平时无法讲出的心里话，让其情绪逐渐趋于平稳；最后，通过与患者和陪伴者面谈，进行深入沟通及心理辅导，从而为患者解决情绪的困扰。医护人员不仅要关注如何与患者沟通，还要注意自己的言行举止。一个简单的拍拍肩膀的动作、一种关切的眼神或者一句问候，都能产生不同的效果。因此，我们需要不断充实自己的心理专业知识，以更好地帮助患者排忧解难。

二、肿瘤科护理的服务创新

1. 尊重肿瘤患者的知情权和隐私，慎重有效告知病情

因担忧向肿瘤患者透露真实病情可能带来伤害和痛苦，许多家庭选择隐瞒病情，以避免患者丧失信心，拒绝治疗，甚至绝望轻生。然而，研究证明，没有患者希望他人对他们隐瞒真相。尽管在告知肿瘤患者真实病情的态度上存在文化差异，但绝不应以此为理由忽视肿瘤患者的知情权。因此，医护人员需根

据实际情况采取灵活的沟通策略，选择适当的时间和方式向肿瘤患者告知病情，这是对他们知情权的最佳尊重方式。同时，护士在交流中要严格遵守职业道德，保护患者的隐私。除非得到患者的明确同意，否则不得泄露其个人信息。特别是涉及敏感治疗的情况，更应严格保密，避免在患者面前讨论病情的严重程度。

当前坏消息的告知有"SHARE 模式"与"SPIKES 模式"①，二者差异不大。[4]建立医疗专业人员、患者及其家属组成的沟通小组，增加交流频率并提升沟通技巧显得尤为重要。因此，医护人员在确定如何告知患者真实病情的策略和方法时，与家属的沟通至关重要，具体措施包括：①评估患者及家庭对真相的接受程度和个体特征，收集家庭背景信息，以了解家庭动态；②从护士处获取家庭氛围相关信息，如家庭成员间的关系和主要决策者；③综合患者及其家属的信息；④决定透露真实病情的具体步骤。

【人文护理启示录 11 - 3 - 3】 善意谎言， 并非总是善的

❤ 护理案例

广州的冬天，说冷就冷，前些日子明明还是暖阳明媚，一场冷空气说来就来，毫无预兆。再过一个月便过年了，这也是肿瘤科一年中工作比较繁忙的时间。铃铃铃……电话显示是一位好久没联系的老同学的名字，但耳边传来的却是一位陌生女子柔弱、断断续续的哽咽声。"您好，是彤姐吗？我是张敬（化名）的妻子。他现在在区人民医院的急诊科……医生说他是……肝癌……建议我们去专科医院治疗……我们想去你们医院，麻烦您帮我们找个好一点的医生……"

听到这突如其来的噩耗，我的脑海瞬间空白，万分惋惜，他才 36 岁。在主任和同事的帮助下，我们很快便给他安排好了住院。入院时，他的母亲和弟弟妹妹一直寸步不离陪伴左右，神情紧张。他的妻子更是一来便把我和医生叫到几米远的角落，反复叮嘱："千万不要告诉他真实病情，我们怕他承受不了这个打击。"配合家属隐瞒病情，在临床早已司空见惯。亲情犹如一堵厚厚的

---

① "SHARE 模式"主要为支持性环境（Supportive environment）、告知坏消息（How to deliver the bad news）、附加信息（Additional information）、安抚情绪支持（Reassurance and emotional support），以该模式完成癌症患者病情告知大约需要 10～15 分钟。"SPIKES 模式"主要为设定沟通情景（Setting）、对疾病的认知（Perceives）、邀请（Invitation）、知识（Knowledge）、共情（Empathy）、总结（Summary）。以该模式完成癌症患者病情告知大约需要 30～60 分钟。

围墙，拒绝任何坏消息渗透进来。善意谎言的初衷都是为了保护患者，免受心理打击。我看着皮肤蜡黄，因结膜出血双眼通红、全身乏力瘫睡在病床上的张敬，与高中时谈笑风生、乐观向上、驰骋球场的阳光少年仿佛判若两人，让人心痛不已。作为老同学，我真的不忍心告诉他这个坏消息。有一次，他拿着胸片申请单，一脸惊愕地问我："这个申请单上的诊断是肝癌，我是得了肝癌吗？""哦，是医生写漏了问号而已。别想太多了，好好安心治病。"我拍了他几下肩膀，故作镇定地回答道。听完后，他才松了口气，露出一丝微笑。

张敬父亲在他初中时就因车祸离世，母亲独自抚养三个子女。他自幼懂事，毕业后没日没夜地工作，成为家庭支柱，供弟妹上学。现在妹妹已工作，弟弟考入大学，他亦与妻子刚结婚没几年……这一切都朝着理想的方向前进着，然而他的生命却可能将要因为这突如其来的疾病戛然而止了。

经过各项检查，他的病情已经很明确：肝癌，已错过了手术最佳时期，只能做介入治疗。然而在是否告知他真实病情这件事上，家属仍未考虑清楚，那堵围墙始终难以逾越。实际上张敬是非常敏感的人，他也许从身边人的语气、神情和反复的检查、治疗中对实情早有察觉。这么多变故却没有人告诉他实情，常常沉浸在各种猜疑中，反而加重了他内心的痛苦。

直至一天下午查房时，他对妻子说："请你告诉我真实的病情吧，我可以接受的。因为未知，所以才害怕。我不想像我爸爸那样，离开人世的时候连和亲人告别的机会都没有。"没等他说完，他的妻子已经在旁边轻声啜泣起来。

从这一刻我才意识到，作为医务人员，我们一直只是坦诚地和家属交流，却忽略了患者的真实需求。经过与家属商量，最终我们找了一个恰当的时机，终于向张敬坦白了病情。令人欣慰的是，得知病情后，他并没有表现过度悲伤，反而安慰起家人："你们不用担心，我会配合医生积极治疗的。"

经过一段治疗，他的肿瘤缩小了，病情似乎有了转机。在这段相对稳定的时期，他也完成了一些心愿。然而，这短暂的平静转瞬即逝，一年左右，肿瘤在他体内疯狂生长，并且已转移到了全身。在生命最后的时刻，他不愿自己身上插满管子，靠着冰冷的仪器维持生命。于是他拒绝了所有治疗，毅然办理了出院手续。最后的时间里，至亲们都围坐在他身边，一一道别后，他便安详地离开了人世。

一个月后，张敬的妻子给我发来了一段很长的信息，都是一些感谢的内容，记录了她丈夫住院时的一些细节。她很庆幸能及时告知患者病情，不但能帮助他积极面对癌症，在这短暂的一年内他也实现了很多人生的愿望，而不至于带着太多的遗憾离开人世。

沟通感悟

在中国，面对癌症坏消息时常有医务人员和家属联手"隐瞒病情"的情况。确诊癌症后，第一个得到消息的往往不是患者，而是家属。他们纠结、隐忍、强颜欢笑，甚至比患者还折磨……当癌症到来，告知还是隐瞒真相？努力隐瞒的家属、毫不知情的患者、受良心折磨的医生，三个重要角色在这段历程中焦灼着。无论站在法律还是伦理的角度，医务人员都有义务将病情告知患者。善意的"谎言"也许并不是患者最需要的。我们有必要重新思考医疗的初衷和意义，更多地了解患者的治疗需求。如果患者本人希望知道自身病情，我们应该用合适的方式，让患者了解自己的病情，鼓励家人让患者参与各种治疗的决策，尊重他们的医疗决定，把生命的决定权和选择权归还给患者。作为医务人员，面对癌症患者，特别是晚期患者，相比"救死扶伤"，把"帮助患者"作为行医目的是更好的方法和途径。

思政链接

中华医学会医学伦理学分会 2008 年发布《肿瘤患者告知与同意的指导原则》，提出五大原则：首诊告知慎重原则、个体化原则、循序渐进原则、真实准确原则、适度原则、尊重原则。[5]

2. 与新入院患者、家属巧沟通，助力亲子情共抗病魔

新入院肿瘤患者大多还没接受自己的病情，情绪不稳定，常感到悲观、焦虑和恐惧，对生命的珍视和治疗效果的不确定性之间的矛盾，以及高额治疗费用的担忧，都影响情绪和病情。因此，护理人员要为其营造一种舒适、安静的物理环境以及热情、认同、积极的心理环境。与肿瘤患者及时主动沟通，深入细致了解病情，提供专业建议和安抚，使用柔和语言快速建立信任，消除患者恐惧，引导患者正确认识病情，积极配合护理与治疗。

患者家属也承受着巨大的心理压力与照顾负担。因此，护士在与患者家属沟通过程中，需将患者的病情如实告知，做好各项细致工作，同时给予患者家属必要的指导与建议，共同努力，更好地照顾患者的生活，使患者更好地配合治疗。在患者刚入院时进行高效、友善的沟通，缩短护患间的距离，使其感到亲切，以增加安全感和信任感，消除患者的紧张和恐惧，迅速适应住院环境。

【人文护理启示录11-3-4】 父爱在 "信"， 心 "信" 相印

护理案例

一个雨后的下午，我从自己管理的病房经过，无意中瞥见一位老年患者冲着一位中年人发火，这位中年人是他长子。患者刚入院不久，此前每次进行护理时情绪比较低落，但老年患者此时爆发，说明心理已经接近崩溃。出于职业本能，我驻足观察一会，断断续续听到"好痛啊，到底得了什么病？""这个医院治得好还是治不好？""护士都干什么的，病房都没人管。""不治了，我要出院。""你们不要管我，干脆死了算了。"……中年人没有搭话，默默地为老父亲漱口、清痰、擦拭身体，忙前忙后，偶尔抬眼看下，想必中年人也承受了很大压力。看到这个情况，我每次当班的时候都会留心观察这对父子并努力开导患者。这位患者70多岁，来自农村，一辈子都在农田里干活，勤俭节约养育四个子女，本以为操劳了一辈子可以享享清福，没想到老年患上肿瘤。他刚做完食管手术，处在术后恢复期，无法正常进食，影响了食欲，且不愿配合治疗，情绪低落，心理和身体状况都不佳。老人文化水平不高，也不清楚具体病症，只是感觉疼痛，无法进食、无处发泄，有时变得易怒，但从不对外人发火，有气全撒在儿子身上。老人对自己的病情不知情、不接受、不配合治疗，情绪不稳，治疗效果不佳。他的长子在大城市打工养活一家老小，一听到老父亲患有重病，二话不说抛下手上工作，带着老父亲来大城市就医，怕老父亲受到打击，并没有告诉他实际病情，他就一个人跑前跑后办理住院手续、陪护、照顾老人饮食起居，看得出是一个大孝子，但是不善表达，面对情绪低落甚至易怒的父亲也没有太多办法，只是尽心尽力照顾好父亲，所谓"爱父在心口难开"大抵如此。

此时此景，想到马上要到父亲节，也有很多患者家属想表达对父亲的祝福，帮助父亲树立信心、战胜病痛、回归家庭、享受幸福生活，但又像那位中年人一样"爱父在心口难开"。我们医护团队以此为契机，组织一次书面形式的父亲节送祝福活动，把对父亲的祝福写下来，建立子女与父亲情感直达通道，让患者感受到子女的浓浓爱心、拳拳孝心以及医院的关爱和温暖，尽快调整心态，走出低谷，更好地配合治疗，早日康复出院回归家庭，同时也可以减轻患者家属压力。于是，我们分头行动，去动员患者和家属，我则找到那位中年人跟他聊起来："这些天就你一个人照顾父亲？"他说："弟弟、妹妹都在老家，过来不太方便。"我安慰道："那很辛苦吧。"他笑了笑没说什么。我接着

说："你父亲刚入院，对自己病情还不知情，心理处于低谷期，情绪比较差，这是普遍现象，但如果无法调整过来、积极配合治疗，恐怕后面的治疗效果不太好。"中年人回道："这样啊。""这时候需要子女给他动力和帮助，你是他的依靠，能够提供最大的帮助。"中年人喃喃道："是啊。"我见状说道："过两天父亲节了，我们医院准备组织一个父亲节活动，给父亲送上祝福，请你参加怎么样？"中年人先是茫然，后是窘迫，看样子他知道父亲节，只是好像从来没有庆祝父亲节。我继续说："就是给父亲写一封信，把想对父亲说的话和祝福写下来，不需要特别准备。"他连声说："好哇好哇！"看起来有些愧疚，我则把明信片塞到他手里。

父亲节当天，我和同事陪着那位中年人一起来到他父亲的病房，老人因无法正常进食也不太配合治疗，看上去有些憔悴，我们走上前说明来意，"阿伯，今天是父亲节呢，您儿子给您准备了礼物送给您。"老人茫然地问："什么？""您儿子给您送祝福来啦，祝您父亲节快乐，早日康复，都写在信上呢。"中年人也随声应道："阿爸，你好好治疗，其他的事不用担心，有我呢，还有这么多好心的护士。"老人看着信的内容，情绪激动，手有些颤抖，可能是老人第一次过父亲节，第一次收到父亲节祝福，一个劲喃喃道"好好，谢谢谢谢"……中年人则站在旁边，眉头舒展，似乎打开了心结。这次活动之后，老人心态有所改善，能够配合治疗，身体恢复很快，虽然与儿子之间交流还是比较少，但态度明显改善，目光也柔和许多。不久老人顺利出院，中年人还专程过来向我们表示感谢。

时间很快过去，我时常想起那对父子，也许他们还记得那个父亲节，也许早已淡忘，因为每个人都不想要在病房里度过父亲节，因为每个父亲背后都有一个家庭，都渴望"归家"的温暖和幸福，但是我依然会记起那个父亲节、那个下午和那身洁白的护士服……

沟通感悟

节日送祝福是一种比较常规的关怀方式，方式出新出彩，效果则事半功倍。相对于母亲节，父亲节的社会关注度较低，因父亲形象坚强严肃且"父爱难言"。作为父亲的肿瘤住院患者，身心遭受重创，更需精神上的慰藉和心理上的关怀，助其战胜病痛、回归家庭、享受幸福生活，身边亲近的人特别是子女的关爱和孝顺尤为关键。此次活动通过一封信的方式送上祝福，建立子女与父亲情感直达通道，既不会给患者和家属增加负担，又能让患者感受到子女的浓浓爱心与拳拳孝心，体验医护人员的温暖，增强治疗的依从性，助其早日康复回归家庭。

3. 叙事护理助力护患沟通，促使护患共建共成长

叙事护理是叙事医学的分支学科。基于叙事治疗、后现代主义与后现代心理学、社会建构论三大理论，叙事护理的领军人物李春教授，提出了叙事护理的"3554四叶草"模型。其中三大精神包括尊重、谦卑、好奇，①尊重：尊重每一个生命的故事，尊重患者的感受和体验，是叙事护理的基础。②谦卑：保持谦逊的态度，倾听患者的故事，理解患者的需求和期望。③好奇：对患者的生命故事充满好奇，探索患者的内心世界，发现生命的价值和意义。三大精神表达了叙事护理不仅仅是一种技术，还是一种态度，强调的是以尊重、谦卑、好奇的态度来面对生命，不以改变患者为目的，而是强调对患者生命的了解和感动，旨在让每个人"生而快乐，老而从容，病而少痛，死而安宁"。五大核心理念：①人不等于疾病，疾病才是疾病；②每个人都是自己疾病的专家；③每个人都有资源和能力；④每个人都是自己生命的作者；⑤疾病不会百分之百操纵人。五大核心技术：外化、解构、改写、外部见证人、治疗文件。四个改变：疗愈患者、关爱友朋、亲密家人、遇见自己。

叙事护理实践者能够更好地理解和支持患者，帮助他们积极面对疾病和生活挑战，同时也促进了医患关系的和谐与发展。

▌思政链接 ＼＼

叙事医学领域已发布三大共识，分别为中国叙事医学专家共识（2023）[6]、中国叙事医学体系构建共识[7]、平行病历书写专家共识（2023）[8]。

▌案例链接 ＼＼

李春教授所创立的叙事护理微信公众号分享了来自祖国大地、五湖四海的各科护理人员的叙事护理案例，下面分享3个与肿瘤护理有关的故事。

《暖心叙事解心结》（作者：何欢）：确诊肺恶性肿瘤两个月的患者张叔，入院进行第三次辅助性化疗，午夜十二点睡不着，看着旁边的老婆呼呼大睡就烦躁，想发脾气。对于这样的他，看何欢护士如何巧用叙事解心结。[9]

《黑暗里的那束光》（作者：冷小林）：宫颈恶性肿瘤患者王姐，行股动脉介入灌注化疗，护士运用叙事护理这束光，帮助患者克服疾病所带来的"黑暗"。[10]

《活着》（作者：王金晶）：舌癌术后 5 天的周叔 62 岁，安装了金属气管导管，身上还上着尿管、胃管、心电监护，不能说话，只能用纸笔与他交流。这种情况下，叙事护理还能用武之地吗？答案是"能"！[11]

参考文献

[1] 郑荣寿，陈茹，韩冰峰，等. 2022 年中国恶性肿瘤流行情况分析 [J]. 中华肿瘤杂志，2024，46（3）：221-231.

[2] 魏文强，沈洪兵. 中国癌症防控历史、现状与展望 [J]. 中华疾病控制杂志，2019，23（10）：5.

[3] 国家卫生健康委办公厅关于开展 2024 年全国肿瘤防治宣传周活动的通知 [EB/OL]. （2024-03-29）[2024-06-29]. http://www. nhc. gov. cn/ylyjs/pqt/202403/b59e5ea3d38a450ea3240564f7ebaab3. shtml.

[4] 中国抗癌协会肿瘤心理学专业委员会. 中国肿瘤心理治疗指南：医患沟通及告知信息（2016）[EB/OL]. （2016-06-01）[2024-06-29] https://ccdas. pmphai. com/appguide/toPcDetail?knowledgeLibPrefix = guide&id = 0001AA100000000EGDJ9.

[5] 中华医学会医学伦理学分会. 肿瘤患者告知与同意的指导原则 [J]. 医学与哲学（人文社会医学版），2008，29（10）：7-8.

[6] 中华预防医学会叙事医学分会，北京整合医学学会叙事医学分会，郭莉萍，等. 中国叙事医学专家共识（2023）[J]. 叙事医学，2023，6（6）：381-411.

[7] 高等学校叙事医学实践教育联盟专家组. 中国叙事医学体系构建共识 [J]. 中国医学伦理学，2023，36（11）：1177-1179.

[8] 中华预防医学会叙事医学分会，郭莉萍，贾俊君，等. 平行病历书写专家共识（2023）[J]. 中国医学伦理学，2024，37（1）：120-124.

[9] 何欢. 暖心叙事解心结 [EB/OL]. （2024-05-19）[2024-06-29]. https：//mp. weixin. qq. com/s/ULB25tmsErMjEKp11CDzfQ.

[10] 冷小林. 黑暗里的那束光 [EB/OL]. （2024-05-13）[2024-06-29]. https：//mp. weixin. qq. com/s/dSkO7ashn5IXMgK4cwxS5g.

[11] 王金晶. 活着 [EB/OL]. （2024-05-24）[2024-06-29]. https：//mp. weixin. qq. com/s/-B_7nLKVTkNY9XwBFGSHJg.

第十二章　老年病科护理沟通

人口老龄化是我国的基本国情，老年人的健康服务需求显得尤为重要和紧迫。老年病科护理人员需深入理解并贯彻健康中国战略，将健康老龄化和积极老龄观的理念融入老年病科护理实践中，熟练掌握与老年患者及其家属的沟通技巧，不断创新护理服务方式，有效解决老年患者的健康问题，持续增强老年人在健康领域的获得感、安全感和幸福感。

第一节　老年病科护理人的使命与担当

【人文护理启示录12-1-1】　"无喉志愿者，为病友点亮生命之光"

护理案例

2023年10月，护士小张在手机上看到一个短视频，视频中有一位头发花白的老人，以一种独特、怪异且难以辨识的声音，正在给其他的患者进行演讲。他说"最起码给家里的亲人如儿子、孙子、女儿，有一个战胜困难的意志"。原来这位说话费力的老人姓王，他曾身患喉癌，在身体康复后，和妻子投身医院的志愿服务工作。这一坚持就是6年，他们为癌症患者带去了信心。2015年王新恒发现患有喉癌，曾经历了手术、5次化疗、26次放疗，他的身心备受折磨，非常痛苦；所幸住院期间医院里来了四五个也曾患喉癌的志愿者，他发现这些做了喉癌手术的志愿者借助人工喉也能说话，志愿者"以身示范"鼓励他，于是他也树立了信心。志愿者这一充满意义的工作也启发了他，他也开始在医院做志愿者，鼓励了许多医院的喉癌患者。

护士小张内心对这位老人充满了敬佩之情：这位老人真是了不起，在经受了喉癌的病痛折磨之后，不仅战胜了病魔，而且积极投身于医疗志愿服务，来自这样特殊志愿者的鼓励也许比来自我们医护人员的鼓励更具有说服力。王老在遭受打击之后，能继续为其他病友服务，为社会做贡献。生活中谁都会遇到困难，但王老这种乐观、坚强的品质与精神值得我们学习。

思政链接

基于习近平总书记2021年重阳节前夕对老龄工作做出的重要指示："把积极老龄观、健康老龄化理念融入经济社会发展全过程"，"加快健全社会保障体系、养老服务体系、健康支撑体系"。[1]国家卫生健康委会同教育部、科技部等15部委于2022年2月共同发布的《"十四五"健康老龄化规划》中明确强调，需深入推动健康中国战略与积极应对人口老龄化国家战略的紧密结合，致力于持续增强老年健康服务的供给能力，显著提升老年健康服务的质量水平，以全面满足广大老年人的健康服务需求。

一、健康老龄化、积极老龄观的理念

我国《"十三五"健康老龄化规划》指出，"健康老龄化即从生命全过程的角度，从生命早期开始，对所有影响健康的因素进行综合、系统的干预，营造有利于老年健康的社会支持和生活环境，以延长健康预期寿命，维护老年人的健康功能，提高老年人的健康水平"。

健康老龄化不仅在于预期寿命的延长，更聚焦于健康预期寿命与生活质量的同步提升。此概念并非仅限于老年人或老年期，而是自胎儿期起，贯穿婴幼儿期、青少年期、青壮年期、准老年期直至老年期，覆盖整个生命历程。其核心理念在于，强调在人生各阶段对健康状态和生活品质的全面关注。通过系统的预防、保健和治疗策略，降低慢性病和功能衰退的负面影响，确保生活自理能力，降低老年失能率，减少对高额医疗开支和照料需求的依赖，使人们在年龄增长的同时，依然能够享受健康、幸福的生活状态。正如世界卫生组织《2021—2030年健康老龄化行动十年》倡议里指出，"健康老龄化意味着老年人对社会做出贡献的时间更长，为生命各个阶段的良好健康、全民健康覆盖以及以人为本的综合性、变革性的卫生系统和社会系统（而非仅基于疾病的系统）提供了机会"。

2002年，世界卫生组织在"积极老龄化"政策框架中明确提出积极老龄观，其将健康、保障和参与视为一个有机整体，高度重视并强调老年人在社会参与中的必要性和重要性。只有为老年人营造有利于其全面融入社会经济、文化和精神生活的良好环境，老年人才得以基于其权利，依据自身的能力与条件，以及个人的需求和兴趣，持续为社会的进步与发展贡献自己的力量。

医疗卫生服务体系防治结合，实现从传统疾病治疗模式向全面健康管理和服务的战略转型。在此过程中，服务的范畴不应仅限于疾病的诊断与治疗，更应涵盖健康教育、疾病预防、早期干预、康复护理、长期照护、安宁疗护等一系列服务。通过构建关爱老年人的家庭、社区及社会环境，建立以老年人需求为中心的综合关怀模式，以促进老年群体的健康福祉。

王老的故事就体现了健康老龄化、积极老龄观的理念。虽然随着年龄增长，老年人患病或机能衰退，但如果能够得到手术、药物、辅助器材（如拐杖、轮椅、助力车）等各种资源，老年人就可维持其生活自理并参与社会活动。正如王老曾面临死亡的威胁，但是经过手术、放化疗、医护人员的精心疗护得以康复；而医院善于运用病友间的同情共感与抗击病魔的心路历程，通过病友会等创新服务形式，让康复期的患者"现身说法"引导、激励正遭受病痛折磨的患者积极应对，令王老能发挥着其独特"余热"，这一措施取得了医护患等各方"多赢"的效果。

王老的故事也给我们的老年护理工作带来启发。作为老年护理人，应将健康老龄化、积极老龄观始终贯穿老年护理工作，一方面，增进老年人健康，帮助老年人预防疾病，恢复健康和减轻痛苦；另一方面，将老龄患者群体作为护理实践的积极力量，在关爱和照顾老龄群体的同时，通过创新服务与宣传，引导其在护理实践中发挥正向作用。

二、健康中国行动有关文件与老年健康目标

2016 年 10 月 25 日，中共中央、国务院正式印发《"健康中国 2030"规划纲要》，标志着健康中国成为国家战略。2019 年 7 月，国务院办公厅成立了健康中国行动推进委员会。同年，《国务院关于实施健康中国行动的意见》《健康中国行动（2019—2030 年）》《健康中国行动组织实施和考核方案》三份文件相继发布，它们被统称为健康中国行动有关文件。其中，《国务院关于实施健康中国行动的意见》是统领核心，明确行动背景，高度概括了指导思想、基本原则与总体目标。《健康中国行动（2019—2030 年）》是"路线图"和"施工图"。依据意见与方案的原则与目标，提出个人与家庭、社会及政府共建共享的基本路径与 15 项专项行动，细化明确每一项行动的目标和着力点。《健康中国行动组织实施和考核方案》则提供了科学量化地进行评估监测的指标体系。[2]

健康中国行动有关文件有四个特点：一是定位上，从以"疾病"为中心向以"健康"为中心转变；二是策略上，从注重"治已病"向注重"治未病"转变；三是主体上，从依靠卫生健康系统向社会整体联动转变；四是文风上，从文件向社会倡议转变。[3]此处简要列举文件中有关老年健康的目标：

（1）老年人健康促进的目标：

到 2030 年，65～74 岁老年人失能发生率有所下降；65 岁及以上人群老年期痴呆患病率增速下降；二级以上综合性医院设老年医学科比例达到 90% 及以上；三级中医医院设置康复科比例达到 90%；养老机构以不同形式为入住老年人提供医疗卫生服务比例持续改善；加强社区日间照料中心等居家养老服务机构建设，为居家养老提供依托；逐步建立完善支持家庭养老的政策体系，支持成年子女与老年父母共同生活。

（2）实施心脑血管疾病防治行动目标：

到 2030 年，心脑血管疾病死亡率下降到 190.7/10 万及以下；30 岁及以上居民高血压知晓率不低于 65%；高血压患者规范管理率不低于 70%；高血压治疗率、控制率持续提高；40 岁以下血脂正常人群每 2～5 年检测 1 次血脂，40 岁及以上人群至少每年检测 1 次血脂，心脑血管疾病高危人群每 6 个月检测 1 次血脂。

（3）实施慢性呼吸系统疾病防治行动目标：

到 2030 年，70 岁及以下人群慢性呼吸系统疾病死亡率下降到 8.1/10 万及以下；40 岁及以上居民慢阻肺知晓率达到 30% 及以上。40 岁及以上人群或慢性呼吸系统疾病高危人群每年检查肺功能 1 次。

（4）实施糖尿病防治行动目标：

到 2030 年，18 岁及以上居民糖尿病知晓率达到 60% 及以上；糖尿病患者规范管理率达到 70% 及以上；糖尿病治疗率、糖尿病控制率持续提高。基本实现 40 岁及以上人群每年至少检测 1 次空腹血糖，糖尿病前期人群每 6 个月检测 1 次空腹或餐后 2 小时血糖。

三、老年病科护理的机遇与责任担当

在人口老龄化现象上，我国既呈现出与其他国家类似的共性特征，如家庭规模逐渐缩小、高龄与低生育率并存等，还具有独特性，如老年人口基数大，老龄化进程迅速，地区发展不均。高龄、失能老人多，社会空巢化、独居化加剧，构成我国特有的老龄化挑战。

"十四五"时期是我国积极应对人口老龄化挑战的关键阶段。《"十四五"健康老龄化规划》明确了有关主要指标（见表 12-1），对老年护理事业发展提出了新要求、新任务、新机遇。根据辖区内老年人群的规模数量、疾病特

点、医疗护理需求等情况，为行动不便、存在医疗服务需求的高龄或失能老年人，以及处于慢性病、疾病康复期或终末期、出院后仍需接受医疗照护的老年患者，特提供家庭病床及上门巡诊等居家医疗服务，确保老年患者得到专业、细致的医疗照护，从而保障他们的健康和生活质量。

作为老年病科护理人，应持续精进，将健康老龄化、积极老龄观的理念运用于老年病科护理工作中，提升沟通技能，打造高品质的护理服务能力，创新服务形式，有效实施健康教育，提升老年人健康素养水平，为提升老年人的获得感、成就感及幸福感，为全面推进健康中国建设贡献应有的力量，展现责任担当。

表 12 - 1 《"十四五"健康老龄化规划》主要指标

序号	主要指标	单位	2020 年	2025 年	性质
1	老年人健康素养水平	%	—	有所提高	预期性
2	65～74 岁老年人失能发生率	%	—	有所下降	预期性
3	65 岁及以上老年人城乡社区规范化健康管理服务率	%	—	≥65	预期性
4	65 岁及以上老年人中医药健康管理率	%	68.4	≥75	预期性
5	二级及以上综合性医院设立老年医学科的比例	%	31.8	≥60	预期性
6	综合性医院、康复医院、护理院和基层医疗卫生机构中老年友善医疗卫生机构占比	%	—	≥85	约束性
7	三级中医医院设置康复（医学）科的比例	%	78.0	≥85	约束性

第二节 老年人疾病的特征与患者及家属的心理特点

一、老年人疾病的特征

老年人疾病基本可归为三类：一是普遍性疾病，可能发生在生命任何阶段，如感冒和常见感染。二是中老年性疾病，从中年期开始，如高血压和慢性支气管炎等。三是老年特有疾病，仅在老年期出现，如老年认知功能障碍和老年性骨质疏松。老年人疾病有以下特征：

（1）起病隐匿。多数老年病为慢性退行性疾病，其生理变化与病理变化难以区分，并且老年期变化缓慢，在很长一段时间可能无症状，无法确定其发病时间。如发生了椎底压缩性骨折、股骨颈骨折或轻外伤时，才发现老人存在骨质疏松症。[4]

（2）发展迅速。免疫器官的老化会导致免疫功能降低、应激能力减退，一旦发病，病情的恶化速度通常比较快，且容易出现并发症和后遗症。例如，老年人出现重症肺炎后，可能会在很短的时间内继发脑病、心力衰竭、呼吸衰竭等。

（3）多病共存。随着年龄增长，人体的各种器官会逐渐出现各种退行性病变和老化现象，免疫力下降，因此老年人往往同时患有多种疾病，使得治疗复杂与困难，也给护理带来挑战。

（4）症状不典型。各器官功能逐渐衰退，反应性也有所减弱，对疾病、疼痛的反应没有那么敏感。因此，一些老年病的表现可能不典型，比如急性心肌梗死初期不存在心前区疼痛，只会有气急现象。

（5）并发症多。由于免疫力下降、器官功能减退等原因，老年患者更易发生并发症。例如，肺炎及并发症对于老年人来说可能是致命的。

（6）药物不良反应多。共病率高，老年患者多重用药，药物代谢、转化、排泄能力减弱，易产生不良反应。

二、老年患者及家属的心理特点

1. 老年患者的心理特点[4]

（1）老年人的心理变化。

老年人是一个特殊的群体，伴随认知、运动、感官功能等机能减退，随着社会角色与地位转变、社会交往减少，各种疾病开始出现，以及子女离家（空巢）、丧偶等生活负面事件多发，老年人心理也发生一定的变化。

①疑虑心理。部分老年人在遭遇轻微不适时，倾向于将其与衰老过程相联系，从而产生较大的心理压力。

②自尊心理。老年人通常期望得到他人的尊敬与重视，倾向于周围的人能够服从和顺从其意愿。当这种需求得不到满足时，可能导致尊严受损而气愤或抑郁退缩等情绪反应。

③返童心理。一些老年人会表现出童心复萌的特征，如喜爱食物、享受玩

乐，并期望得到他人的关注与照顾。

④怀旧心理。许多老年人倾向于追忆过去，有时甚至会选择回避面对现实，沉浸在对过去的怀念之中。

（2）不同病情老年患者的心理特点。

①病情较轻者。有些患者对自身的健康状况缺乏足够的重视，认为感觉不适只是老化过程中的必然现象，忽视必要的医学检查，甚至认为医生的检查与治疗建议是"别有用心"，这可能导致病情进一步恶化。有些患者过度关注自身的健康状态，将疾病症状过度解读为大病，长期忧心忡忡，不断要求进行各种医学检查和治疗，这也可能对其身心健康造成不必要的负面影响。

②病情较重者。部分患者因自我感知康复无望，从而表现出不愿接受或甚至拒绝治疗的态度，对可能产生的严重后果缺乏足够的考量。部分患者可能表现出沉默寡言、情绪低落，缺乏与他人的交流意愿，而在极端情况下，甚至可能产生自残或轻生的念头。

③卧床不起者。部分老年患者因瘫痪、年迈体弱，生活不能自理，刚开始面对这一残酷事实时情绪波动强烈，有的患者表现为焦虑、紧张、恐惧、愤怒、抑郁；有的患者表现为痛哭、拒食、拒绝见人、拒绝治疗护理，甚至有自杀念头。长时间卧床会导致身心痛苦的显著增加，个体可能会感到孤独、寂寞和自卑，进而产生怨天尤人的心态，导致心情进加剧恶化。他们的性情可能会变得急躁，或者陷入消沉之中，极端情况下，甚至产生厌世的念头。

④退休前生病者。由于长期处于"患者角色"，其已经习惯并可能因此情绪消沉，易把事业的不成功、生活上的不顺心都归罪于疾病，同时又为此牵累亲人而烦躁、不安、自责、羞愧等。

⑤退休后生病者。此类老年患者在初期常未能进入"患者角色"，否认自己的患病状态。然而，随着时间的推移，当其逐渐认识到自己的病情时，常会产生急躁焦虑的情绪反应。

2. 老年患者家属的心理特点

（1）担忧、焦虑心理。老年患者家属担心患者病情严重，无法治愈，或者担心医疗费用过高，负担不起，因此产生焦虑情绪。

（2）无助感、自责感。面对老年患者的疾病给原本正常的工作与生活秩序造成的挑战与困境，家属可能会感到无力、无助，失去控制感，还可能因无法提供足够的照顾或无法治愈老人的疾病而感到自责内疚。

（3）恐惧感与孤独。有些家属害怕失去亲人，担心老人会离开他们，感到极度的恐惧。因需要长时间照顾老人，有些家属困在医院，导致社交隔离，感到孤独和被忽视。

（4）压力和疲惫。照顾老年患者不仅耗费大量的精力和时间，还需承担医保报销之外的不菲的医药费用。在工作和家庭生活中承担责任，还要照顾患者，家属感到压力巨大和疲惫不堪。

（5）愤怒和敌对。家属可能因为患者病情与压力而感到愤怒和敌对，对医护人员或社会产生不满情绪。

综上所述，老年人疾病的临床特点以及老年患者、家属的心理特点存在一定的共性。护士在为老年人提供护理服务时需要关注和了解这些特点，但切不可机械、僵化认识，忽视每个老年患者及家属在实际中存在巨大的差异性与独特性。

**▌思政链接 **

《联合国老年人原则》（第 46/91 号决议）于 1991 年 12 月 16 日在联合国大会通过，旨在保护和促进老年人的权利和福祉，其中包含五大核心原则：独立、参与、照顾、自我充实和尊严。[5]

第三节　与老年患者、家属的沟通与护理服务创新

一、与老年患者的沟通技巧

1. 正确对待老年患者

尊重、关爱老年人，保障老年人权益，维护老年人尊严是共识。我国《老年人权益保障法》（2018 最新修订）第一章第三条明确"禁止歧视、侮辱、虐待或者遗弃老年人"。然而，世界卫生组织 2022 年发布的《关于年龄歧视的全球报告》指出，对老年人的歧视在各机构普遍存在，包括提供卫生保健和社会护理的机构、工作场所、媒体和其他机构。2020 年一项对美国五个医疗中心开展的研究，探究了医务人员在对 9 000 名患有高死亡率疾病的患者做出拒绝维持生命治疗决定时，年龄会起到何种影响。其中，患者年龄越大，医务人员越有可能拒绝使用呼吸机、手术和透析；患者年龄每增加 10 岁，拒绝使用呼吸机决定的比例就增加 15%，拒绝手术的比例增加 19%，拒绝透

析的比例增加12%。因此医疗机构应审查自身医疗政策，避免制度性老年歧视。医护人员需要检视对老人的刻板印象、偏见，避免医疗服务中的人际性老年歧视。此外，护理人员还应该识别老年患者的自我歧视，提供积极干预减轻或消解因老年自我歧视给医疗照顾方面带来的负面影响。

2. 与老年患者沟通要讲究艺术

（1）积极倾听与高度关心。

积极倾听是一种涉及充分参与对话并理解说话者信息的技能，是有效沟通的基石。不仅是简单地听到患者表面说了什么，如各种要求和建议，更需要专注、共情以及正确理解和回应的能力，通过语言与非语言技能（如眼神交流、身体前倾、点头、微表情等）理解患者在言辞背后的感觉、需求、态度等。切不可因为老人语速缓慢等而不耐烦；细致观察老年患者的情绪、精神状态，以最大限度地满足他们在生理和心理层面的需求。对于因客观条件限制而无法满足的需求，也应秉持耐心与诚恳的态度，详细解释原因，使老年患者产生安全感、舒适感和信任感。

（2）使用敬语和谦辞，诚恳慎言。

称呼老年人要有分寸，可用亲情化称谓，按老人的年龄和意愿称呼"张老/陈伯/王叔"或结合地域特色直接称呼"靓姨"（广东地区）、"大爷"（北方地区）等；还可视职业而选择适宜的称呼，如老师、教授等。

忌讳用粗话、脏话，如"死老头""破老太婆"；禁止出言不逊，恶语伤人。避免使用质问式语言，如："有没有问题？""你怎么能这样？"避免使用命令式、责难式语言，如："赶紧把饭吃完！""都吃了，不准剩！""你早干吗去了！"忌讳使用歧视性语言，如："刚刚讲过又要问，像白痴。"忌讳使用习惯用语、暗语和口头禅，如："你动作快点，不要温嗳水！""我都忙死了！"忌讳给予老人应付性、推脱性和厌烦性的语言答复，如："就您这个血管情况，打针穿刺失败是大概率，没必要大呼小叫！"忌讳对老人不愿回答的问题或隐私刨根问底（正当的医疗程序除外），如："你老伴儿到底怎么去世的？"[6]

（3）体贴老人。

在与老年患者交流时，需全面评估其听觉、视觉、味觉、触觉等感官功能状态，考量对有效沟通、人身安全和机体功能的影响。例如：视力进行性丧失的老人也许分不清你是摇头还是点头，看不清面部表情。视力损伤会影响个人日常生活能力（比如穿衣、准备饭菜、吃药、看清说明书等），也影响老人参与业余活动和兴趣爱好的能力（比如阅读、做手工和看电视）。由视觉敏感性差、光敏感度低及深度知觉的丧失所致的跌倒摔伤成为老人主要的安全问题。

保持热情、耐心和细致的态度，不厌其烦地协助老年患者。在交谈时，应适当拉近与患者的距离，调整语速至适中水平，确保咬字清晰、语调平和，并尽量使用简明扼要的语句。话题选择应贴近老年人的兴趣和生活经验，对他们的需求给予充分关注和满足。若可能，应使用患者熟悉的方言进行沟通，并为其留出充足的思考时间。同时，应适时给予老年患者鼓励，以增强其交流意愿和自信心。

（4）启发、疏导与认可、激励。

对于产生孤独、焦虑、担忧、抑郁情绪的患者，可鼓励老人说出内心感受。通过让他们回顾人生，启发、开导他们。要想提高患者诊疗护理方案的遵从性，医护人员需耐心劝说，不急于一时，强迫改变，避免简单说教、警告、责备，如："你不按我说的做，你的病一定好不了/后果自负。""谁让你抽那么多烟！"可以表达担心和期待，如："我有一个问题，因为您既不测血压也不改变饮食，这已经是您今年第二次住院了，我害怕您高血压变严重，这令我感到自己的工作没做好，我希望您早日康复出院。""您血糖控制得很不理想，是不是遇到了什么困难？"对于老人微小积极的改变，给予及时积极反馈，比如跟老人说："我发现您最近血压比前几天入院时降下来，胃口也有好转，你有认真服药，真好！"并竖个大拇指以示赞赏。

3. 对老年患者评估中的沟通

老年综合评估帮助医护人员准确识别并综合掌握老年人的个体健康状况。内容包括日常生活能力评估、躯体功能评估、认知功能评估、精神心理评估、家庭与社会支持评估、生活质量评估、营养评估、吞咽评估、衰弱评估、睡眠评估、尿失禁评估、压疮评估、安宁疗护及疼痛评估等10多个重要专业维度，以期达到对老年患者高风险因素给予早期识别和干预，提高老年患者生活质量的效果。

在实施一个常规的评估前，护士需要建立一个支持性环境，老年人的反应会更加积极。诸如孤独、暴力、忽视、照护者负担、对死亡和虚弱的害怕、记忆丧失、大小便失禁、酗酒、性生活等敏感问题的讨论，都需要建立在护患相互信任的关系基础上。除了就诊和入院的原因，请患者谈论自己并分享其生活有助于建立密切的关系和增强患者的舒适度。对老年患者的评估可以从他们来到医院或医疗保健中心的原因开始。让患者用自己的方式叙述，当患者讲述时，护士可以寻找有价值的心理社会问题（例如，害怕成为家庭负担，害怕角色转变和孤独）和留意患者的表现。这些对于许多老年人来说是重要的问题，在没有提示的情况下，他们也许无法表达清楚，护士可询问相关问题，如"上周谁来看您了？"或者"如果需要紧急帮助，您会打电话给谁？"这是获取老年人常用社会支持的方式。在询问的过程中，医护人员应发现患者的闪光点并给予肯定，帮助患者明确社会支持的多元来源，挖掘自身独特的优势，从而制定应对病情困境的策略。[7]

【人文护理启示录 12 - 3 - 1】 用心倾听， 发现患者的优势

护理案例

护士（简称护）：您老好像担心中风会对你的生活造成严重的影响。

患者（简称患）：是的，确实是这样。我现在老了，我不想成为家庭的负担。

护：您为什么觉得自己是负担呢？

患：我现在瘫在病床上，什么也不能干了，连起身上厕所都困难，吃饭也需要人服侍，医药费还这么贵，不是家庭的负担是啥？

护：您觉得自己给家人添麻烦了，是负担。那您原来是做什么的？

患：我只是一名农村妇女，抚养了三个孩子，现在他们都成家立业了，工作也不错。前些时候我还在帮小儿子带孙女，现在我就成废人了，现在儿媳也不能工作，请假在家里带孙女。

护：您老当时在农村将三个孩子抚养成人，肯定不容易，遇到了不少困难吧？

患（突然双眼一亮，脸上有了光辉）：是啊！我当年才 28 岁，就已经有三个孩子。当年真的很不容易，起早贪黑做农活，所幸三个子女也都比较争气，现在都已经成家立业了，家庭幸福。我大女儿是高校教师，小儿子是律师……

护（真诚地注视着患者，用赞许的语气）：您老在农村这么困难的条件下，还能把三个孩子抚养成人，真是不容易，也很了不起。您克服困难的毅力、处理问题的能力一直是您的优点啊。您儿媳一定能照顾好孙女，您老就先

安下心来治病，千万要树立信心，配合治疗，坚持身体机能康复锻炼。而且您的孩子都好有孝心，尤其是您的小儿子，为了您忙前忙后。您的家人和我们医护人员都期待您早日恢复健康，尤其是小孙女还一直等着您这个奶奶回家呢。

沟通感悟

通过赋能，发现患者的优势。老年人有独特的生活技能、经验和智慧，曾拥有辉煌的经历，这些经历将成为赋能措施，使他们记起仍具备的个人优势。询问关于老年人生命历程的简单而具体的问题，如他们成长的地方，他们认为最重要的是什么，可以帮助护理人员开启与老人的对话交流，为慢性疾病自我管理以及践行健康的生活方式提供支持，为认知清晰的老年人提供一般护理与指导。有时，仅仅是因为知识欠缺或病痛打击，就令这些老年患者暂时遗忘了自己多年风雨人生中克服各种艰难所积累的优势与力量。

4. 与失语老年患者的沟通[8]

失语症是一种中枢神经系统损伤后常见的综合征，如卒中、头部外伤、脑瘤、脑退化性疾病（如阿尔茨海默病）及脑部感染都有可能引发失语症。还有因实施医疗措施（如气管切开、使用呼吸机等）引发的失语症状。当老人因疾病无法理解语言及口语沟通时，由此所引起的焦虑、不安的情绪，将会对身心造成很大的冲击，护士要做到言语得体。对紧张、焦虑的老人，护士可以适当向其介绍病情、诱发因素、治疗成功的例子，使老人消除焦虑情绪；对于消极抑郁的老人，在条件允许的情况下，护士可以有计划地安排老人到户外活动，接触大自然，转移其注意力，使老人恢复对生活的热爱和康复的信心；对依赖性强的老人，护士要多给予宣教和鼓励，调动其主观能动性，帮助其树立自信心，使老人认识到自己有克服困难的能力。以下是一些与失语老年患者的沟通技巧：

（1）通过面对面清晰有效的非语言与语言沟通，以亲切的眼神注视老人、对他微笑，适当称呼和问候老人，用握手和抚触等肢体语言安抚老人，缓解其焦虑不安。说话速度放慢，语音清晰，辅之以真诚的眼神交流、面部表情、肢体动作这些非语言线索，帮助老人理解沟通的内容。

（2）提供适当的刺激，如电视、收音机、家人间的交谈等。谈论老人感兴趣的具体话题，内容以现实环境中常出现的人、事、物为主，避免抽象概念。

（3）认同其挫折及困难，给予支持性的行为，让老人感受到护士给予的关怀。赞赏老人的进步，以协助其正向思考和建立自信心，增进自我照护及独立的机会。

（4）个体化护理。护士根据失语症类型和个体差异不同，采取不同重点的护理措施，例如：及时识别是否存在抑郁状态并进行护理干预；对表达性失语症的护理重点在于帮助其练习口语表达，提高老人用口语沟通的意愿，适时运用手势及其他辅助方法来与老人沟通；用图片法帮助运动性失语、命名性失语、感觉性失语、混合性失语的老人（存在四肢瘫痪的患者除外）；用书面沟通法加强与运动性失语、命名性失语、气管切开引起语言障碍的老人沟通。

二、与老年患者家属进行沟通[8]

1. 与焦虑、震惊的患者家属沟通

（1）提供简单、正确、重点突出和确切的信息，反复强调一些重要的数据，不要嫌麻烦。

（2）护士也可鼓励家属写下一些重要的实际情况，作为提醒和依据。请家属重述刚才谈话内容的重点，以确保家属已接收到正确的信息。

（3）容许家属流露情绪。即使家属有比较激动或焦虑的情绪，医护人员也要处变不惊，这样才有助于稳定对方的情绪。

（4）部署应对措施，包括人员的调动、严密观察家属的反应。

2. 与否认的患者家属沟通

护理人员应当认识到家属的否认行为有其心理保护的缓冲功能，有助于家属争取"心理时间"来应对危机和压力。因此，护士在面对家属的否认时，应理解而非积极的支持，同时避免轻率地破坏家属对未来的希望。然而，否认是一种不成熟的心理防御机制，护士需要评估否认行为的持续时间。如果否认行为持续过久，或丧失了"否认"的功能时，护士应让家属先镇定下来再谋对策。若家属的否认行为已给患者带来伤害时，护士应该直截了当地向家属说明实际情况，以协助家属面对现实和做出适当的决定。

【人文护理启示录 12 - 3 - 2】 无法接受丈夫病情的妻子

护理案例

医生："你丈夫今天送来的时候，已经昏迷了。他现在的情况很危险，我们初步的检查怀疑他是急性心肌梗死，我们要尽快给他做心导管检查以证实，若检查时发现患者有心脏血管阻塞的情况，我们会同时给他做冠状动脉介入治疗术。做这项手术治疗需要家属知情同意，并签字。因此，我们要跟你商量，请你尽快做决定。"

妻子："医生，我丈夫的身体一向很好，他打球又游泳，他又不胖，为什么说他有心脏病啊？我想你们不会弄错了吧？"（否认，家属一时无法接受。）

....

医生："我想你也不要再耽搁时间了，抢救生命是一分一秒也不可以浪费，你丈夫有没有其他的家人，大家可以商量一下？"

妻子："医生，我丈夫没有什么家人，我们只有一个孩子，25 岁，刚出来工作，见识不多，我跟他讲，一定会把他吓坏的。"

护士："我明白你的困难，但是这个时候家人的支持和决定是至关重要，你不打算跟孩子说，那有其他的家人可以一起商量吗？"

妻子："我也没有其他的家人。"

护士："你丈夫现在的情况不可以再等了，我们怕他的病情会急转直下，到那时就治不了了，这是你跟我们都不想发生的后果。我建议你，赶紧把你的孩子叫来，我们给他解释清楚。他已经工作了，年龄也不小了，可以承担责任了。你也需要孩子的支持，大家可以商量一下，你说是吗？"

沟通感悟

对于家属的"否认"要有正确的认识与应对，护士让这位妻子思考一下医生说的道理，就是要争取时间督促家属尽快做决定。这种情况下，医疗行动是分秒必争，不可以容许家属的耽误。

总之，依据患者家属的心理状态给予有针对性的沟通策略极为重要。此外，应深入理解和关爱承担照护责任的家属，为其提供必要的身心健康支持，包括定期的照护培训，以提高他们的照护技能，减轻他们的心理负担；提供充足的支持服务，如心理辅导、社交活动等，以帮助他们更好地应对日常的照护工作；引导家属们注重自我压力调节，学会在繁忙的照护工作中找到属于自己的放松和调节方式，以保持身心健康。

三、老年护理服务的创新

1. 科技助力：老年护理信息化与智能化

随着老龄化加剧，慢性病、失能老人护理需求激增，社区养老与慢性病护理需求提升。"互联网＋护理服务"作为一种创新模式，将专业、安全的护理服务直接延伸至患者家中，旨在有效缩减患者的就医时间与交通成本，确保患者无须离家即可享受高效的护理体验，使医疗服务更人性化与便捷，为患者带来了实质性的便利。其优势有三，一是降低患者就医成本，减轻家庭经济负担，解决行动不便患者就医难问题，让患者足不出户便享受到高质量、专业化的护理服务，同时避免交叉感染，提高了患者的生活质量。二是能有效整合与利用护士的专业护理资源和技能，护士可根据个人时间安排及提供服务，既增加了个人收入，也推动了护士自我价值的实现与提升。三是医院亦受益，有效解决病区床位紧张问题，促进医疗资源的合理配置。多家医院积极探索医疗质量、风险、价格等方面优化路径，虽有困惑、疑虑，但患者、护士、医院三方共赢态势初现。

▎思政链接 ▓

2019 年 2 月，《国家卫生健康委办公厅关于开展"互联网＋护理服务"试点工作的通知》发布，确定北京、天津、上海、江苏、浙江、广东 6 个省、直辖市开展"互联网＋护理服务"的试点，积极探索社区居家上门护理服务新模式。2019 年 5 月，广州确定 49 家医疗机构作为试点，其中包括中山大学附属第一医院、中山大学肿瘤防治中心、广州市第一人民医院、广东省第二人民医院等大型三甲医院，截至 2021 年 12 月，广东省共 186 家医疗机构积极参与，从业护士达 11 709 人，为 19 万人次提供"互联网＋护理服务"。[9]

2. 文化助力：中华传统美德在老年护理的传承与创新性发展

"病有所医"直接关系到老年人的生活质量。就诊时间长、挂号难、行动不便等是困扰老年人的就医痛点，因此，为老年患者提供一个友善、安全、适宜的医疗环境至关重要。2007 年世界卫生组织在《全球老年友好城市建设指南》中提及"老年友善医院"的概念，旨在创建一个支持老年人健康和福祉的医疗环境。我国从 2020 年 12 月在全国范围开展老年友善医疗机构建设工作。作为应对人口老龄化挑战和实现健康老龄化的公共卫生措施之一，我国将弘扬孝道文化寓于老年友善医院的建设之中，使其富有更加深刻的内涵。截至 2024 年 6 月，我国建成老年友善医疗机构的综合性医院 8 627 个、基层医疗卫生机构 19 494 个。预计到 2025 年，我国要在 60% 以上二级及以上综合医院建设老年医学科，建成老年友善医疗卫生机构约 2.1 万个。

老年友善医院以老年患者为中心，关注老年人特殊生理心理特点和医疗需求，通过优化医院环境、改进服务流程、加强医护人员培训等措施保障老年患者的就医尊严和生活质量，提高老年患者的满意度。其核心价值在于提供针对老年人群的专业化、人性化医疗服务，旨在改善老年人的就医体验，提高医疗服务质量，延长老年人的健康寿命，提升老年人的生活质量。当前老年友善医院更人性化的诊疗服务需加速扩围提质，探索多学科融合，减轻多病共存手术风险高的难题，更好地满足老年人的健康及照护需求，减轻家庭负担，建设老年友好社会，促进社会和谐。

▌思政链接 ▌

中国人民共和国国家卫生健康委员会 2022 年 9 月 28 发布《中国健康老年人标准》（WS/T 802—2022），2023 年 3 月 1 日正式实施。本标准规定了中国健康老年人标准、评估实施和评估标准，适用于医疗卫生机构、养老服务机构人员等对 60 周岁及以上中国老年人健康状态的评估。[10]

北京市市场监督管理局 2022 年 3 月 24 日发布《老年友善医疗机构评定技术规范》（DB11/T 1964—2022），2022 年 7 月 1 日实施。本文件规定了老年友善医疗机构评定的必备项要求、评分项要求、评定指标、管理要求等技术内容，适用于综合医院、康复医院、护理院、中医（中西医结合）医院、社区卫生服务中心进行老年友善医疗机构的评定，其他医疗机构也可参照执行。[11]

▌案例链接 ▌

为更好地满足老年人群多层次、多元化的护理服务需求，提升老年患者的就医获得感，青大附院护理团队响应医院改进医疗服务的号召，打造"院前加强沟通—院中加强健康宣教管理—院后加强延伸护理服务"的全流程管理模式，开展助老服务。如院中加强健康宣教管理，即根据老年患者特点，采用视频、音频、便利贴等方式，提供既生动形象又便于老年人记忆的健康科普知识，解决老年人看不清、听不懂、无法获取健康知识的困扰。同时，因人而异采取写纸条告知、写字板交流等交流方式，达到有效的健康宣教。针对部分老年患者血液透析回家后，不会处理内瘘出血的情况，血液净化科西海岸护理单元设计配备了内瘘"应急包"，包内消毒棉签、棉球、胶带等用品一应俱全，解除了患者的后顾之忧。此外，针对异地就医的血透老年患者，血透护理团队及时推出了"带着血管通路地图去旅行"的优质护理项目，为患者联系当地透析医院，并提供透析信息及出行须知、绘制血管穿刺示意图，帮助老年患者安心出行。[12]

3. 创新助力："四道人生"团体分享在养老院中创新运用

我国台湾地区的"安宁疗护之母"赵可式教授，长期深耕安宁疗护领域的研究和实践。她强调，生命末期患者的心灵需求远超药物需求，因此提出了"四道人生"的理念，即道歉、道谢、道爱、道别。传统家庭关系强调尊卑有序，羞于表达爱意；而社会变迁，家庭小型化、空巢化趋势，子女忙于工作等，皆导致家庭感情交流不足。"四道人生"的应用，提醒家人亲朋之间相互珍惜，促使亲人在互相坦露和倾诉中，重新设定彼此的关系，增进心理和情感慰藉，使家庭更和谐。"四道人生"理念的提出，为我们提供了一种全新的视角。

我国台湾地区有位养老院护理中心主任，终日与长者为伍，为了协助长者们有个圆满的人生终点，她运用"四道人生"理念，结合团队心理咨询疗法，成功进行了四道人生团体分享活动，借由引导老人家回顾生命的历程，思考、评价过去人生事件，使老人能够学会欣赏、赞赏、感谢、放下，达到生死两相安的目的。这些长者大多来自贫困家庭或独居，其一生经历了不少贫苦或悲苦的事件，但是他们从中也感受到他人的爱心和人间温情，令他们感恩。他们心中也深埋着一些陈年伤痛的经历，并未随时间流逝而淡然，与同伴互相倾吐后，大家纷纷以同理心互相安慰。长者们被了解与接纳，在深入心灵的抒怀后带来了精神释放，深埋心中的遗憾与情结也渐渐放下了。该活动实施得非常成功，得到了长者们的欢迎。[13]

老人的临终准备并非仅限于生命终结的短暂瞬间，而是一个历经岁月的渐进过程。在这个过程中，老人回顾自己的一生，可能对过往的经历与成就感到满足，逐渐理解与接纳陈年伤痛、遗憾，放下深埋心里的各种苦痛情结，认为自己的人生道路行得坦荡，往往能够肯定自身及他人生命的价值所在。这种内心的自我肯定使得他们能够更好地整合自我，从而更为平静地接受生命即将走向终点的现实。

　　囿于讳谈死亡，死亡教育不深入，有些老年患者与家属不能正视死亡议题，有些老年患者更是被隐瞒病情走完人生最后阶段，未能自主选择和规划临终生活。比如，未能去尝试完成内心渴望却未曾实现的事情，财产未能得到妥善安排，未能与人生中某些重要人物见上一面，未能及时向亲朋好友表达心中的话语和意愿等。"四道人生"理念值得在老年病科护理领域已经建立了信任关系的患者及其家属身上进行创新与拓展性应用。

参考文献

[1] 新华社. 习近平对老龄工作作出重要指示 [EB/OL]. （2021 – 10 – 13）[2023 – 02 – 05]. https://www.gov.cn/xinwen/2021 – 10/13/content_5642301.htm.

[2] 程显扬. 基于政策工具的《健康中国行动（2019—2030 年）》文本分析 [J]. 东北大学学报（社会科学版），2020，22（5）：8.

[3] 健康中国行动推进委员会. 健康中国行动（2019—2030 年）：总体要求、重大行动及主要指标 [J]. 中国循环杂志，2019，34（9）：846 – 858.

[4] 王锦帆. 医患沟通学 [M]. 2 版. 北京：人民卫生出版社，2006.

[5] 联合国老年人原则 [EB/OL]. [2023 – 02 – 05]. https://www.un.org/zh/documents/treaty/A – RES – 46 – 91.

[6] 养老机构礼仪服务手册（全员礼仪规范）[EB/OL]. （2021 – 11 – 01）[2024 – 10 – 08]. https://www.yanglao.com.cn/article/517890.html.

[7] 阿诺德，博格. 护士职业沟通技巧 [M]. 绳宇，刘华平，陈京立，等译. 7 版. 北京：中国轻工业出版社，2018：352.

[8] 刘均娥，孟庆慧. 护理人际沟通 [M]. 北京：人民卫生出版社，2020.

[9] 陈辉. 动动手指护士上门，"互联网＋护理"试水已两年，最大受益者是？[EB/OL]. （2022 – 05 – 13）[2024 – 06 – 25]. https://baijiahao.baidu.com/s?id=1732695683582941775&wfr=spider&for=p.

[10] 中国人民共和国国家卫生健康委员会. 中国健康老年人标准 [EB/OL]. （2022 – 09 – 28）[2024 – 06 – 23]. http://www.nhc.gov.cn/wjw/lnjk/202211/89cb032e5a4a4b5499dfa9f0d23243ff.shtml.

[11] 北京市市场监督管理局. 老年友善医疗机构评定技术规范 [EB/OL].

（2022 - 03 - 24）［2024 - 06 - 23］. https：//wjw. beijing. gov. cn/zwgk＿
20040/zcwj2022/dfbz/202304/t20230408＿2992960. html.

［12］郑阳. 青大附院“爱知馨”护理团队开展助老服务　让老年人健康获得
新提升［EB/OL］.（2023 - 05 - 30）［2024 - 06 - 23］. https：//qingdao.
dzwww. com/qingdaonews/202305/t20230530＿12040519. htm.

［13］谢菊英. 四道人生·生死两相安［EB/OL］.（2022 - 05 - 13）［2024 -
06 - 23］. https：//www. hospice. org. tw/content/1361.